肾脏疾病
居家指南

—— 黎渐英　叶佩仪　主编 ——

SPM 南方传媒 | 广东科技出版社
全国优秀出版社

· 广 州 ·

图书在版编目（CIP）数据

肾脏疾病居家指南 / 黎渐英，叶佩仪主编. —广州：广东科技出版社，2023.10

ISBN 978-7-5359-8047-2

Ⅰ.①肾… Ⅱ.①黎… ②叶… Ⅲ.肾疾病—防治—指南 Ⅳ.①R692-62

中国国家版本馆CIP数据核字（2023）第012822号

肾脏疾病居家指南
Shenzang Jibing Jujia Zhinan

出 版 人：严奉强

责任编辑：丁嘉凌

装帧设计：友间文化

责任校对：李云柯

责任印制：彭海波

出版发行：广东科技出版社

　　　　　（广州市环市东路水荫路11号　邮政编码：510075）

销售热线：020-37607413

https://www.gdstp.com.cn

E-mail：gdkjbw@nfcb.com.cn

经　　销：广东新华发行集团股份有限公司

印　　刷：东莞市翔盈印务有限公司

　　　　　（东莞市东城街道莞龙路柏洲边路段129号　邮政编码：523113）

规　　格：787 mm×1 092 mm　1/16　印张18.5　字数380千

版　　次：2023年10月第1版

　　　　　2023年10月第1次印刷

定　　价：88.00元

如发现因印装质量问题影响阅读，请与广东科技出版社印制室联系调换（电话：020-37607272）。

编委会

前言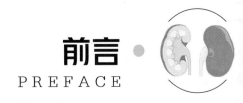
PREFACE

　　肾脏疾病也称肾病，指各种病因导致的肾脏病症。研究资料表明，全球一般人群慢性肾脏疾病发病率高达14.3%；我国18岁以上人群慢性肾脏疾病发病率为10.8%。随着我国人口老龄化的发展和糖尿病、高血压等疾病的发病率逐年上升，慢性肾脏疾病的发病率也呈现不断上升之趋势。早发现、早诊断、早治疗有利于延缓慢性肾脏疾病的进展。

　　本书从肾脏疾病居家护理的角度出发，系统介绍肾脏疾病基本知识及临床常见肾脏疾病的临床表现、常见治疗、自我护理，同时还详细讲述了肾脏替代治疗（腹膜透析技术、血液透析技术、肾移植）的相关知识和居家护理要点，以及肾科常见检查、肾科常见药物使用指导、慢性肾脏病营养管理。

　　本书通俗易懂、内容丰富且新颖、实用性强，针对肾病患者常遇到的问题答疑解惑，有利于慢性肾脏疾病的防治及患者的居家自我护理，同时也适合肾脏专科护理人员使用。

　　本书的编者均为来自各大医院的临床一线专家，编者们尽最大努力，对本书内容进行了反复斟酌和修改，但由于学科发展迅速，书中难免有疏漏之处，恳请广大读者、同行斧正。

黎渐英

2023年8月

目录 ·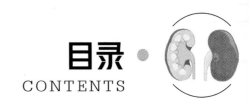
CONTENTS

第二篇
02 常见肾病及自我护理

第三篇
肾脏替代治疗及自我护理

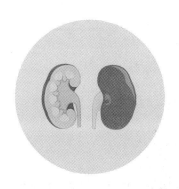

第一篇

了解奇妙的肾脏

01

第一章　肾脏的结构

肾脏具有多种重要的生理功能。肾脏通过排尿排泄体内代谢产物，维持体内水、电解质及酸碱平衡；肾脏同时也是一个内分泌器官，可分泌促红细胞生成素（EPO）、肾素、前列腺素（PG）等多种激素和生物活性物质。这些生理功能均建立在肾脏复杂的组织结构基础上。因此，对于肾脏基本结构的了解有助于认识肾脏生理功能和病理表现。

第一节　肾脏的位置

肾脏属于腹腔外实质性器官，位于腹膜后间隙内脊柱的两侧，左右各一。肾脏长轴向外下倾斜，左肾较右肾更靠近中线。右肾上邻肝脏，所以较左肾略低。左肾上极平第11胸椎下缘，下极平第2腰椎下缘；右肾上极平第12胸椎下缘，下极平第3腰椎。所以第12肋正好斜过左肾后面的中部或右肾后面的上部。以肾门为准，则左肾门约平第1腰椎，右肾门平第2腰椎，距中线约5cm。以髂嵴作为标志，距左肾下极约为6cm，距右肾下极约为5.5cm。一般而论，女性肾脏位置低于男性，儿童低于成年人，新生儿肾脏下端有时可达髂嵴附近。肾脏的位置可随呼吸及体位而轻度改变。

第二节　肾脏的形状、大小、特征

肾脏的体积各人有所不同，一般而言，正常成年男性肾脏的平均体积为11cm×6cm×3cm，左肾略长于右肾。女性肾脏的体积和质量均略小于同龄的男性，男性肾脏平均质量为150g，女性肾脏平均质量为135g。肾脏分为上下两端、前后两面、内外两缘：上端宽而薄，下端窄而厚；前面较凸，朝向前外侧，后面较平，紧贴后腹壁；内缘中间凹陷，外缘隆起，是肾脏血管、淋巴管、神经和肾盂出入的部位，称为肾门（renal hilum）。这些出入肾门的结构总称为肾蒂（renal pedicle）。肾蒂主要结构的排列关系由前向后依次为肾静脉、肾动脉及肾盂末端，从上向下依次为肾动脉、肾静脉及肾盂。因下腔静脉靠近右肾，右侧肾蒂较左侧短，故右肾手术较困难。肾门向内延续形成一个较大的腔隙，称为肾窦（renal sinus），由肾实质围成。肾门是肾窦的开口，肾窦是肾门的延续。肾窦由肾血管、淋巴管、神经、肾小盏、肾大盏、肾盂、脂肪及结缔组织所填充。肾门约在第1腰椎体平面，相当于第9肋软骨前端高度，在正中线外侧约5cm。体表投影在腰背部，肾门的体表投影点在竖脊肌外缘与第12肋的夹角处，约与第1腰椎平面齐平，距正中线5cm，称肾区（renal region）。肾病患者触压和叩击该处可引起疼痛。

第三节　肾脏的基本结构和功能

肾脏结构和功能的基本单位是肾单位，由肾小体及与之相连的肾小管构成。肾小体是由肾小球和肾小囊构成的一种球形结构。人类的每个肾脏约由100万个肾单位组成，出生时婴儿体重与肾单位数目呈正相关。从纵剖面看，肾实质可分为肾皮质和肾髓质，肾皮质厚1~1.5cm，内含丰富的血管，由肾小体与肾小管组成。肾髓质色淡红，约占肾实质厚度的2/3，由15~20个肾锥体组成，肾锥体与肾小盏相连接。每个肾脏有7~8个肾小盏，相邻2~3个肾小盏合成一个肾大盏。每个肾脏有2~3个肾大盏，肾大盏汇合成扁漏斗状的肾盂，肾盂出肾门后逐渐缩窄变细，移行为输尿管。肾脏中形成的尿液，从肾乳头部分经肾小盏、肾盂、输尿管到达膀胱，通过尿道排出体外，这便是尿液的生成过程。根据肾小体在皮质中的位置，可分为表浅肾单位、中间肾单位和髓旁肾单位3种。表浅肾单位的肾小体位于离肾皮质表面几毫米之内；髓旁肾单位的肾小体位于肾皮质深层，靠近肾皮质与肾髓质交界处；中间肾单位的肾小体则位于以上两者之间。

一、肾小体

肾小体是形成原尿的主要结构，位于皮质迷路，近似球形，直径约为200μm，近肾髓质者比位于肾皮质浅层者大20%左右。肾小体的中央部分是由毛细血管组成的肾小球，肾小球是个极其丰富的血管球，由一团盘曲成球状的动脉毛细血管网组成，从内到外分别由内皮细胞、肾小球基底膜以及足细胞构成。这3层合在一起称为"肾小球滤过膜"，它们共同完成肾脏的重要生理功能。肾小球外面紧包着肾小囊。肾小体有两个极，微动脉出入肾小体的一端称血管极；对侧端与近曲小管相连，称为尿极。肾小球的入球小动脉和出球小动脉之间有肾小球旁器，主要由球旁细胞和致密斑组成，人体90%以上的肾素由球旁细胞分泌，当肾缺血、肾小动脉内压下降时就能刺激肾素分泌，故球旁细胞又称"压力感受细胞"。致密斑是一种离子感受器，可感受远曲小管内的钠离子浓度，故又称"钠敏细胞"，它可调节球旁细胞分泌肾素。

二、肾小管

肾小管是一个具有重吸收、排泄等功能的泌尿系统结构，与集合管统称为泌尿小管。每一条肾小管和与其相连的肾小体构成一个肾单位，是肾脏的结构和功能单位，参与机体内环境稳态的维持，在人体水钠代谢、酸碱平衡调节、尿液浓缩稀释等方面起着重要作用。肾小管是一条细长迂曲的小管，由近到远分为近端小管、髓袢细段和远端小管三部分。近端小管是重吸收原尿中大量有用物质和排出某些废物的重要部分；髓袢升支粗段是尿稀释的关键部位；远端小管是继续进行重吸收的场所，对维持血液的酸碱平衡起重要作用。

三、集合管

集合管虽不属于肾单位，但在功能上与远端小管有密切联系。在肾小管末端形成的尿液汇合到集合管，又汇入乳头管，开口于肾盂，最后形成的尿液经肾盏、肾盂、输尿管注入膀胱。根据其所在位置，集合管可分为3段：皮质集合管、髓质集合管和髓质内带集合管。髓质内带集合管行至肾乳头，称乳头管，并开口于肾乳头形成筛状区。集合管是肾脏调节水和电解质平衡的最后部位，对Na^+、K^+、Cl^-和酸碱调节起重要作用。集合管通过抗利尿激素参与尿浓缩功能的调节。

四、肾间质

位于肾单位与集合管之间的间叶组织称为肾间质。肾间质是由少量结缔组织、血管和神经构成。肾皮质所含间质很少，但随着年龄的增长可略有增加，在 < 36岁的人群中，肾间质约占肾皮质总体积的11.7%，在 > 36岁的人群中，肾间质约占肾皮质总体积的15.7%。肾间质的相对体积从肾皮质到肾乳头逐渐增加。

五、肾盂、肾盏和输尿管

肾盂位于肾窦的内侧，是输尿管上部的囊状扩张。如前所述，肾盂向肾实质伸出2~3个肾大盏，继续分支形成7~8个肾小盏。肾小盏呈杯形，包绕肾乳头。肾乳头的数目超过肾小盏，因此，一个肾小盏可接受来自多个肾乳头的尿液。肾盏和肾盂有节奏性蠕动，有促进排尿的作用。输尿管的黏膜形成许多纵行皱襞，移行上皮较厚，固有膜由致密的结缔组织构成，肌层由纵行和环形平滑肌组成，外膜为疏松结缔组织。

第四节 肾脏的形态特点

一、肾脏的血管

肾脏血供丰富，心排血量的20%~25%流经肾脏。双侧肾动脉起自腹主动脉的两侧，大约在第1腰椎的水平，位于肠系膜上动脉的稍下方。肾动脉发出后，向外越过膈脚（即膈肌的两端）的前方进入肾门。右肾动脉较左肾动脉长。肾动脉进入肾门后分为前后两支：前支较粗，供血范围较大；后支较细，供血范围较小。两支于肾盂的前方和后方在肾乳头凹陷处进入肾实质。两个主要分支再分为5支肾段动脉，肾段动脉再行分支，位于肾锥体的侧方，称叶间动脉。叶间动脉行走至肾皮质与肾髓质交界处，发出与叶间动脉垂直并与肾表面平行的弓状动脉，自弓状动脉向肾皮质表面发出多数呈放射状的分支，称小叶间动脉，进入皮质迷路。小叶间动脉多数发自弓状动脉，少数来自叶间动脉。小叶间动脉再分支则形成入球小动脉，进入肾小体形成血管球，再汇合成出球小动脉。极少数小叶间动脉分支不进入肾小球，称无肾小球小动脉，可能由所连接的肾小球退化所致。上述动脉及小动脉均为终末血管，所以一旦阻塞，会导致其所供血的部位缺血乃至梗死。

二、肾脏的淋巴

肾的淋巴循环分为肾内淋巴管丛和肾周被膜淋巴管丛两组。肾内淋巴管与肾内动脉和静脉相伴而行。肾皮质内淋巴毛细血管网分别位于肾被膜下及肾小管周围，淋巴液引流入小叶间动脉和静脉周围的淋巴管，然后进入弓状动脉和静脉、叶间动脉和静脉周围的淋巴管。肾周被膜淋巴管主要分布于肾周脂肪层内，与肾内淋巴管有丰富的吻合支，在肾门处与肾内淋巴管汇合，最终引流入主动脉旁淋巴结。

三、肾脏的神经

肾脏主要由来自腹丛的交感神经支配，交感神经纤维随肾动脉进入肾脏，逐级分布，支配各级肾脏血管、肾小球及肾小管（特别是位于肾皮质的肾小管）。另外，来自弓状动脉周围神经丛的神经纤维支配髓旁肾单位的出球小动脉和直小动脉，从而调节肾皮质和肾髓质间的血流而不影响肾小球的血液循环。来自迷走神经的副交感纤维只分布于肾盂和输尿管的平滑肌中。

第二章 肾脏的作用

第一节 肾脏有哪些功能

肾脏的主要功能之一是排出由体外摄入或由体内代谢产生的废物，维持内环境的稳定。完成此功能的重要一环是肾小球滤过。

肾小球每日滤过的原尿可达180L，原尿中电解质成分与血浆相似，其中99%以上的水和大部分物质被肾小管和集合管重吸收。正常人每日排出的尿量仅1 500mL左右。

肾脏不仅是激素作用的靶标，还是一个重要的内分泌器官，其分泌的激素有血管活性激素和非血管活性激素。血管活性激素作用于肾脏本身，参与肾脏的生理功能，主要调节肾脏的血流动力学和水盐代谢，包括肾素、血管紧张素、前列腺素、激肽类等；非血管活性激素主要作用于全身，包括1α-羟化酶、促红细胞生成素等。

第二节 肾小球如何起到滤过的作用

肾小球相对于肾单位来说，就像是包在肾小囊中的一团毛线球，这些毛线球就是许多弯曲的毛细血管。这些毛细血管汇成一条出球小动脉，从肾小体的血管极处离开肾小囊。

肾小球毛细血管的特征是肾小球滤过得以实现的结构基础。肾小球的入球小动脉管径粗而短，对血流的阻力较小，而出球小动脉细而长，对血流阻力较大，故血管球内的血压较一般毛细血管高。肾小球毛细血管压力约为

60mmHg[*]，是一般体循环毛细血管压力的3倍左右。肾小球毛细血管近端和远端的压力相差不大。肾小球毛细血管内皮的窗孔结构使其通透性非常高，可达其他器官毛细血管的50~100倍。

第三节　肾小管有哪些功能

肾小管是由单层上皮组织围成的小管。肾小管分为近端小管、髓祥细段和远端小管3部分，近端小管与肾小囊相连，远端小管连接集合管。肾小管除了具有输送原尿的作用外，还具有重吸收原尿中的某些成分和分泌调节功能。

第四节　肾脏如何生成尿液

肾脏是生成尿液的器官。尿液由95%的水分和5%的代谢物组成，一个体重70kg的成年人，肾小球每日滤过约180L的液体（即原尿）。原尿在经过肾小管等组织的一系列流程处理后，最终形成约1.5L液体，由尿道排出体外。血液经肾动脉进入肾小球时，分子量<69 000Da的物质（如葡萄糖、多肽、尿素、电解质等）可经滤过膜，随水分通过筛孔滤至肾小囊腔内；而红细胞及大分子蛋白质（分子量比血红蛋白大的蛋白质）等，则不能通过或被选择性滤过（这取决于被滤过物质的大小、电荷性质和分子形成等因素），仍留在血管内重新返回体内血液循环。此时滤出的液体就是原尿。原尿经肾脏独特的肾小管和集合管系统及供应肾小管、集合管的肾血管系统的浓缩、稀释和重吸收，99%的水分及大部分营养成分被吸收回体内，只剩下机体的代谢废物和很少的水分以尿液形式排出体外。

---

*　1mmHg=0.133kPa

第五节　肾脏如何排出代谢废物、毒物和药物

肾脏主要通过生成尿液的方式来排出体内的代谢废物、毒物和药物，同时对人体的体液平衡和离子平衡起调节作用，以维持机体内环境理化性质的相对稳定。为维持正常的排泄功能，肾脏的血流量一般保持在一个恒定范围内，肾小球滤过率（GFR）约120mL/min。肾脏有自身调节功能，通过管-球反馈、肾神经及血管活性物质等机制调节肾血流量，使肾小球滤过率维持在一定的范围内。

肾小球滤过率主要取决于肾血流量、肾小球滤过膜的通透性及面积、肾小球囊内压力、血浆胶体渗透压等因素。当血压过低，肾血流量减少，血浆胶体渗透压增高，或肾小球滤过膜通透性下降时，肾小球滤过率显著降低。肾小球滤过膜对大分子物质具有屏障作用，滤过膜的屏障由两部分组成：一是机械性屏障，主要与滤过膜上的孔径大小及构型有关；二是电荷屏障，肾小球滤过膜带负电荷，可以阻止带负电荷的白蛋白等的滤出。在某些病理状态下，滤过膜上的负电荷消失，导致大量白蛋白经滤过膜滤出，形成蛋白尿。

尿素、肌酐为主要含氮代谢产物，由肾小球滤过排泄；马尿酸、苯甲酸、各种胺类物质及部分有机酸则经过肾小管排泄。排泄代谢废物主要通过肾小管上皮细胞向管腔内进行分泌，以肾小管近端排泄为主，除排泄有机酸外，还排出许多进入体内的药物，如庆大霉素和头孢类药物等。部分药物也可以通过与蛋白质结合的方式经肾小球滤过而排出。

第六节　肾脏如何调节体液、电解质及酸碱平衡

1. 体液平衡的调节：从肾小球滤出的水约80%在近端小管及髓袢降支被重吸收。在细胞基底膜有一个钠钾泵（Na-K-ATP酶）的结构，可以将钠离子

主动地泵入细胞间液，以保持细胞内钠的平衡。肾对尿液的稀释浓缩主要发生在远端小管和集合管。滤液进入髓袢后，通过逆流倍增机制被浓缩，每日形成终尿只有1.5L左右。

2. 电解质平衡的调节：肾脏是钠离子、钾离子、氯离子的主要排泄场所。98%以上的钠离子被肾小管和集合管重吸收，其中大部分在近曲小管完成，其次为髓袢升支、远曲小管和集合管。98%的钾离子在近曲小管重吸收，剩余部分在髓袢被重吸收。

3. 酸碱平衡的调节：人体产生的固定酸，通过肾小管自尿中排出。近曲小管、远曲小管、集合管细胞都可以排泄氢离子。肾小管在排出酸性尿时，通过氢离子和钠离子的交换，生成新的碳酸氢根离子，从而使在其他调节机制中损失的碳酸氢根离子得到补充。肾脏通过对肾小球滤过的碳酸氢盐的重吸收和生成新的碳酸盐，使细胞外液中的碳酸氢盐的浓度保持稳定，从而维持了体液的酸碱平衡。

第七节　肾脏的内分泌功能有哪些

1. 分泌肾素、前列腺素、缓激肽：通过肾素-血管紧张素-醛固酮系统和激肽-缓激肽-前列腺素系统来调节血压和水盐代谢。

2. 分泌促红细胞生成素：促红细胞生成素作用于骨髓，刺激骨造血。

3. 分泌1α-羟化酶：1α-羟化酶使维生素D转化为活性维生素D，调节机体的钙磷代谢。

4. 肾脏也是许多内分泌激素降解的场所：如胰岛素、胃肠激素等，当肾功能不全时这些激素的半衰期明显延长，激素会在体内蓄积，并可引起代谢紊乱。

第三章　肾病常见症状和体征

第一节　水肿

一、什么是水肿

水肿是指组织间隙液体容量扩张引起的可触及性肿胀，包括全身性水肿、局限性水肿。当液体在体内组织间隙弥漫性分布时，呈全身性水肿，常为凹陷性水肿。液体积聚在局部组织间隙时，呈局限性水肿，发生于体腔内成为积液，如胸腔积液、腹腔积液、心包积液等。水肿可以由不同的原因引起，表现为局部皮肤苍白，看上去变得很薄，甚至撑得发亮，手指按压有明显的凹陷，松开后数秒至1min才能平复。

二、怎样判定水肿的严重程度

水肿可以分为轻度水肿、中度水肿和重度水肿3级，分别提示疾病严重程度。水肿分级取决于水肿发生的部位，界限分别为踝关节、膝关节及大腿根部。踝关节以下发生的水肿，被称为轻度水肿；膝关节以下发生的水肿，被称为中度水肿；大腿根部以下发生的水肿，或者伴有腹腔积液及胸腔积液，被称为重度水肿。严重的水肿不仅肿胀比较明显，还会引起其他症状，包括心衰、头痛、意识丧失等。

三、发生水肿是否提示一定有肾病

肾病可引起水肿，但水肿并不一定提示罹患肾病，必须结合全身情况才能做出诊断。因此，发生水肿最好到医院就诊，避免贻误病情。

四、哪些病因可以引起水肿

1. 心源性水肿：见于各种心脏病引起的充血性心力衰竭。

2. 肾源性水肿：急性肾小球肾炎、慢性肾小球肾炎、肾病综合征和肾功能不全均可引起水肿。

3. 肝源性水肿：多见于肝硬化。

4. 营养不良性水肿：见于长期饥饿、厌食和胃肠疾病等。

5. 内分泌性水肿：见于肾上腺皮质功能亢进、甲状腺功能减退。

6. 局限性水肿：见于静脉曲张、血栓性静脉炎等。

7. 特发性水肿：原因尚未确定，多见于妇女，往往与月经周期有关。

8. 血管神经性水肿：少见，也属于局限性水肿。

五、引起肾源性水肿的病因有哪些

1. 肾小球滤过率降低，水钠潴留，导致全身毛细血管通透性增加，使液体容易由血管内进入组织间隙。

2. 肾脏疾病造成肾小球基底膜通透性增加，电荷屏障和机械屏障损害，从而使蛋白质从肾脏漏出。

3. 血浆蛋白水平降低，特别是白蛋白水平降低，引起血浆胶体渗透压下降，水分容易移向组织间隙。

4. 有效血容量减少，导致继发性醛固酮增多，水钠潴留加重。

六、肾病引起的水肿有什么临床特点

肾病引起的水肿的特点是早晨起床后眼睑或颜面水肿明显，午后逐渐消退，劳累后加重，休息后减轻。严重时可在身体低垂部位同时出现水肿，位置包括双脚踝内侧、双下肢、腰骶部等。尿常规检查提示尿蛋白和（或）尿隐血阳性。

七、出现水肿后要注意什么

1. 注意休息。平卧可增加肾血流量，提高肾小球滤过率，减少水钠潴留。轻度水肿患者卧床休息与活动可交替进行，限制活动量；严重水肿患者应以卧床休息为主。

2. 注意饮食护理，限制水、钠盐和蛋白质的摄入。

（1）限制水、钠盐的摄入：轻度水肿（每日尿量>1 000mL）患者，不用过分限水，每日钠盐摄入量（包括含钠食物及饮料）限制在3g以内。严重水肿伴少尿患者，每日水摄入量应限制在100mL以内，并给予无盐饮食（每日主副食中钠含量<700mg）。

（2）摄入优质蛋白质：严重水肿伴低蛋白血症患者，每日可摄入蛋白质1g/kg，其中60%以上为优质蛋白；轻中度水肿患者，每日可摄入蛋白质0.6~0.8g/kg，同时必须摄入充足热量，每日摄入热量应为126~147kJ/kg（30~35kcal/kg）*。

3. 注意观察病情。

（1）询问患者有无胸闷、气促等不适。

（2）观察水肿部位及程度变化。有胸腔积液者注意呼吸频率，保持体位舒适；有腹水者要监测腹围。

（3）准确记录24h出入量，必要时进行血液透析治疗，做好留置深静脉导管的护理。

（4）固定于晨起小便后空腹测量体重，每日1次，因为体重变化能有效反映水肿消长情况。

4. 注意用药护理。按医嘱使用利尿药，常用氢氯噻嗪25mg，每日3次；氨苯蝶啶50mg，每日3次；必要时用呋塞米（速尿）20mg，每日1~3次。尿量增多时注意低钾血症的发生。另外，提高血浆胶体渗透压可以利尿，如静脉滴注血浆或人血清白蛋白。

5. 注意保持皮肤、黏膜清洁。可用温水擦浴或淋浴，勤换内衣裤；餐前、餐后用漱口液漱口；注意保持会阴部清洁。

6. 注意防止水肿处皮肤破损。患者应穿宽松、柔软的棉织品衣裤；保持床铺平整干燥；要协助卧位或坐位患者经常变换体位，避免骨突隆起部位受

---

* 1kcal=4.184kJ

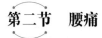

压，引起皮肤破损；肌内注射及静脉注射时，要严格无菌操作，应将皮下水肿液推向一侧再进针，穿刺后用无菌干棉球按压至不渗液。

第二节　腰痛

一、腰痛要做哪些检查

腰痛是以腰部一侧或两侧疼痛为主要表现的一种临床症状。引起腰痛的原因很多，肾病可以引起腰痛，还有很多其他疾病也可以引起腰痛，如腰椎间盘突出、腰肌劳损等。肾病腰痛一定会伴有尿常规检查的异常。要注意尿的外观，如尿为红色、酱油色或泡沫很多时就应该立即到医院就诊，至少先要进行尿常规检查，必要时可进一步进行血常规检查、肾脏超声检查或腹部X线检查。

二、哪些肾病会引起腰痛

1. 肾实质性疾病：主要见于急性肾小球肾炎、新月体性肾小球肾炎。腰痛的原因为肿大的肾脏牵扯肾包膜，出现持续的胀痛、钝痛，部分患者还同时出现肉眼血尿、水肿、高血压等症状，需进行尿常规检查协助诊断。

2. 感染性肾病：可见于肾脓肿、急性肾盂肾炎等。多为单侧剧烈腰痛，以至于难以忍受按压和叩击检查，往往还伴有发热、寒战等症状，可通过血常规检查、尿常规检查和肾脏超声检查进行诊断。

3. 肾肿瘤或肾囊肿：大的肾囊肿或肾肿瘤会牵扯肾包膜，引起持续性胀痛和钝痛，通过肾脏超声检查或CT检查可以确诊。

4. 肾结石：结石堵在输尿管时会发生肾绞痛（肾绞痛是一种发作性的剧烈绞痛），可以向会阴部放射，伴大汗、恶心、呕吐，严重时可出现肉眼血尿，通过肾脏超声检查或腹部X线检查可以明确诊断。

三、如何缓解肾病引起的腰痛

1. 适当参加力所能及的生产劳动和文体活动，刺激成骨细胞活动，有利于骨质形成，可防止发生失用性肌萎缩和骨质疏松进一步加重。

2. 由于骨质疏松时骨脂蛋白和钙盐均有损失，故应及时补充饮食中的蛋白质、钙盐和各种维生素，尤其是维生素C及维生素D。

3. 以推拿手法缓解腰痛时用力应柔和，切忌使用蛮力，避免不必要的腰腿被动运动，以免发生骨折。

4. 避免过度劳累。

5. 防止寒凉及坐卧冷湿之地。

四、腰痛的严重程度与肾病的严重程度有无关系

腰痛的原因较复杂，要明确腰痛的病因，需要仔细观察、辨析。绝不是只有肾病才会引起腰痛，腰肌筋膜炎、腰椎间盘突出、腰肌劳损、妇女盆腔疾病等也会引起腰痛。肾病引起的腰痛，其疼痛程度并不代表肾脏损伤的严重程度。即使肾病引起腰痛，其病因也是复杂多样的，不同病因导致腰痛的性质、程度、持续时间等方面的表现不尽相同，如肾结石引起的腰痛可出现难以忍受的绞痛，这与结石的大小、部位、活动度等密切相关，但并不代表肾脏损伤的严重程度。

第三节　尿量异常

一、尿量的正常范围

正常成人24h尿量为1 000~2 000mL。

二、尿量异常有哪些情况

人的尿量与许多因素有关，如出汗量、运动量、气候、腹泻、呕吐、发热、饮水量等。因此，在判定是否为尿量异常时，不要忽视上述因素，这样才能发现尿量异常的原因，对症下药，取得理想的治疗效果。

1. 少尿和无尿：若24h尿量＜400mL，或每小时尿量＜17mL，称为少尿；若24h尿量＜100mL，则称为无尿。

2. 多尿：就肾脏功能来说，尿量取决于肾小球滤过率和肾小管重吸收能力。24h尿量＞2 500mL称为多尿。

三、引起少尿和无尿的常见原因有哪些

1. 肾前性少尿是由于各种原因引起肾脏供血不足，如血容量不足、休克、心排出量减少、肝肾综合征等，导致肾小球滤过率急剧下降。

（1）血容量不足导致的少尿或无尿，一旦补足血容量可立即恢复正常尿量。若不能及时诊断治疗，可引起严重的肾脏损害，发生急性肾衰竭，表现为少尿、无尿，多见于严重脱水、大出血、大面积烧伤等。

（2）休克可伴发低血压，进而导致肾脏供血减少，肾小球滤过率严重不足，常引起少尿或无尿，见于过敏性休克、失血性休克、心源性休克、感染性休克、中毒性休克等。

（3）心排出量减少可导致肾脏供血量显著下降，见于左心衰竭、严重心律失常、心脏压塞及缩窄性心包炎等。

（4）肝肾综合征可引起肾内血管强烈收缩、肾小球滤过率下降与肾血浆流量减少，如肝硬化晚期严重腹水患者的肾脏严重灌注不足，继而出现少尿或无尿。一旦肝腹水得到缓解，肾脏功能可随之恢复，尿量增加。肝肾综合征患者肾脏的病理检查是正常的。

2. 肾性少尿。

（1）肾实质性损害。原发性肾小球肾炎、系统性红斑狼疮、结节性多动脉炎或感染性心内膜炎、皮肌炎等的肾脏损害，均可引起肾实质性损害，甚至肾功能损害或肾衰竭，引起少尿或无尿。慢性肾衰竭晚期肾脏萎缩，肾小球滤过率下降，尿量可显著减少，甚至无尿；急性肾衰竭的少尿期、无尿期，也可以表现为少尿、无尿。

（2）肾间质性损害。最常见于药物过敏，如青霉素、磺胺药物、利福平、氨基糖苷类抗生素等过敏引起肾间质性损害，也可见于慢性肾盂肾炎晚期肾功能损害。急性肾盂肾炎引起的肾间质性损害多为肾乳头坏死。重金属

盐类中毒也可造成肾间质性损害，如汞、铅、砷、金等。

（3）肾血管性疾患。肾皮质血管痉挛或栓塞，导致肾供血减少引起少尿或无尿，见于弥散性血管内凝血（DIC）、妊娠高血压综合征、大面积烧伤等。

3. 肾后性少尿。常见于结石、肿瘤、前列腺增生、前列腺癌、糖尿病神经源性膀胱等。

四、少尿要注意什么

1. 少尿且水肿严重时，注意卧床休息，增加肾血流量，从而增加尿量。少尿患者应保证摄入足够的热量，适当限制蛋白质的摄入。少尿症状出现早期应严格限制每日蛋白质摄入量<0.6g/kg，减少体内蛋白质的分解，减缓尿素氮及血肌酐的上升，并补充各种维生素。

2. 准确记录24h出入量，维持体液平衡，重点监测尿量。入量包括全天输液量、饮水量、食物含水量，如开水、稀饭、牛奶、汤及饮料；出量包括全天尿量、粪便量、呕吐量、引流量、透析超滤量的总和。

每日水摄入量按以下公式计算：

每日水摄入量=前1日尿量+透析超滤量+粪便量+呕吐量+

引流量+隐形失水量（约500mL）

避免喝大量的水，可以漱口或挤一点柠檬汁以减少口渴的感觉，从而减少饮水量。

3. 禁食钾含量高的食物，如香蕉、橙子、杨桃、食用菌类等，积极纠正高钾血症及酸中毒，必要时可行血液透析治疗或腹膜透析治疗。

4. 控制感染治疗时，应根据细菌培养和药敏试验选择无肾毒性的抗生素，并按内生肌酐清除率调整药物用量。

5. 注意预防心力衰竭。水钠潴留可导致心脏前负荷增加，治疗以扩血管尤以扩静脉为主，减轻心脏前负荷，洋地黄制剂效果不佳，透析治疗在短时间内可清除大量水分，应尽早实行，甚至可行预防性透析治疗。

五、引起多尿的常见原因有哪些

引起多尿的常见原因包括肾脏疾病、内分泌代谢系统疾病、水摄入量过多、药物等。

1. 肾脏疾病：如慢性肾小球肾炎、慢性肾盂肾炎、肾小管酸中毒、急性肾衰竭多尿期、失钾性肾病等。

2. 内分泌代谢系统疾病：如特发性或继发性尿崩症、糖尿病、原发性甲状旁腺功能亢进症、原发性醛固酮增多症等，这些疾病会抑制肾小管对水的重吸收，产生渗透性利尿而导致多尿。

3. 水摄入量过多：如短时间内大量饮水，或者食用含水量过多的食物，导致血容量增高，抑制抗利尿激素分泌，从而引起多尿。

4. 药物：使用利尿剂或有利尿作用的药物，也会引起多尿。

六、多尿要注意什么

1. 注意控制体液量：准确记录24h出量，多尿期尿量逐渐增多，在早期补液量为出量的1/3或1/2，按照"量出为入"的原则，密切观察和监测，防止脱水。

2. 注意电解质紊乱及酸中毒的治疗：在多尿期早期仍具有少尿期的电解质紊乱和酸中毒，同样要注意纠正；在多尿期后期则要防止发生电解质丢失，如低钾血症等。适当补充水分及钾含量高的食物，如菠菜、空心菜、苋菜、食用菌类、紫菜、海带、胡萝卜、马铃薯、香蕉、橙子、番茄、枣、芒果、葡萄、西瓜等。食用水果时，建议每次只选择一种。

3. 注意预防感染。多尿患者极度虚弱，免疫力低下，易发生感染，应加强个人卫生，注意严格无菌操作及抗生素的使用。

4. 注意营养支持。加强营养，补充蛋白质，以提高多尿患者的免疫力。

5. 注意休息，逐渐增加活动量。

6. 避免使用具有肾毒性的药物，如庆大霉素、阿米卡星等。

第四节　夜尿增多

一、什么叫夜尿增多

正常人夜尿总量平均约500mL，相当于全天尿量的1/3左右。若夜尿量增多超过750mL或大于日间尿量（正常日间与夜间的尿量比为2∶1）称为夜尿增多。

二、引起夜尿增多的原因有哪些

诊断夜尿增多首先要排除生理性的原因，如睡前大量饮水，特别是饮用浓茶、咖啡，服用利尿剂。高度紧张或神经质患者，当膀胱轻度充盈（少于300mL）时即有尿意，导致夜间排尿频率增加，甚至造成习惯性夜尿。慢性肾炎、肾功能不全等肾病患者常首先出现夜尿增多症状，反映肾脏浓缩功能减退。肾小管功能受损，水的重吸收功能减退，也可导致夜尿增多。

三、夜尿增多常见于哪些疾病

1. 慢性进展性肾病，由于健存肾单位数量减少，白天难以排完体内的代谢废物，含氮废物潴留，需在夜间继续排泄，因此夜尿增加。肾小管间质病变时，由于肾脏浓缩功能下降，在疾病早期也可出现夜尿增加。

2. 心功能不全等疾病可引起水钠潴留，卧床后肾脏血液循环改善使肾血流量增加，增加了体内潴留水分的排泄，使排尿性夜尿增加。

3. 精神性夜尿是由于精神紧张，如遗尿者常出现预防性排尿，久而久之形成习惯。

第五节　蛋白尿

一、什么是蛋白尿

蛋白尿是肾病常见的临床表现，24h尿蛋白含量超过150mg或尿蛋白-肌酐比值（PCR）>100mg/g即为蛋白尿。24h尿白蛋白排泄30~300mg为微量白蛋白尿。

二、蛋白尿的分类有哪些

蛋白尿根据不同的划分依据，有多种分类。根据尿中蛋白质的量可分为大量蛋白尿或肾病水平蛋白尿（24h尿蛋白含量＞3.5g）和非肾病水平蛋白尿；根据蛋白尿的性质可分为生理性蛋白尿和病理性蛋白尿。生理性蛋白尿指在发热、剧烈运动、充血性心力衰竭后出现的一过性蛋白尿，患者的肾脏并无器质性病变。此外，还有一种特殊类型的蛋白尿——直立性蛋白尿，常见于发育期青少年，当直立或脊柱前凸姿势时出现蛋白尿，卧位时蛋白尿消失，24h尿蛋白含量一般＜1g。正常妊娠期妇女尿中蛋白质含量可轻度增加，这与体位、肾流量加大、肾小球滤过率增加有关。功能性蛋白尿在诱因解除后会自行消失，故又称可逆性蛋白尿或一过性蛋白尿。

三、引起蛋白尿的因素有哪些

1. 肾小球性蛋白尿：当病变仅为肾小球基底膜电荷屏障破坏时，仅有白蛋白滤过，形成以白蛋白为主的中小分子蛋白尿，称为选择性蛋白尿；当病变加重，肾小球基底膜机械屏障也受到破坏，分子量更大的蛋白质（主要是IgG）也滤出，尿中大中分子蛋白质均可见，称为非选择性蛋白尿。

2. 肾小管性蛋白尿：肾小管受损或功能紊乱时，抑制近端肾小管对正常滤过的蛋白质重吸收，导致小分子蛋白质从尿中排出量增多，包括β2微球蛋白、溶菌酶等。

3. 溢出性蛋白尿：为血中小分子量蛋白质（如多发性骨髓瘤轻链蛋白、血红蛋白、肌红蛋白等）异常增多，经肾小球滤过而不能被肾小管全部重吸收所致。尿蛋白电泳可见分离的蛋白峰。

4. 组织性蛋白尿：主要由于尿中肾脏分泌的蛋白质增多，多见于肾和尿路肿瘤、感染。

四、尿蛋白的多少与肾病轻重有关吗

尿蛋白含量增加是肾病的一大典型症状，也是肾脏损害的重要信号，但

是肾病的轻重程度不能用尿蛋白的多少来衡量。尿蛋白含量少并不一定说明肾脏病理损伤轻；大量尿蛋白也不能说明肾脏病理损伤严重。如微小病变型肾炎及轻度系膜增殖性肾小球肾炎，肾脏病变轻微，但24h尿蛋白含量可达几克甚至十几克。相反，一些局灶节段性肾小球硬化及新月体性肾小球肾炎，其病理损害严重，但24h尿蛋白含量可能只有几克。治疗效果的好坏，主要取决于肾脏病理类型、损害的情况及肾功能情况。

当肾病患者出现大量蛋白尿时，不必过分恐慌，当出现少量蛋白尿时，也不能忽视病情的严重性，最好及时诊断，确定病情，制订相应的治疗蛋白尿的方案。

五、蛋白尿有假性的吗

假性蛋白尿是指由于某些原因造成尿常规检查中尿蛋白一项呈阳性反应，一般出现于下面几种情况：

1. 尿中混入血液、脓液、炎症或肿瘤分泌物及月经血、白带等，尿常规检查尿蛋白定性试验可呈阳性反应。在这种尿的沉渣中可见到大量红细胞、白细胞和鳞状上皮细胞，而无管型，将尿离心沉淀或过滤后，尿蛋白定性试验蛋白质含量会明显减少甚至转为阴性。

2. 尿液长时间放置或冷却后，可析出盐类结晶，使尿呈白色混浊，易误认为蛋白尿，但稍加热或加少许乙酸后能使混浊的尿液转清，有助于区别。

3. 尿中混入精液或前列腺液，或下尿道炎症分泌物等，尿蛋白定性试验可呈阳性。此情况说明患者有下尿路或前列腺疾病，尿沉渣可找到精子、较多鳞状上皮细胞等，可作区别。

4. 淋巴尿，蛋白质含量较少，不一定呈乳糜状。

5. 有些药物（如利福平等）从尿中排出时，可使尿液混浊类似蛋白尿，但尿蛋白定性试验呈阴性。

六、蛋白尿会导致肾衰竭吗

大量临床资料表明，肾病综合征和持续性蛋白尿患者预后不良。在局灶节段性肾小球硬化、系膜增殖性肾小球肾炎、膜性肾病、IgA肾病、糖尿病肾病和慢性肾移植排斥反应中，蛋白尿是肾病进展和病死率增加的决定因素。

持续性蛋白尿往往意味着肾脏的实质性损害，数年后会进展为肾衰竭。当蛋白尿由多变少时，既可反映肾脏病变有所改善，也可能表明大部分肾小球纤维化，滤过的蛋白质减少，肾功能下降日趋恶化，病情加重。

肾脏疾病损害程度，不能只凭蛋白尿来衡量，要综合尿蛋白的量和持续时间来全面考虑，还要结合全身情况及肾功能检查来确定。

七、发现蛋白尿要做什么检查

1. 查病史：如水肿史、高血压病史、糖尿病病史、过敏性紫癜史、损伤肾脏药物使用史、重金属盐类中毒史、结缔组织疾病史、代谢疾病史和痛风发作史。

2. 查体：注意水肿及浆膜腔积液情况，骨骼关节检查，贫血程度及心、肝、肾体征检查。此外，还应注意眼底检查，急性肾炎患者眼底正常或有轻度血管痉挛；慢性肾炎患者眼底动脉硬化，有出血、渗出等症状；糖尿病肾病患者常出现糖尿病眼底。

3. 实验室检查：尿蛋白检查可分定性检查、定量检查和特殊检查。

（1）尿蛋白定性检查。最好检查晨尿，晨尿浓度最高，且可排除体位性蛋白尿。尿常规检查中蛋白质一项是定性检查，只是筛选检查，每日尿量2 000mL定性为"+"的尿蛋白含量比尿量400mL定性为"+"的尿蛋白含量多，因此定性检查不作为准确的尿蛋白含量指标。对肾病的诊断、病情的观察、疗效的判定均应以尿蛋白定量检查为准。

（2）尿蛋白定量检查。24h尿蛋白含量＞1g的蛋白尿需要进一步完善检查，必要时行肾穿刺明确诊断。

（3）尿蛋白特殊检查。尿蛋白电泳可根据蛋白尿中是否存在较多大分子蛋白质鉴别选择性蛋白尿和非选择性蛋白尿。

第六节 血尿

一、什么是血尿

新鲜尿离心沉渣镜检提示红细胞 > 3/HPF，或1h尿红细胞计数 > 1万，或12h尿红细胞计数 > 5万称为镜下血尿。当出血量 > 1mL时，肉眼可见尿色呈红色，称为肉眼血尿。肉眼血尿可以是鲜红色，也可因尿液在膀胱内停留时间长而呈褐色，酸性尿呈浓茶色或可乐色。

二、血尿一定表现为尿颜色变化吗

不一定。血尿可分为镜下血尿和肉眼血尿，镜下血尿时尿液可呈正常尿色，仅在尿常规等尿液化验时可找到红细胞。

三、引起血尿的因素有哪些

血尿是肾病的常见症状，诊断时应首先排除假性血尿，然后判断血尿的来源和具体病因。引起血尿的病因有：

1. 各种肾小球疾病引起的肾小球性血尿。

2. 泌尿系统疾病，如结石、肿瘤、尿路感染、血管病变、损伤、先天畸形等。

3. 全身性疾病，如血液系统疾病、感染性疾病、风湿病、心血管疾病等。

4. 邻近器官疾病波及泌尿系统，如前列腺炎、急性阑尾炎、直肠癌、结肠癌、宫颈癌、宫颈炎等。

5. 药物与化学因素，如磺胺类、汞剂、甘露醇、抗凝血药等。

6. 其他因素，如运动后血尿、特发性血尿等。

四、反复出现血尿的原因有哪些

女性反复出现血尿，通常与尿道炎有关，也可能与肾盂肾炎有关；男性一般与前列腺炎有关，也可能与尿道结石有关。

1. 尿道炎引起的血尿，临床表现为尿频、尿痛、尿急，尿道口可有分泌物，初始为黏液性，之后可呈脓性分泌物，可在医生的指导下服用盐酸左氧氟沙星分散片、热淋清颗粒等药物。

2. 肾盂肾炎引起的血尿，临床表现为肾区叩击痛、发热、腰酸、腰痛、尿频等，可在医生的指导下服用罗红霉素胶囊、阿莫西林胶囊等药物。

3. 前列腺炎导致的血尿可持续存在，临床表现为尿频、尿急等，可以在医生的指导下服用盐酸左氧氟沙星胶囊、盐酸克林霉素胶囊等药物。

4. 尿道结石引起的血尿，临床表现为排尿困难、排尿疼痛等，可以在医生的指导下服用排石颗粒、金钱草颗粒等药物。

五、出现血尿后要做哪些检查

一旦出现血尿应该到医院做以下检查。

1. 尿常规检查：可以检测出隐血阳性，尿沉渣中见红细胞，红细胞管型表示血尿来自肾实质，主要见于肾小球肾炎。

2. 尿红细胞形态检查：用相差显微镜检查尿沉渣，是目前鉴别肾小球性血尿或非肾小球性血尿的最常用的方法。当尿红细胞以异形红细胞为主（占75%以上）应视为肾小球性血尿（内科性血尿），其形态各异，大小差异明显，且绝大部分为畸形红细胞。而肾盂、输尿管、膀胱或尿道出血（外科性血尿），其红细胞形态绝大多数是正常的，仅小部分为畸形红细胞。

3. 肾脏超声检查和CT检查：当出现均一红细胞形态血尿提示为外科性血尿时，需要行影像学检查，以明确是否存在结石、囊肿和肿瘤等病变。

六、剧烈运动后出现血尿是什么原因

健康人在剧烈运动后骤然出现的一过性血尿称为运动性血尿，一般都出现在竞技性的剧烈运动后，如长跑（也称马拉松血尿）、拳击等。部分患者出现血尿的原因是尿液在剧烈运动时反复冲击膀胱壁引起的毛细血管损伤出血，运动前排空膀胱则可减少其发生。运动性血尿多数表现为镜下血尿，少数表现为肉眼血尿，一般运动后不伴随其他异常症状和体征，仅感觉疲劳乏力。运动中止后，血尿迅速消失，一般不超过3日，预后良好，对身体健康无影响。

切忌将运动后出现的血尿仅当作运动性血尿，而忽视了对其他原因引起血尿的诊断和治疗。任何运动后出现的血尿，均应找专科医生做仔细问诊及检查。只有在排除全身性疾患、泌尿系统病变、泌尿系统附近器官病变等病理性血尿后，且符合运动性血尿的特点时才能诊断为运动性血尿。一定要避免把具有病理改变的肾病患者运动后诱发的血尿当作运动性血尿，延误治疗。

七、为什么要重视无痛性肉眼血尿

在没有明显诱因的情况下突然出现肉眼血尿，但又没有疼痛等其他症状时，称为无痛性肉眼血尿。无痛性肉眼血尿多见于老年患者，通常被视为泌尿系统肿瘤的重要警示信号，尤其要加以重视。老年人是肿瘤的高发人群，常见的泌尿系统肿瘤包括膀胱癌、肾癌、输尿管癌、前列腺癌等。其中膀胱癌是头号杀手，表现为排尿全程都有肉眼血尿，特别是当排尿到最后时，血尿会加重。当然，并非所有的无痛性肉眼血尿都是由肿瘤引起的，也不必恐慌，需要在医生帮助下具体分析原因：

1. 老年男性前列腺增生可能会出现无痛性血尿，但常伴有排尿不畅、夜尿多等表现。

2. 女性需要注意勿将阴道出血误诊为血尿。

3. 血液系统疾病（如白血病、特发性血小板减少性紫癜等）引起全身凝血功能异常时，可出现无痛性肉眼血尿。

4. 年轻人剧烈运动后可出现一过性无痛性肉眼血尿，休息一段时间后就会消失，称为运动性血尿，属正常现象。

5. 长期服用阿司匹林、硫酸氢氯吡格雷等抗凝药物也可引起血尿，诊断时需要排除药物的影响。

6. 服用酚酞、利福平等药物，或者食用甜菜、色素类食品后，可出现假性血尿，即尿为红色，但经过显微镜检查尿中并没有红细胞。

八、出现血尿后日常要注意什么

1. 卧床休息，尽量减少剧烈活动。注意观察尿液的颜色、性状及量。

2. 由泌尿系统感染引起的血尿，可在医生指导下使用抗生素，如诺氟沙星、呋喃嘧啶、氨苄西林、青霉素、甲硝唑等。

3. 泌尿系统结石常引起剧烈腹痛，可在医生指导下口服颠茄片、消旋山莨菪碱、阿托品，以解痉止痛。

4. 血尿病因复杂，病情轻重程度难以判断，应尽早去医院检查确诊，进行彻底治疗。肾肿瘤在明确诊断后可做单侧肾脏切除手术，以达到治疗目的。

（吴翠霞　叶佩仪）

参考文献

［1］ 葛均波,徐永健,王辰.内科学［M］.9版.北京:人民卫生出版社,2018.

［2］ 陈香美.肾脏病学高级教程［M］.北京:人民军医出版社,2014.

［3］ 金惠铭,王建枝.病理生理学［M］.6版.北京:人民卫生出版社,2004.

［4］ 胡丽萍,龚妮容,林建雄.实用肾脏疾病健康管理［M］.广州:广东科技出版社,2018.

［5］ 张路,苏薇,李剑.聚合轻链致假性"肾小球性"蛋白尿一例［J］.中华医学杂志,2021,101（9）:665-666.

［6］ 缪鋆鋆,孙心怡,贾佳,等.老年2型糖尿病肾病病人血脂与肾功能指标的变化［J］.实用老年医学,2021,35（2）:177-179.

［7］ 翟迎九,付斌,姚强,等.正常白蛋白尿糖尿病肾病相关临床资料分析［J］.浙江临床医学,2021,23（2）:202-203.

［8］ 李照敏,张潇,王悦,等.李明权治疗慢性肾脏病夜尿症经验［J］.临床医学研究与实践,2021,6（1）:113-115.

［9］ 马棣元,周冰莹,俞舒丹,等.中西医结合治疗夜尿症的思路探讨［J］.世界中西医结合杂志,2020,15（9）:1751-1755.

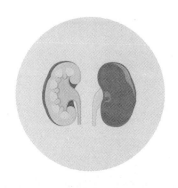

第二篇

常见肾病及自我护理

02

第四章　肾病综合征

第一节　概述

肾病综合征是肾小球疾病的常见表现，但也有许多肾小球疾病没有这样的表现。引起肾病综合征的病因很多，其治疗有共同的规律，但对于不同的病因，其治疗的特点不同，治疗后的反应和预后也不同。

一、什么是肾病综合征

肾病综合征（nephrotic syndrome，NS）是指多种肾脏病理损害所致的一组临床表现，其最基本的特征是大量蛋白尿、低蛋白血症、水肿、高脂血症。肾病综合征不是一种独立的疾病，与发热、贫血等名词一样，不被用作疾病的最后诊断。

二、肾病综合征的常见病因有哪些

肾病综合征分为原发性、家族遗传性和继发性。原发性肾病综合征是指肾本身的肾小球疾病，其诊断主要是与家族遗传性肾病综合征和继发性肾病综合征进行鉴别。

继发性肾病综合征的原因很多，我国常见为糖尿病肾病、系统性红斑狼疮肾炎、乙肝病毒相关性肾炎、肾淀粉样变性、肿瘤、药物/毒物及感染引起的肾病综合征。

一般而言，儿童肾病综合征常由家族遗传性疾病、感染性疾病及过敏性紫癜等引起；中青年肾病综合征常由结缔组织病、感染、药物、毒物引起；老年人肾病综合征常与代谢性疾病、肿瘤、副蛋白血症有关。

肾病综合征的常见病因包括感染、药物、肿瘤、系统性疾病、代谢性疾病、遗传性疾病等。

1. 感染：如细菌、病毒、寄生虫感染等。

2. 药物：如海洛因、卡托普利、华法林、可乐定、丙磺舒、干扰素、非甾体抗炎药、抗毒素或疫苗等过敏；蜂蜇、蛇毒、花粉过敏也可引起肾病综合征。

3. 肿瘤：如发生于肺、胃、肾、甲状腺、卵巢等处的实体瘤，淋巴瘤及白血病。

4. 系统性疾病：如系统性红斑狼疮、混合性结缔组织病、干燥综合征、类风湿性关节炎、皮肌炎、过敏性紫癜等。

5. 代谢性疾病：如糖尿病、格雷夫斯病等。

6. 遗传性疾病：如镰刀状红细胞贫血、奥尔波特综合征、指甲-髌骨综合征。

7. 其他病因：如妊娠高血压综合征、肾移植慢性排斥反应、恶性肾硬化、肾动脉狭窄等。

三、肾病综合征可分成哪几种病理类型

原发性肾病综合征有多种病理类型，其治疗效果和预后不同，主要以4种病理类型最为常见：①膜性肾小球肾炎、②微小病变性肾小球病、③免疫球蛋白A（IgA）肾病综合征、④局灶节段性肾小球硬化。其中，儿童及青少年以微小病变性肾小球病较多见，中年以膜性肾小球肾炎多见。

第二节　临床表现

一、肾病综合征有哪些临床表现

肾病综合征会出现"三高一低"的典型表现：尿蛋白含量升高（24h尿蛋白含量≥3.5g）、高度水肿、高脂血症、低蛋白血症。

1. 尿蛋白含量升高：尿中有大量的泡沫，不容易消散，可通过尿常规检

查检测出来。

2. 高度水肿：常为首发症状，一般首先出现于眼睑、面部，逐渐向下蔓延至下肢、阴囊，医学上称之为下行性水肿。严重者可出现腹腔积液、胸腔积液、心包积液、颈部皮下水肿及纵隔积液。而且水肿可随体位改变而变化，如当取左侧卧位时，左侧的肢体水肿加重；取右侧卧位时，水肿部位会从左侧肢体"流"向右侧肢体，通过抬高肢体可以减轻水肿。如果仅有一侧下肢水肿，应注意可能存在下肢静脉血栓。

3. 高脂血症：血浆中的脂类物质胆固醇和（或）甘油三酯升高。高脂血症患者一般没有明显症状，严重高脂血症患者会出现头晕、头疼、疲劳等症状。

4. 低蛋白血症（血浆白蛋白含量≤30g/L）：由于大量蛋白质从尿中丢失，体内蛋白质合成跟不上丢失的速度，导致低蛋白血症。患者表现为营养不良、贫血、易头晕、易感染。严重者会出现胃肠黏膜萎缩、胃酸分泌减少、消化酶减少、食欲不振、疲劳乏力、生长发育迟缓等现象。

二、肾病综合征容易合并哪些症状

1. 感染：免疫球蛋白减少会造成机体免疫力低下，导致感染；感染是肾病综合征的最常见并发症，是导致本疾病复发和疗效不佳的主要原因。其发生与蛋白质营养不良、免疫功能紊乱和应用糖皮质激素治疗有关，常见感染部位为呼吸道、尿路和皮肤。

2. 血栓、栓塞：发生肾病综合征时血液处于高凝状态，与凝血因子、抗凝因子及纤溶因子的变化相关，加上低蛋白血症、高脂血症导致血液进一步浓缩，造成血液黏稠度增加。因此，肾病综合征常导致肾静脉血栓，甚至继发肺梗死等严重的、致死性的并发症。

3. 肾损伤：肾病综合征患者因有效血容量不足而导致肾血流量下降，呈少尿状态，可能引起急性肾功能损伤、肾小管功能损害。

4. 营养不良：肾病综合征患者长期处于低蛋白血症状态，会导致肌肉萎缩、小儿生长发育迟缓；肾病综合征患者甲状腺激素水平低下、维生素D缺乏、钙磷代谢障碍，可导致继发性甲状旁腺功能亢进症、缺铁性贫血；由于肾病综合征患者体内缺乏锌、铜等微量元素，常出现乏力、伤口愈合缓慢等临床表现。

5. 心血管疾病：肾病综合征可导致高脂血症及高血压，均易引发心血管并发症。

三、肾病综合征的相关检查有哪些

肾病综合征的相关检查有尿常规检查、24h尿蛋白定量检查、尿红细胞形态检查、血液生化检查、肾功能检查、免疫学检查、双肾超声检查、肾穿刺活检等。

四、什么情况下需要做肾穿刺活检

对于大多数肾实质性疾病，在没有禁忌证的情况下，均应该行肾穿刺活检。目前，有学者认为，蛋白尿、镜下血尿、难以解释的肾衰竭及有肾脏表现的系统性疾病均为肾穿刺的适应证。

目前，公认的不适宜进行肾穿刺活检的情况如下：

1. 孤立肾。不论是先天的还是后天的孤立肾，均不宜做肾活检穿刺活检。

2. 明显的出血倾向。无论何种原因造成的出血倾向，均不宜行肾穿刺活检。当出血倾向纠正后，才可考虑进行肾穿刺活检。

3. 重度高血压。高血压会增加肾穿刺后出血的风险，延长出血时间。目前临床上普遍认为，血压控制在160/90mmHg之下行肾穿刺活检为宜。

4. 精神疾病患者、重度肥胖患者、大量胸腹水或不能翻身的患者、存在各种感染的患者、穿刺部位有各种肿瘤的患者、肾脏位置过高或游走肾（无论如何吸气、憋气，肾脏位置都不能达到十二肋以下或不能固定位置）患者、慢性肾衰竭导致肾组织大量纤维化的患者、心力衰竭患者、休克患者、严重贫血患者、妊娠期妇女、老年人等，不宜进行肾穿刺活检。

第三节 常见治疗

一、肾病综合征是如何治疗的

肾病综合征的治疗原则为控制水肿，维持水、电解质平衡，预防和控制感染等并发症，合理使用激素，对复发性肾病或对激素耐药者应配合使用免疫抑制药。治疗不仅以消除蛋白尿为目的，同时还应重视保护肾功能。治疗方法包括一般治疗、对症治疗、抑制免疫和炎症反应、预防并发症等。

（一）一般治疗

1. 休息与活动的安排：严重水肿患者应以卧床休息为主，以增加肾血流量，促进排尿，并减少与外界接触以防交叉感染。水肿导致胸闷者，可取半坐卧位。下肢水肿者，可适当抬高患肢，水肿减轻后可适当运动，防止肢体形成血栓。病情逐渐稳定后，可逐渐增加活动量。若活动后尿蛋白含量增加（恢复期常出现活动后蛋白尿）则应酌情减少活动量。

2. 饮食治疗：肾病综合征患者常伴胃肠道黏膜水肿及腹水，影响消化吸收，应摄入易消化食物，选择的食物应以足热量、优质蛋白、高维生素、低盐、清淡为宜。良好的膳食习惯，有助于提高身体免疫力，从而降低并发症的发生率。

（1）摄入足够的热量，每日每千克体重摄入热量为126~147kJ（30~35kcal）。

（2）慢性、非极期的肾病综合征患者处于蛋白质营养不良的状态，应摄入优质低蛋白，每日优质蛋白摄入量为0.8~1.0g/kg（应占每日蛋白质摄入量的70%），以鱼肉、猪瘦肉、鸡蛋白为宜，避免摄入红肉，如牛肉、羊肉等。

（3）建议低脂饮食，胆固醇每日摄入量不超过300mg。少进食富含饱和脂肪酸的食物，如动物油脂等，不建议食用肥肉和鱼子；多吃富含不饱和脂肪酸的食物、富含可溶性纤维的食物（如燕麦等）。可溶性纤维有利于降脂。烹调油建议选用芝麻油、葵花籽油、菜籽油等植物油。

（4）每日食盐的摄取量＜3g，建议用1g的小盐勺来量取，同时尽量少用味精。避免食用腌制食物，如咸菜、火腿、香肠、咸鱼、腊肉、咸鸭蛋等。

（5）注意补充微量元素和维生素，增加蔬菜、水果、杂粮的摄取，如白菜、韭菜、芹菜、草莓、番茄、葡萄、梨等。建议食用富含维生素D、钙的食物，如鳕鱼、鸡蛋、牛奶、虾皮、海带等。注意杨桃有肾毒性，不建议食用。

（二）对症治疗

针对患者不同个体出现的症状进行治疗。

1. 利尿消肿：轻度水肿者限水、限钠后效果欠佳时，可口服利尿药。明显水肿者可静脉注射噻嗪类和（或）保钾利尿剂。严重低蛋白血症者，单用利尿药效果不佳时，可补充白蛋白或血浆。

2. 减少蛋白尿：应用血管紧张素转化酶抑制剂（ACEI）或血管紧张素Ⅱ受体阻滞剂（ARB），可通过降低肾小球内压和直接影响肾小球基底膜对大分子的通透性，起到减少蛋白尿的作用。

3. 其他：降压、降脂和抗凝等治疗。

（三）抑制免疫和炎症反应

常用药物包括激素（如泼尼松、甲泼尼龙等）、细胞毒性药物［如环磷酰胺（CTX）等］、免疫抑制剂（如环孢素、吗替麦考酚酯等）、钙调神经蛋白抑制剂（如他克莫司等）、生物制剂（如利妥昔单抗等）等。

应用激素及细胞毒性药物治疗肾病综合征，可有多种方案，应遵循增强疗效的同时，最大限度地减少副作用的原则。对于是否应用激素、治疗疗程长短及是否使用细胞毒性药物等，医师会结合不同患者肾小球病理类型、年龄、肾功能及有无相对禁忌证等情况制订个体化治疗方案。

（四）预防并发症

肾病综合征患者若发生感染会引起其他并发症影响预后，需重视并预防。常见感染包括呼吸道感染、腹膜炎、胸膜炎、皮下感染等。患者需在日常生活中注意避免感冒，尽量少去人多密集的地方，保持个人清洁卫生和生活环境的洁净和通风。同时预防血栓、栓塞、急性肾损伤、蛋白质及脂肪代谢紊乱。

二、肾病综合征的主要用药及其注意事项

（一）糖皮质激素

服用糖皮质激素要注意严格遵医嘱按剂量服用，不能擅自加量或减量。一般服用1~2个月后会出现满月脸、水牛背、痤疮、多毛等症状，不必过于担忧，停药一段时间后，症状会减退。

（二）免疫抑制剂

长期使用免疫抑制剂者可出现肝肾毒性、多毛、牙龈增生、血压升高和高尿酸血症，应定期进行血常规检查、尿常规检查、肝肾功能检查。用药超过3个月无效者，需按医嘱停药。

（三）细胞毒性药物

细胞毒性药物的代表药有环磷酰胺，静脉注射，每月$0.5~1g/m^2$（体表面积），用药后可出现恶心、呕吐、白细胞减少、肝功能损害、脱发、性腺抑制和出血性膀胱炎等不良反应。用药当天应多喝水，尽量上午用药，以降低出血性膀胱炎的发生率。用药初期，每1~2周监测肝功能和血常规。

三、肾病综合征患者的预后如何

肾病综合征患者因病理不同及个体差异较大，预后也不尽相同。决定预后的因素包括病理类型、临床因素及并发症。微小病变型肾病和轻度系膜增殖性肾小球肾炎预后好，治疗缓解率高，但缓解后易复发；膜性肾病早期仍有较高的治疗缓解率，晚期则难以治疗缓解，但病情多数进展缓慢；系膜毛细血管性肾小球肾炎及重度系膜增殖性肾小球肾炎疗效不佳，预后差，较快进入慢性肾衰竭。

第四节　自我护理

一、能不能通过补品补充丢失的蛋白质

肾病综合征由于肾小球滤过膜病变，导致大量蛋白尿。长期大量蛋白质的丢失是营养不良的主要原因。正确的饮食营养很重要，可减少复发和并发症，但是不能通过人参、鹿茸等民间认为的补品来补充丢失的蛋白质。

二、肾病综合征健康的生活方式包括哪些

肾病综合征患者要注意自我保养，保持健康的生活方式。

1. 合理饮食：远离烟酒，避免过咸、过辣饮食。

2. 合理用药：①不要随意停药或增减用药剂量；②不可滥用抗生素，并选择对肾脏无损害的药物；③不滥用解热镇痛药。

3. 合理作息，自我保健：重视日常生活的起居、饮食、劳作等方面，在疾病的缓解阶段，从事力所能及的工作，坚持适当的锻炼，注意劳逸结合。注意优化居室环境，保持空气新鲜，早晚开窗通风30~60分钟，防止对流风。留意天气变化，注意添减衣服，防止感冒。穿着全棉宽松衣物，注意个人卫生，勤洗澡，勤换内衣裤，勤修剪指甲，保持床单和被褥平整、松软、干燥，防止尿路、皮肤感染。避免到人群密集的场所，减少感染发生的机会。阴囊水肿者可使用软棉布或棉垫托起阴囊，防止锐器擦伤。

4. 合理运动：在病情稳定、肾功能良好的情况下，适当参加体育锻炼，有利于疾病的康复。适当的运动不仅能舒筋活络，畅通气血，增强人体抗病能力，还能使人精神振奋，情绪舒畅，缓解紧张和焦虑。

5. 心理调适：保持乐观态度，克服悲观情绪，积极遵照医护人员的指导进行保健和用药。与人保持良好的沟通交流。

三、如何选择合适的运动项目和确定合适的运动量

1. 选择合适的运动项目：如散步、慢跑、爬山、做体操、打太极拳、舞

太极剑等。

2. 确定合适的运动量：过度运动会损害肾脏，所以一定要把握好运动量。目前，国内外普遍认为判断运动量大小简便易行的方法是测算心率。

（1）根据运动时最高心率判断，即运动时最高心率不宜超过运动时最适宜心率（每分钟170或180次）减去年龄数。

（2）根据净增心率进行判断。净增心率是指运动时的最高心率减去运动前安静时的心率，其数值最高不宜超过每分钟60次。

（3）另外，运动后微汗、体力充沛、轻松、饮食睡眠良好、无水肿、多次测量血压正常、无波动，以及运动后尿常规检查提示尿蛋白、红细胞无明显增加，说明运动量适宜；若运动后疲惫不堪、大汗淋漓、食欲不振、睡眠质量下降，说明运动量过大。

3. 运动注意事项：运动要循序渐进，量力而行，不要操之过急。运动时要由易到难，由简到繁，由慢到快。运动时注意自我观察，注意运动前后的脉搏和呼吸，以便随时调整运动量。冬天锻炼勿起太早，注意保暖。若感冒、发热，或出现明显水肿、血尿、蛋白尿增多，安静时脉搏每分钟＞100次或出现严重的心律失常，或运动时出现头晕、胸闷、呼吸困难、发绀，或出现肾功能严重损害等情况，应暂时停止运动。

四、如何预防下肢静脉血栓的形成

肾病综合征患者除了遵医嘱服用抗凝药物外，平时还应适量地运动，避免久坐、久站，可以有效预防下肢静脉血栓的形成。

卧床休息阶段可以在床上进行收缩运动：①踝部伸屈运动，即勾脚、伸脚背；②踝部旋转；③仰卧在床上，腿部做骑自行车的动作；④用手按摩膝盖及腿部肌肉。

五、肾病综合征患者能不能联合中药治疗

有学者对肾病综合征激素联合中药治疗进行了研究报道，但缺乏大样本临床数据。肾病综合征患者务必到正规医院就诊，不可轻信传言，服用中药必须谨慎。

六、哪些药物应避免使用或者慎用

每位肾病综合征患者的具体情况及自身身体素质和症状不同，千万不要私自盲目用药，否则会对身体造成伤害，尤其是肾毒性药物更应避免使用或者慎用。

（1）具有肾毒性的中药，如朱砂、雷公藤、厚朴、汉防己、木防己、马兜铃（关木通）（已禁用）、金线莲、苍耳子、鱼胆、天花粉、蜈蚣、土贝母、牵牛子、大风子等。

（2）具有肾毒性的抗生素，如氨基糖苷类（庆大霉素、卡那霉素、阿米卡星、链霉素）、四环素、多黏类（黏菌素、多黏菌素B）、万古霉素等。

（3）具有肾毒性的解热镇痛药，如布洛芬、吲哚美辛等。

（4）具有肾毒性的感冒药，如康泰克、速效感冒胶囊、感冒通等。

（5）造影剂也具有一定肾毒性。

（6）肿瘤化疗药具有较强的肾毒性。

七、如何判断水肿的进展情况

1. 指压法是一种简易判断水肿的方法。用手按压疑似水肿部位至出现凹陷形态，若凹陷形态迅速恢复，则不是水肿；若按压后凹陷恢复的时间较长，凹陷的深度较深，则可以判断为水肿。

2. 水肿的进展。水肿常首先出现在眼睑、脸部，双下肢也常出现水肿，从脚踝开始，严重时出现全身水肿，甚至出现胸腔积液和腹水。水肿和体位有密切的关系。

八、如何观察尿量、尿色及蛋白尿情况

1. 观察尿量：每次排尿时最好将尿液排在一个有刻度的量杯内，以记录尿量，统计1日的累计尿量。

2. 观察尿色：正常尿液呈淡黄、透明，大量饮水稀释后可呈无色透明，限水后颜色加深。肉眼可见的尿色异常情况有：①红色，提示血尿、血红蛋

白尿或使用大黄等药物后；②橘红色，如使用利福平后；③粉红色，如使用苯妥英钠、酚酞后；④棕色，如使用甲硝唑后；⑤蓝绿色，提示铜绿假单胞菌尿路感染、胆道梗阻或使用亚甲蓝后；⑥紫色，提示紫色尿袋综合征、卟啉症；⑦黑色，提示黑色素瘤等；⑧白色混浊，提示脓尿、尿中大量结晶、乳糜尿等。

3. 观察蛋白尿：蛋白尿一般需要通过24h尿蛋白含量检查判断。平时排尿的时候，观察尿液，正常尿液是没有泡沫或者有泡沫会很快消散。蛋白尿尿液会有细小泡沫久久不消散。

九、出现哪些情况需要立即就诊

肾病综合征患者若出现发热、呼吸深长、胸闷气急、恶心呕吐等不适，需及时就诊。平时应定期门诊随诊，监测肾功能的变化。

（谢晓宁）

第五章　糖尿病肾病

第一节　概述

糖尿病（diabetes mellitus，DM）是严重危害人类健康的重大疾病之一，在过去的几十年中，全球糖尿病患者的数量增加了1倍。根据国际糖尿病联合会估计，2019年全球20~79岁的成年人中有4.63亿人患有糖尿病，预计至2045年该人群糖尿病患病人数将达到7亿。2017年中国糖尿病患者的数量是1.14亿，超过全世界糖尿病患者人数（4.25亿）的四分之一。糖尿病肾病是糖尿病慢性微血管并发症之一，我国有20%~40%的糖尿病患者合并糖尿病肾病，糖尿病肾病已成为终末期肾病（ESRD）的主要原因。随着糖尿病健康管理的加强，与糖尿病相关的心血管疾病的发病率已降低。但是，这些健康管理措施对于降低终末期肾病的发生率影响很小，因此，加强糖尿病肾病防治工作具有重要意义。

一、什么是糖尿病肾病

糖尿病肾病（diabetic nephropathy，DN）又称糖尿病性肾小球硬化症，是长期高血糖导致肾损害的结果，是糖尿病微血管并发症之一，是以进行性蛋白尿、高血压和进展性肾衰竭为特征的一组临床综合征。

二、糖尿病肾病的发病原因是什么

由胰岛素代谢障碍导致的长期高血糖是糖尿病患者发生肾脏损伤的最关键原因。高血糖造成肾脏血流动力学改变及葡萄糖代谢异常所致的一系列后果是造成肾脏病变的基础。

三、患糖尿病一定会得糖尿病肾病吗

患糖尿病不一定会得糖尿病肾病。但近年来，我国糖尿病和糖尿病肾病

的发病率呈上升趋势。无论是1型糖尿病还是2型糖尿病，30%~40%的患者均可出现肾脏损害，而2型糖尿病中约5%的患者在被诊断为糖尿病的同时就已存在糖尿病的肾脏损害。

第二节 临床表现

一、糖尿病肾病有哪些临床表现

在糖尿病肾病的不同阶段，其临床表现各不相同。早期，患者可以无任何症状，或仅出现持续性微量白蛋白尿；随着病情发展，则表现为显性蛋白尿，尿常规检查或尿沉渣检查提示蛋白尿阳性，部分可表现为糖尿病肾病三联征，即大量蛋白尿、高血压、水肿。进入肾衰竭期以后常有终末期肾病相关临床表现，如食欲减退、代谢性酸中毒、贫血、高血压、心力衰竭、严重高钾血症、酸碱平衡紊乱、消化道症状、矿物质和骨代谢异常、甲状旁腺功能亢进症和中枢神经系统障碍等。

二、糖尿病肾病如何分期

糖尿病肾病的临床分期不同，防治要点也各有不同，因此根据患者的临床特征、病理特点对糖尿病肾病进行正确的临床分期及病理分级至关重要（表5-1）。

表5-1 糖尿病肾病的临床分期

临床分期	临床特征	病理分级	病理特点
高滤过期	肾小球滤过率轻度增高，尿微量白蛋白呈阴性	Ⅰ级	肾小球结构正常或体积增大
微量白蛋白尿期（早期糖尿病肾病）	以持续性微量白蛋白尿为特征，尿白蛋白排泄率（UAER）为20~200μg/min 或30~300mg/d，患者肾小球滤过率正常或轻度下降；此期部分患者可逆转	Ⅱa级	肾小球基底膜轻度增厚，系膜基质轻度增生
		Ⅱb级	肾小球基底膜明显增厚，系膜基质明显增宽

（续表）

临床分期	临床特征	病理分级	病理特点
大量白蛋白尿期（临床糖尿病肾病期）	以临床显性蛋白尿为特征，尿常规检查或尿沉渣检查提示蛋白尿阳性，尿白蛋白-肌酐比值（UACR）>300mg/g，UAER>200μg/min或>300mg/d；部分患者出现糖尿病肾病三联征；肾小球滤过率呈较明显下降趋势；此期多不可逆转	Ⅱ~Ⅲ级	Ⅲ级患者可出现一个或多个肾小球结节性硬化（K-W结节）
肾衰竭期	估算肾小球滤过率（eGFR）<15mL/（min·1.73m²），常有终末期肾病相关临床表现	Ⅳ级	肾小球硬化超过50%

注：部分患者病理分级与临床分期可出现不一致情况。

三、哪些检查可以查出糖尿病肾病

彩色多普勒超声检查可以直接反映肾内血流变化，对糖尿病肾病诊断具有很高的参考价值。尿白蛋白排泄率、尿蛋白排泄量，以及血、尿β2微球蛋白（β2MG）是目前公认的早期检测肾损害的实验室检查指标。但糖尿病肾病诊断目前尚缺乏无创性特异性生物标志物，肾穿刺活检是确诊糖尿病肾病的重要依据。

四、什么情况下需要做肾穿刺活检

患者无肾穿刺活检禁忌证，且有下列情况时可考虑做肾穿刺活检。

1. 糖尿病病史<5年出现大量蛋白尿或肾功能不全。

2. 短期内出现大量蛋白尿或肾病综合征。

3. 尿沉渣检查提示"活动性"的肾小球性血尿。

4. 不明原因的肾小球滤过率快速下降或血管紧张素转化酶抑制剂/血管紧张素Ⅱ受体阻滞抗剂治疗后3个月内eGFR下降超过30%。

5. 大量蛋白尿但无糖尿病视网膜病变。

6. 顽固性高血压。

7. 具有系统性疾病的临床症状、体征或实验室检查结果。

8. 如需对糖尿病肾病进行病理分级或病情评估。

当患者存在明显的出血倾向、精神障碍不能配合、孤立肾等情况时，应避免进行肾穿刺活检，以防止并发症。此外，若患者有未控制的高血压、动脉瘤等肾脏解剖学异常、正在应用抗凝药物、妊娠、泌尿系统感染等情况，也不能做肾穿刺活检。

第三节　常见治疗

一、糖尿病肾病能治愈吗

糖尿病肾病不能完全治愈。虽然原则上糖尿病肾病对肾脏的损害是不可逆的，但是可以通过早发现、早治疗，延缓病情发展。

二、糖尿病肾病疾病该怎么治疗

糖尿病肾病的治疗依不同临床分期和病理分级而异，主要包括控制血糖、控制血压、控制蛋白尿、调节血脂、控制尿酸、生活管理等方面。

三、糖尿病肾病必须注射胰岛素吗

糖尿病肾病不一定需要注射胰岛素，可根据肾功能情况个体化选择口服降糖药（oral antidiabetic drug，OAD），并根据肾脏损害程度调整剂量。根据国内外指南建议，慢性肾脏病（chronic kidney disease，CKD）G3b~5期患者宜采用胰岛素治疗。

四、注射胰岛素后要终生使用吗，会成瘾吗

注射胰岛素并非要终生使用，即便需要终生使用，也并不会成瘾。胰岛素是人体自身分泌的一种生理激素，是人体必不可少的物质之一，是最重要的降血糖物质，应用胰岛素，能有效控制血糖。糖尿病肾病患者应用胰岛素

治疗后能否停药，需要根据病情来判断。不论何种胰岛素，都是普通药物，在病情许可前提下，可以随时使用，也可以随时停用，但必须由病情决定，而不是医生或患者主观决定。

五、各种胰岛素有什么不同，如何选择

1. 各类胰岛素起效时间、峰值时间和作用时间见表5-2。

表5-2　各类胰岛素起效时间、峰值时间和作用时间

胰岛素制剂	常见品种举例	起效时间	峰值时间	作用时间
超短效胰岛素	门冬胰岛素注射液、赖脯胰岛素注射液	10~15min	1~1.5h	4~5h
短效胰岛素	生物合成人胰岛素注射液、重组人胰岛素注射液	30min	1.5~2.5h	5~8h
中效胰岛素	精蛋白生物合成人胰岛素注射液、精蛋白锌重组人胰岛素注射液	1.5h	4~12h	18~26h
预混胰岛素	精蛋白生物合成人胰岛素注射液（预混30R）、精蛋白锌重组人胰岛素混合注射液	30min	2~8h	最长24h
预混胰岛素类似物	门冬胰岛素30注射液、精蛋白锌重组赖脯胰岛素混合注射液（25R）	15min	1.5~3h	16~24h
长效胰岛素	单峰纯精蛋白锌猪胰岛素	3~4h	8~10h	28~36h
长效胰岛素类似物	地特胰岛素注射液、甘精胰岛素注射液、重组甘精胰岛素注射液	2~3h	无明显峰值	24h

2. 糖尿病肾病患者使用胰岛素时医生会在充分考虑患者血糖情况、肾功能状态等情况下合理选用胰岛素类型。一般来说，应注意以下几个方面。

（1）超短效胰岛素的选择。超短效胰岛素起效快，达峰快，恢复基础状

态快，更加符合生理要求。

（2）短效胰岛素的选择。短效胰岛素的特点是吸收快、持续时间短，能在较短时间内控制血糖，而且便于剂量调整。

（3）中效胰岛素的选择。中效胰岛素起效和药效持续时间介于短效胰岛素和长效胰岛素之间，主要用于补充基础胰岛素分泌不足。

（4）长效胰岛素的选择。长效胰岛素起效缓慢，药效持续时间较长，主要用于补充基础胰岛素分泌不足，降低夜间或空腹血糖，一般不单独使用，常与短效胰岛素或口服降糖药物联合使用，实施强化治疗。

六、常见降糖药物有哪几类

临床上常用的非胰岛素类降糖药物，包括口服降糖药物和一些新的非胰岛素类针剂。

1. 口服降糖药物主要针对2型糖尿病患者，目前有以下7大类：

（1）磺酰脲类促胰岛素分泌药，如格列本脲、格列美脲等。

（2）非磺酰脲类促胰岛素分泌药，如瑞格列奈、那格列奈等。

（3）双胍类药，如苯乙双胍、二甲双胍。

（4）α-葡萄糖苷酶抑制剂，如阿卡波糖、伏格列波糖、米格列醇。

（5）胰岛素增敏剂，如罗格列酮、吡格列酮等。

（6）胰高血糖素样肽-1（GLP-1）受体激动剂，如索马鲁肽等。

（7）二肽基肽酶-4（DPP-4）抑制剂，如西格列汀、阿格列汀等。

2. 非胰岛素类针剂：胰高血糖素样肽-1类似物，包括利拉鲁肽和艾塞那肽两种。

第四节　自我护理

一、糖尿病肾病饮食应注意什么

1. 蛋白质的摄入：控制蛋白质的摄入在糖尿病肾病患者饮食管理中十分

重要。摄入的蛋白质应以家禽、鱼、大豆及植物蛋白等生物学效价高的优质蛋白质为主。对于慢性肾脏病3~5期非透析患者，每日蛋白质摄入量为0.6g/kg，同时补充复方α-酮酸治疗；对于维持性透析患者、血液透析患者，每日蛋白质摄入量为1.2g/kg；腹膜透析患者，每日蛋白质摄入量为1.2~1.3g/kg。

2. 注意碳水化合物与热能的摄入：碳水化合物是人体能量的主要来源，然而，碳水化合物最终会转化为单糖被人体吸收和利用，故摄入过多碳水化合物可能升高血糖，因此血糖指数（glycemic index，GI）较低的食物更适合糖尿病肾病患者。

3. 注意脂肪的摄入：脂肪是除碳水化合物、蛋白质之外的能量供给来源，可产生人体所必需的脂肪酸。糖尿病肾病患者总脂肪的供能比应<30%，饱和脂肪酸应<10%。鼓励适当提高ω-3多不饱和脂肪酸和单不饱和脂肪酸摄入量。

4. 注意钠盐的摄入：限制糖尿病肾病患者钠盐摄入量可以降压、降蛋白尿，并降低心血管事件的发生风险。糖尿病肾病患者每日氯化钠的摄入量<5.0g，但要注意个体化调整，同时注意适当限制水的摄入量，避免发生低钠血症。

5. 注意维生素的摄入：维生素是维持机体正常生命活动不可缺少的营养物质。糖尿病肾病患者应根据个体病情适当补充维生素，尤其是水溶性维生素，如维生素C、维生素B，以及叶酸。其中维生素C的推荐摄入量为每日60mg，但需要避免过度补充维生素C，否则可增加肾结石的发病率。为了改善长期接受治疗的糖尿病肾病患者的矿物质和骨质代谢紊乱状态，还需适量补充天然维生素D。必要时可酌情选用复合维生素制剂，以补充因日常膳食不足而导致的维生素缺乏。

6. 注意水的摄入：在无水肿、高血压、心力衰竭时，水的摄入要量出为入，每日水的摄入量=前1日尿量+（400~500mL）（基础补液量），如有出汗、发热、室温高等情况，应再适当增加。

二、糖尿病肾病患者能吃水果吗，如何选择

不是所有的糖尿病肾病患者都适宜吃水果，只有病情稳定、血糖基本控制时，才可以吃。一般来说，空腹血糖 < 7.8mmol/L，餐后2h血糖 < 10mmol/L，糖化血红蛋白 < 7.5%，病情稳定，不常出现高血糖、低血糖或水肿者，可在严格限制总热量及液体摄入量的前提下，适量进食一些含糖量较低的水果，如草莓、樱桃等。但同时应注意钾的摄入，一般糖尿病肾病每日尿量 ≥ 1 000mL 且血清钾浓度正常时无须限钾，当血清钾浓度升高时应控制钾的摄入量，每日饮食应控制钾的摄入量为1 500~2 000mg，含钾量比较高的水果有香蕉、橘子、杨桃、桃子等，含钾量比较低的水果有苹果、梨、菠萝、西瓜等。

三、日常运动应注意什么

1. 运动对于糖尿病肾病患者尤为重要，建议患者根据自身情况进行合理、规律、适度的体育锻炼。运动前应进行运动康复评估，如有下列情况应禁止运动训练：

（1）严重血压异常。血压过高（ > 180/110mmHg）或过低（ < 90/60mmHg）。

（2）心肺疾病。如心律失常、不稳定型心绞痛、瓣膜狭窄、严重的心力衰竭、肥厚型心肌病、主动脉夹层及未控制的肺动脉高压（肺动脉平均压 > 55mmHg）等。

（3）深静脉血栓的症状。如小腿异常水肿、发红和疼痛。

（4）其他。急性全身炎症性疾病、严重水肿及骨关节病等不能配合运动的情况。

2. 建议每次运动的时间为30~60min，可根据患者的个体状况进行调整。建议进行中等强度的有氧运动，每周至少进行3次。如出现以下情况应及时停止运动并就医诊治：

（1）严重的胸闷、气促、交谈困难。

（2）头痛、头晕、黑矇、全身乏力。

（3）严重心律失常。

（4）胸、臂、颈或下颌等部位烧灼痛、酸痛、缩窄感。

（5）运动相关的肌肉痉挛、酸痛、关节疼痛、尿色加深等。

四、哪些是有氧运动

糖尿病肾病患者可适当进行有氧运动。有氧运动是一种有节奏的、连续性的运动，可消耗葡萄糖、脂肪，能增强心肺活动。步行、慢跑、游泳、爬楼梯、骑车、打球、跳舞、打太极拳等都属于有氧运动。

五、口服降糖药应注意什么

1. 了解药物的适应证与禁忌证，严格遵医嘱用药，切忌盲目用药或者为了追求快速显效而擅自加大药量。

2. 遵医嘱从小剂量开始，逐渐加量，并注意监测降糖疗效和常见不良反应，如低血糖反应、胃肠道反应等。

3. 严格监测血糖，预防低血糖反应，一旦发生低血糖应及时正确处理。

4. 掌握正确的服药时间和方式，区分餐前、餐中还是餐后服用，区分吞服还是嚼服，以提高药效、减少不良反应。

5. 同时服用多种药物时，掌握正确服药顺序，减少药物之间的相互作用。

六、注射胰岛素要注意什么

1. 选择最合适的部位，如腹部、大腿外侧、上臂三角肌下外侧、臀部。

2. 注射部位必须有规律地轮换。

3. 要熟练掌握胰岛素注射方法。

4. 胰岛素注射剂应安全储藏。

5. 胰岛素注射器/针头严禁重复使用。

6. 患者要注意胰岛素品牌、剂型、浓度、注射剂量与时间是否准确，并注意低血糖的发生及处理。

七、使用胰岛素泵要注意什么

1. 胰岛素泵一般连续使用3~5日，每隔3~5日需要更换注射部位和管道1次。

2. 使用期间当穿刺口出现红、肿、痛、皮下出血等现象时，要更换输注部位。

3. 三餐进餐前需要输入大剂量胰岛素，在此之前要准备好食物，大剂量输注后立即进餐。

4. 注意避免仪器碰撞、受潮。患者洗澡前应分离胰岛素泵，洗澡后再重新接上。

5. 胰岛素泵暴露在强磁场环境下会直接造成仪器的损坏，所以进行X射线、磁共振成像、CT扫描检查前，要分离接口取下泵，再做检查，检查结束离开强磁场环境后才重新接上。

6. 若出现低血糖症状，如头晕、出冷汗、饥饿感、心慌、手抖等，要及时监测血糖，并按低血糖指南进食。

八、如何控制血糖

血糖的控制，需要综合性干预，目前的经典方案为"五驾马车"。

1. 饮食干预：饮食干预是糖尿病的基础治疗手段，通过调整饮食总热量、饮食结构及每餐的分配比例，控制血糖。

2. 规律运动：规律运动有助于控制血糖，减少心血管疾病等危险因素。

3. 血糖监测：血糖监测是糖尿病管理的重要环节，有助于评估糖尿病糖代谢紊乱的程度，依据血糖的水平制订合理的降糖方案，并反映降糖的效果，用于指导治疗方案的调整。

4. 自我管理教育：糖尿病是一种长期不可治愈的慢性疾病，患者的日常行为和自我的管理能力是糖尿病控制的关键之一。

5. 药物治疗：常见胰岛素或口服降糖药治疗。

九、血糖控制在何种水平才好

糖化血红蛋白（HbA1c）是公认的反映血糖控制状态的"金指标"。目前，各临床指南和专家共识均推荐控制HbA1c目标值应＜7.0%，以预防和延缓糖尿病肾病等微血管病变发生和进展。但对有低血糖风险者，不推荐该指标；预期寿命较短且存在合并症和低血糖风险者，HbA1c控制目标宜适当放宽至≤9%；对低血糖高危人群或执行治疗方案较困难者，如高龄、独居、视力障碍、精神或智力障碍等患者，血糖控制目标应适当放宽，但HbA1c不应＞9%。

十、如何自我监测及记录血糖

1. 血糖常用监测时间点包括空腹、餐前（午餐和晚餐前）、餐后（早餐、午餐、晚餐）2h和睡前，其他监测点包括夜间血糖、有低血糖症状或怀疑低血糖时、剧烈运动前后。

2. 需要增加监测频率的情况包括药物调整时（包括换药、剂量改变）、生活方式发生改变时（包括饮食、运动、生活环境改变）、压力增大时、生病时等。

3. 血糖控制非常差或病情危重者，每日监测4~7次血糖或根据治疗需要进行监测。

4. 使用口服降糖药者，每周监测2~4次空腹血糖或餐后2h血糖。

5. 使用胰岛素治疗者，应根据胰岛素治疗方案进行相应监测。使用基础胰岛素者，应监测空腹血糖；使用预混胰岛素者，应监测空腹和晚餐前血糖，空腹血糖达标后注意监测餐后血糖。

6. 多次注射胰岛素者，应每日监测血糖5次，包括空腹、三餐后及睡前。

7. 如有低血糖表现者需随时监测血糖；出现不明原因的空腹高血糖或夜间低血糖时，应监测夜间血糖。

8. 血糖自我监测记录包括记录监测日期、监测时间、血糖数值（包括餐前、餐后、睡前等）、使用降糖药物的时间和剂量，并备注患者认为可能会影响当日血糖起伏的任何运动或其他事件。

十一、低血糖反应有什么表现

低血糖反应主要表现为头晕、冒冷汗、心慌、饥饿感、发抖，严重时伴有抽搐、嗜睡、意识丧失，昏迷，甚至引起死亡。此外，注意力难以集中、大脑混乱感到虚弱、疲乏嗜睡、视力模糊、说话困难、头痛等也可能是低血糖的表现。

十二、低血糖反应该如何处理

轻微低血糖反应（血糖≤3.9mmol/L）可通过进食15~20g葡萄糖或其他无脂碳水化合物进行纠正，15min后复测血糖。若服用α-糖苷酶抑制剂（包括阿卡波糖和伏格列波糖）出现低血糖时，需直接进食葡萄糖或含葡萄糖较多的蜂蜜来纠正低血糖，若进食饼干等碳水化合物则不能及时纠正低血糖。待低血糖反应消失后，如果在午夜或离下一餐1h以上，加餐1次，但避免摄入过多热量，以免血糖升得过高。一旦出现严重低血糖或昏迷时，应住院治疗。

十三、如何预防低血糖反应

1. 根据肾小球滤过率确定最佳的血糖控制目标，以防止低血糖风险增加。

2. 避免因药物使用不当导致低血糖。糖尿病合并慢性肾脏病3~5期患者需根据肾功能损伤程度调整胰岛素剂量，并根据病情变化及时调整治疗方案；eGFR<30mL/（min·1.73m^2）时应尽量避免使用双胍类、磺脲类等主要经肾脏排泄的降糖药物。

3. 常备快速血糖监测仪，定时监测血糖。

4. 避免过度节食，定时进食，限酒，避免空腹饮酒。

5. 外出运动注意携带预防低血糖食物。注意合理、规律、适度运动，避免高强度运动。

6. 接受正规的糖尿病教育，掌握低血糖相关知识。

十四、胰岛素注射时为什么会出现皮下硬结，出现皮下硬结该如何处理

胰岛素注射时未进行有计划的部位轮换、针头重复使用是导致出现皮下硬结的主要原因。当出现皮下硬结时，要注意确定硬结的大小，注射时应避开硬结部位。此外还应注意有计划地轮换注射部位，选择短细针头，胰岛素从冰箱取出复温后才进行注射。

十五、如何预防糖尿病足

1. 控制血糖、戒烟。

2. 定期自我检查双足，包括足部温度、颜色、有无老茧、有无趾甲内陷、有无水疱、有无皲裂、有无鸡眼等。

3. 预防擦伤、裂伤、抓伤。

4. 正确洗脚，温水控制在38℃以下，不要过分浸泡双脚。

5. 保持足部皮肤的健康，为了防止皮肤干裂，每次洗完脚后，应涂抹皮肤护理膏或霜，并做适当按摩足部。

6. 正确修剪趾甲，剪趾甲时应平直修剪，避免趾甲两端及边缘剪得过深，以防发生嵌甲，造成感染。若处理鸡眼，要找专业的医生或修脚人员进行修理。

7. 选择合适的鞋子，以圆头、足部有宽敞空间、透气性好、鞋底厚、有减震效果的鞋子为佳。

8. 选择浅色、透气性好、松紧适宜的袜子，每日更换。

十六、糖尿病足该如何护理

1. 根据临床病变的严重程度，糖尿病足可分为0~6级。0级糖尿病足皮肤完整，无开放性皮肤破损，主要发生在足部溃疡高危人群，如独居生活者、老人、视力严重减退者等。应加强对该类人群糖尿病知识的教育，保护好双足，避免造成足部损伤。

2. 1级以上糖尿病足，足部已形成不同程度的溃疡，应到医院找专业的医护人员处理，避免溃疡进一步恶化，加重感染。

十七、患糖尿病后如何保护肾脏

糖尿病肾病重在预防，关键在于在糖尿病的早期即严格控制血糖，防止血糖过高导致血管内皮损伤，及由此造成的糖化蛋白代谢产物在肾小球血管基底膜沉积，导致基底膜增厚和肾小球血管堵塞。同时还需积极控制血压，在选择降压药时，尽可能选择既能降低血压，又能保护肾脏功能、降低蛋白尿的血管紧张素转化酶抑制剂和血管紧张素Ⅱ受体阻滞剂。此外控制血脂、抗凝、戒烟、优质蛋白饮食、避免应用加重肾脏损伤的药物，以及去除加重肾脏功能损伤的诱因都能有效保护肾脏。

十八、糖尿病肾病合并高血压怎么办

ACEI或ARB为糖尿病肾病伴高血压的首选降压药。糖尿病肾病患者血压无法达标时，可联用不同降压机制的药物，联合用药可以减少大剂量单药治疗带来的不良反应，利用协同作用增强疗效，对靶器官具有综合保护作用。

十九、糖尿病肾病会导致心力衰竭吗

目前研究证明，糖尿病肾病和心力衰竭均是糖尿病严重并发症，三者之间可形成恶性循环，从而导致疾病快速进展。

二十、糖尿病肾病患者应如何改变生活方式

改变生活方式在糖尿病及其并发症的预防和治疗中均起到重要作用。糖尿病肾病作为糖尿病的常见并发症之一，其防治亦离不开科学的生活管理。

1. 根据自身情况进行合理、规律、适度的运动。

2. 控制体重指数（body mass index，BMI）在18.5~24.9kg/m^2，戒烟。

3. 糖尿病肾病–慢性肾脏病 G1~2期蛋白质摄入量为每日0.8g/kg。

4. 糖尿病肾病–慢性肾脏病 G3~5期非透析患者蛋白质摄入量为每日0.6g/kg，同时补充复方 α-酮酸治疗。

5. 糖尿病肾病–慢性肾脏病 G5期透析患者蛋白质摄入量为每日1.0~1.2g/kg。

6. 尽量选择血糖指数较低的碳水化合物。

7. 脂肪摄入量为每日1.3~1.7g/kg，调整脂肪构成比例，减少饱和脂肪酸和反式脂肪酸的摄入，适当提高 ω-3多不饱和脂肪酸和单不饱和脂肪酸的摄入。

8. 各期糖尿病肾病患者每日钠摄入量为1.5~2.0g（相当于每日摄入氯化钠3.75~5.00g），透析患者钠摄入量应控制在每日2.0~2.3g（相当于每日摄入氯化钠5.00~5.75g）。

9. 适量补充维生素C、维生素B以及叶酸，其中维生素C的推荐摄入量为60mg/d。

二十一、血糖仪该如何选择

血糖仪的选择应注意以下几点：

1. 屏幕大，显示清晰。

2. 操作方便，虹吸式采血，采血量少，读数快。

3. 具有存储功能，能翻查之前的结果。

4. 电池更换方便，厂家提供良好的售后服务。

5. 价格相对便宜。

6. 测试纸的价格与包装合适，供应充足，能保证长期购买，最好选择独立包装的试纸。

二十二、胰岛素如何保存

1. 尚未使用的胰岛素（没有开封的胰岛素）应保存在2~8℃冰箱冷藏室内。

2. 正在使用的胰岛素，可在室温（不超过25~30℃）下保存。正在使用的胰岛素常温下可保存28天。

3. 避免冷冻，胰岛素不能结冰，一旦结冰就不能使用。

4. 不能暴露在阳光直射的位置，否则会使胰岛素变质。

5. 不要放在可发热的地方，如小车内、各种电器上面。

6. 在乘飞机或火车时，胰岛素应随身携带，不要放在旅行袋中，更不能放入行李中托运。

7. 储存过程中应避免剧烈震荡。

（吴少丽　邬要芬）

第六章　狼疮性肾炎

第一节　概述

系统性红斑狼疮（systemic lupus erythematosus，SLE）是我国最常见的系统性自身免疫性疾病，人群发病率为（30.13~70.41）/10^5。肾脏是SLE最常累及的器官，40%~60%的SLE患者起病初即有狼疮性肾炎（lupus nephritis，LN）。在我国，近半数SLE并发LN，患病率高于白种人，LN是我国最常见的继发性免疫性肾小球疾病，育龄期女性较易受累。

一、什么是狼疮性肾炎

狼疮性肾炎是由系统性红斑狼疮导致的机体对内源性（自身）抗原所发生的免疫复合物性疾病，是一种继发性肾炎，由免疫复合物在肾脏沉积引起，其主要病变在肾小球，而肾小管和间质病变也很常见或同时并存。

二、狼疮性肾炎是怎么发生的

免疫复合物的形成与沉淀是引起狼疮性肾炎的主要机制。免疫复合物通过激活炎症细胞的浸润、炎症因子的释放引起肾脏损伤。系统性红斑狼疮患者大多数存在免疫功能紊乱，产生多种自身抗体，进而形成免疫复合物引起的全身性血管炎，肾小球毛细血管团则首当其冲受到损伤。抗双链DNA抗体与肾小球的DNA相结合，形成免疫复合物，沉淀在肾小球毛细血管中，激活补体，并释放趋化因子吸引中性粒细胞，当中性粒细胞脱颗粒时又释放炎症介质，从而导致肾小球肾炎。

第二节　临床表现

一、狼疮性肾炎有哪些表现

狼疮性肾炎临床表现轻重不一。轻者临床上表现为少量蛋白尿和（或）血尿；比较严重者可出现大量蛋白尿、水肿、肾功能不全、肌酐的一过性升高、高血压等。少数患者起病急，肾功能短期内恶化甚至发生急性肾衰竭。如活动性病变未得到有效控制，病情迁延不愈，部分患者可逐渐进展至慢性肾功能不全。

二、哪些检查能查出狼疮性肾炎

狼疮性肾炎是系统性红斑狼疮的肾损害，因此应首先确诊系统性红斑狼疮，在此基础上如出现肾损害证据则可确诊狼疮性肾炎。可行以下检查：

1. 24h尿蛋白检查、尿生化检查、尿常规检查。24h尿蛋白含量持续 > 0.5g，或随机尿蛋白检查提示3+，或尿蛋白-肌酐比值 > 500mg/g（50mg/mmol），或细胞管型阳性（包括红细胞管型、白细胞管型、血红蛋白管型、颗粒管型、管状管型或混合管型），或活动性尿沉渣镜检提示尿白细胞>5/HPF，尿红细胞>5/HPF（尿路感染除外）可诊断为狼疮性肾炎。

2. 肾功能测定提示肌酐清除率<60mL/（min · 1.73m^2）。

3. 肾穿刺活检。狼疮性肾炎的临床表现与肾组织病理类型间缺乏紧密的联系，因此，系统性红斑狼疮患者应在早期识别肾脏是否受累，有狼疮性肾炎的临床表现且既往未行肾穿刺活检者，均推荐行肾穿刺活检病理检查（有肾穿刺活检绝对禁忌证者除外）。

第三节　常见治疗

一、得了狼疮性肾炎该做些什么治疗

1. 一般治疗。非药物性治疗尤为重要，包括：

（1）进行心理治疗使患者对疾病树立乐观情绪。

（2）急性活动期要卧床休息，病情稳定的慢性肾炎患者可适当工作，但应避免过度劳累。

（3）及早发现和治疗感染。

（4）避免使用可能诱发红斑狼疮的药物，如避孕药等。

（5）避强阳光暴晒和紫外线照射。

（6）缓解期才可进行免疫注射，但应尽可能不使用活疫苗。

2. 主要治疗。糖皮质激素加免疫抑制剂是狼疮性肾炎的主要治疗方案，治疗原则如下：

（1）应从诱导治疗到连续长期的维持治疗，急性期积极用药诱导缓解，尽快控制病情。

（2）诱导治疗获得完全缓解后，调整用药，维持治疗使其保持缓解状态，时间应至少3年。

（3）治疗过程中应定期随访，以调整药物剂量或治疗方案、评估疗效和防治合并症。

3. 对症治疗。发热及关节痛者可辅以非甾体类抗炎药；高血压、血脂异常、糖尿病、骨质疏松等患者应予相应的对症治疗。对于系统性红斑狼疮导致的神经精神症状可给予相应的降颅压药、抗癫痫药、抗抑郁药等进行治疗。

4. 辅助治疗。

（1）避免接触常见的危险物质。

（2）防晒。

（3）适度运动。

（4）注重心理支持。

（5）戒烟。

（6）补充维生素D。

二、狼疮性肾炎常用药物有哪些

1. 糖皮质激素，如氢化可的松、泼尼松、地塞米松等。

2. 免疫抑制剂，如环磷酰胺、霉酚酸酯、环孢素、甲氨蝶呤、他克莫司、硫唑嘌呤、来氟米特、羟氯喹、雷公藤多苷。

3. 其他药物治疗，如注射免疫球蛋白、血浆置换、造血干细胞或间充质干细胞移植等。近些年，生物制剂也逐渐应用于系统性红斑狼疮的治疗，目前用于临床和临床试验治疗系统性红斑狼疮的生物制剂主要有贝利尤单抗、利妥昔单抗等。

4. 合并抗磷脂抗体综合征者应根据抗磷脂抗体滴度和临床情况，使用阿司匹林或华法林进行抗凝治疗。对于反复血栓患者，可能需长期或终身进行抗凝治疗。

第四节 自我护理

一、狼疮性肾炎诱发因素有哪些

日晒、感染、过度劳累、药物（青霉素类、避孕药、磺胺类药物）、毒物及化学制品、吸烟（研究表明吸烟者相对不吸烟者，其系统性红斑狼疮发病风险增加）等均为狼疮性肾炎的诱发因素。

二、狼疮性肾炎患者运动时应注意什么

1. 狼疮性肾炎患者要有充足的睡眠，以减轻疲劳，同时可适当参加各种运动、家务劳动、文娱活动及轻度的体力劳动。

2. 可以做低至中等强度的有氧运动。低强度的有氧运动，如散步等；中等强度的有氧运动包括快走、慢跑、打太极拳、做八段锦、骑车等。抗阻力运动不适合所有患者，需在医护专业人员指导下进行，最好到有评估条件的医院进行运动康复前评估。

3. 运动强度以不引起疲劳为宜，运动时间应在餐后1~2h，避免空腹运动。每周3~5次，每次运动以30~60min为宜，保持规律性运动。

4. 若在运动过程中出现头晕、乏力、胸闷、呼吸困难、恶心等不适，应立即停止运动。

5. 户外运动要注意保护皮肤，做好防晒措施。

三、狼疮性肾炎患者饮食应注意什么

1. 狼疮性肾炎患者应摄入正常量的优质蛋白，蛋白尿较严重者应进行低蛋白饮食，以每日摄入优质蛋白1.0g/kg为宜。肾功能不全阶段应调整蛋白质摄入量至每日0.6~0.8g/kg。可长期服用牛奶，尤其是初乳，因初乳中含大量抗体，可增加机体免疫力。

2. 选择高热量、高维生素、低脂、低盐饮食，注意补充钙剂，预防骨质疏松。

3. 避免进食可增强光敏感的食物，如无花果、紫云英、泥鳅、香菜、芹菜等。

4. 忌食海鲜及辛辣食物，如辣椒、生葱、生蒜等。

四、狼疮性肾炎患者如何护理皮肤，还能化妆吗

1. 保持皮肤清洁、干燥，避免寒冷刺激，面部红斑者，用清水洗脸，忌用碱性肥皂，避免使用有刺激性的沐浴露等清洁用品，洗澡水不宜过热。

2. 紫外线照射可诱发系统性红斑狼疮，患者应注意避免暴晒及紫外线照射对皮肤的刺激，以减轻皮肤炎症，减少疾病复发概率，外出时应涂防晒剂、戴口罩、戴宽帽檐的帽子或者使用太阳伞。即使在夏天出行也要穿长袖上衣、长裤；骑自行车或者驾驶车辆时要戴手套。卧室或工作环境要避免阳

光直射，最好用百叶窗或窗帘遮挡阳光。此外，还应避免在太阳下游泳、爬山、海水浴和滑雪等接触直射阳光的运动。

3. 避免接触刺激性物品，如烫染发剂、定型发胶、农药等。

4. 每日检查皮肤，观察有无新皮损出现，皮损严重时应在医生指导下使用外用膏剂。

5. 系统性红斑狼疮患者应尽量不使用化妆品，即使要使用，也只能选用具有防紫外线功能的。此外，还应避免化妆品引起皮肤过敏，增加皮肤损害。

五、狼疮性肾炎患者如何预防感染

1. 保持家居环境清洁，室内定时开窗通风，保持空气清新。

2. 避免去人多聚集的地方，出门戴口罩，特别是进行激素冲击治疗期间应严格控制外出。

3. 季节转换时注意防寒保暖，预防感冒。

4. 保持口腔清洁及黏膜完整，勤漱口，有口腔溃疡者应遵医嘱选择漱口液、涂碘甘油。

5. 养成良好的卫生习惯，保持皮肤清洁完整，尤其注意外阴部、尿道口卫生。长期卧床者要多翻身，防止发生压疮。

6. 加强营养和休息，避免劳累；加强心理建设，避免抑郁。

7. 有发热、咳嗽、咳痰者，应马上就诊。

六、系统性红斑狼疮患者为什么会出现全身关节疼痛，如何减轻疼痛

1. 系统性红斑狼疮属于一组累及多系统、多脏器的自身免疫系统疾病，当病变累及关节时可出现肌肉关节损伤、多浆膜腔积液、全身关节疼痛等表现。系统性红斑狼疮患者约90%会出现关节疼痛。

2. 可遵医嘱服用非甾体抗炎药塞来昔布、布洛芬、吡罗昔康等进行对症治疗。

七、狼疮性肾炎患者如何预防下肢血栓

1. 基础预防。

（1）控制血糖及血脂，戒烟限酒，避免吸二手烟。

（2）每日饮水量>1 500mL（限制入量的患者除外）。

（3）低脂、高纤维素、易消化饮食，保持大便通畅。

（4）避免长期保持坐位或卧床，尽早下床活动，每日4~5次短时间活动，每次15min。

（5）做主动踝泵运动、环绕运动、股四头肌舒缩运动，每日8次，每次15min。

（6）卧床患者抬高下肢，高于心脏水平20~30cm，腘窝处避免长时间压迫。

（7）下肢保暖，尽量避免在下肢穿刺和输液，特别是左下肢。

2. 物理预防。

（1）穿抗血栓弹力袜。

（2）做骑自行车运动。

3. 药物预防。

（1）遵医嘱使用抗凝药、降脂药。

（2）注意有无出血征象，如牙龈出血、皮肤瘀斑、血尿、黑便等。

（3）定期复查D-二聚体等实验室指标。

4. 自我观察。出现以下异常情况及时就诊：

（1）下肢肿胀、不对称，皮肤有淤紫色。

（2）触摸足背动脉无搏动。

（3）感觉下肢肢端、足趾有麻痹感。

八、出现水肿该注意什么

1. 狼疮性肾炎出现水肿，要及时就诊，评估系统性红斑狼疮的活动性。如果系统性红斑狼疮处于活动期，患者往往有比较明显的蛋白尿、血尿或出

现肾功能的急剧恶化，必须遵照医嘱使用药物。

2. 注意自行监测尿量，若每日尿量＞1 000mL，可不严格限制饮水。但高度水肿（水肿超过膝盖）者，若每日尿量＜500mL，应量出为入，每日液体入量=前1日24h尿量+500mL（不显性失水量）。每日测量体重，并做好记录，复诊时向医生提供数据。

3. 低盐饮食，避免进食酱制食品、加工肉制品、腌制食品等，以减轻水钠潴留。

4. 清洁皮肤时，避免过分用力而损伤皮肤。男性患者伴有阴囊高度水肿时，应限制下床活动，减少局部磨损，大小便后用温水及时清洗擦净，阴囊用软布垫起，下床活动用三角巾托起阴囊，防止下垂加重水肿，如有破溃可用碘伏局部消毒或涂抗生素软膏；女性患者应每日用温水清洗外阴。

5. 长期卧床者，应经常变换体位，以免局部长期受压，每2h翻身、按摩受压皮肤，动作要轻柔；衣着应宽松、柔软，床单位整洁干燥。

6. 使用利尿剂者，应注意药物疗效。若尿量无增加或尿量大量增加导致无力、腹胀、恶心、呕吐、肌痉挛等低钠、低钾情况时，应及时就诊。

九、出现哪些症状需注意是否为红斑狼疮活动期或病情加重

1. 肾脏表现。以不同程度的蛋白尿为主，尿蛋白和血尿加剧，出现白细胞尿和病理管型尿，肾功能突然恶化，严重者出现肾衰竭。

2. 肾外表现。

（1）全身症状：活动期患者多有发热、全身不适、乏力、纳差、消瘦等症状。

（2）皮肤黏膜症状：如颜面部蝶形红斑、盘状红斑，口腔溃疡，光过敏，脱发等。

（3）肌肉关节症状：如肌肉酸痛、肌无力、肌炎等。

（4）浆膜腔积液：如胸腔积液、腹腔积液、心包腔积液等。

（5）血液系统改变：如溶血性贫血、白细胞减少、血小板减少等。

（6）神经系统表现：如偏头痛、性格改变，甚至出现脑血管意外、昏迷、癫痫等。

（7）其他症状：其他还有心血管症状、心肌损害等。

3. 辅助检查。

（1）出现抗核抗体谱异常：如抗dsDNA抗体滴度升高，C3、C4补体进一步降低。

（2）炎症指标升高：如红细胞沉降率增加、高γ-球蛋白血症、类风湿因子阳性、血小板计数增加等，亦提示病情处于活动期。

（3）肾脏病理变化：肾脏病理变化是判定病情是否处于活动期的重要指标，但必须由有经验的专科医生判断。

十、狼疮性肾炎患者能怀孕吗，需注意什么

1. 大多数狼疮性肾炎患者病情控制后可以安全怀孕。患者无重要脏器损害、无红斑狼疮活动，尿蛋白、血压正常，肾功能正常（GFR>60mL/min），并停用妊娠禁忌药物（如吗替麦考酚酯、环磷酰胺、来氟米特、甲氨蝶呤、生物制剂等）6个月以上，仅应用小剂量激素维持，可考虑怀孕。抗磷脂抗体阳性者，建议转阴3个月以上怀孕，以降低流产概率。

2. 注意事项。

（1）计划怀孕者，备孕前应向肾内科、风湿免疫科、妇产科医生进行生育咨询，并进行相关评估。

（2）围妊娠期全程需要接受医护人员管理和评估。

（3）妊娠期前3个月至全部妊娠期间禁用环磷酰胺、甲氨蝶呤、麦考酚酸酯、来氟米特、雷公藤多苷等免疫抑制剂，因上述药物可能影响胎儿的正常生长发育导致畸胎。

（4）狼疮性肾炎患者怀孕期间应密切随访，除了监测红斑狼疮常规的检测指标之外，还要定期监测D-二聚体、抗磷脂抗体、抗RO/SSA抗体、抗La/SSB抗体，以及监测胎儿生长发育等。

（5）血清抗磷脂抗体（aPL）阳性或有产科抗磷脂综合征（APS）病史的患者，妊娠期应使用阿司匹林和（或）低分子肝素预防不良妊娠。

（6）如果红斑狼疮活动导致肾脏损伤持续加重（蛋白尿增加及血压升高），或并发子痫前期，应尽早终止妊娠。

（7）部分红斑狼疮患者所生产的新生儿有发生新生儿红斑狼疮的风险，其原因是母体的自身抗体会通过胎盘进入胎儿体内。新生儿红斑狼疮主要表现为一过性皮肤损害，一般不要紧，但也有部分新生儿红斑狼疮表现为心脏传导阻滞，会严重影响新生儿的健康，应引起注意。新生儿红斑狼疮只是母亲自身抗体对新生儿的一过性影响，并不是母亲将红斑狼疮遗传给孩子，是可以消失的。

（龚乐为）

第七章　高尿酸血症肾病

第一节　概述

近年来，随着我国居民膳食结构中动物蛋白占比增加，高尿酸血症的发生率也在日益上升。血尿酸过高对人体健康危害大，会导致痛风、结石和急性、慢性肾衰竭。大量的临床证据表明，高尿酸血症对肾脏和心血管系统有着直接的损伤作用，是肾脏疾病和心血管疾病的独立危险因素。

一、血尿酸多高才算高

一般认为，无论男性还是女性，正常嘌呤饮食，非同日2次血尿酸 > 420μmol/L，可诊断为高尿酸血症。

二、血尿酸为什么会升高

导致血尿酸升高的原因不外乎两点：

1. 尿酸产生过多，如嘌呤摄入过多、内源性嘌呤产生过多、嘌呤代谢增加。

2. 肾清除尿酸减少，如肾小球滤过减少、肾小管分泌尿酸减少、肾小管重吸收增多。

三、高尿酸血症是如何损伤肾脏的

临床上尿酸或尿酸盐导致的肾脏损伤不仅是由于尿酸盐结晶导致的梗阻，更主要的是尿酸结晶可以启动炎症反应，导致肾小球前动脉病变，肾脏炎症及肾素-血管紧张素系统和环氧化酶-2活化产生高血压，引起血管平滑肌细胞增殖并导致肾脏病情进展。

四、哪些人容易患高尿酸血症

以下为高尿酸血症高危人群。

1. 直系亲属中有高尿酸血症或痛风患者。

2. 有久坐、高嘌呤高脂饮食等不良生活方式者。

3. 肥胖人群、代谢异常性疾病（糖代谢异常、血脂异常、非酒精性脂肪肝）患者。

4. 心脑血管疾病（高血压、冠心病、心力衰竭、脑卒中）患者。

5. 慢性肾脏病患者。

五、高尿酸血症一定会引起痛风吗

高尿酸血症不一定都会引起痛风，但在高尿酸血症的前提下受到一定诱因，如轻度外伤、大量摄入高嘌呤食物、过度饮酒、疲劳、内科急症（如感染、血管阻塞）等，均可导致痛风急性发作。临床上也有部分高尿酸血症患者是无症状的。

六、高尿酸血症只会引起痛风吗

高尿酸血症除了引起痛风外，还会因尿酸在尿路结晶引起结晶尿、结石和梗阻，表现为排尿困难和血尿。无症状高尿酸血症在合并肥胖、高血压、高脂血症、糖尿病、冠心病、脑血管疾病、尿路感染等多因素的情况下，会加重对肾脏的损害。

七、什么是高尿酸血症肾病

痛风对肾脏的损害表现为高尿酸血症肾病，当体内血尿酸升高，尿酸盐沉积在肾脏可直接导致慢性高尿酸血症肾病、急性高尿酸血症肾病和尿酸性肾石症。长期高尿酸血症会引发肾脏小管间质的慢性病变，影响肾脏对尿酸的排泄，加重肾脏疾病。

八、高尿酸血症患者的尿路结石是如何形成的

高尿酸血症患者血中尿酸超过饱和浓度时，会析出尿酸盐晶体，可直接黏附、沉积于肾小管，在尿路形成结晶尿、结石和引起梗阻。

九、高尿酸血症相关检查有哪些

高尿酸血症相关检查包括尿常规检查、血尿酸测定、X线检查及超声检查；在考虑高尿酸血症伴随其他肾脏疾病的情况下，需要进行肾穿刺活检。

第二节　临床表现

一、高尿酸血症会有哪些临床表现

高尿酸血症在出现痛风、肾结石等症状前，一般并无特异性的临床表现。急性痛风性关节炎发病前没有任何先兆，轻度外伤、大量摄入高嘌呤食物、过度饮酒、疲劳、内科急症（如感染、血管阻塞）等，均可诱发痛风急性发作，夜间发作的急性单关节或多关节疼痛通常是首发症状。疼痛呈进行性加重，可进展至剧痛，最常见的发病部位为脚拇指跖趾关节（足痛风），足弓、踝、膝、腕和肘关节等也是常见发病部位。全身表现包括发热、心悸、寒战及白细胞增多。

二、高尿酸血症肾病有哪些类型

高尿酸血症肾病临床上分为急性高尿酸血症肾病和慢性高尿酸血症肾病。

1. 急性高尿酸血症肾病一般都有明确的诱因，可表现为少尿性肾衰竭，比较容易判断，主要发病机制是尿酸在远端肾单位的肾小管形成结晶并析出沉积，导致肾内积水和急性肾衰竭。

2. 慢性高尿酸血症肾病一般临床症状不明显，主要表现为间质性肾损害，如高血压、水肿、夜尿增多、多尿、尿密度下降，间歇性少量蛋白尿和镜下血尿，均有肾小管浓缩功能下降。病情进一步进展，肾小球滤过功能下降，可出现持续蛋白尿、尿素氮升高。

第三节　常见治疗

一、降尿酸治疗可以不吃药吗

高尿酸血症一经确诊，需要在实施医生的治疗方案下，进行综合的和长期的全程管理，包括对患者生活方式进行干预（非药物治疗），根据血尿酸水平及合并临床症状决定药物起始治疗时机、制定治疗目标，分层管理。药物治疗和非药物治疗两者是相辅相成的。

二、降尿酸药如何分类，它们之间有什么区别

临床上常用的降尿酸药包括抑制尿酸合成的药物和促进尿酸排泄的药物两类。

1. 抑制尿酸合成的药物可通过抑制黄嘌呤氧化酶活性，减少尿酸合成，常用药物有别嘌醇、非布司他。

2. 促进尿酸排泄的药物可通过抑制肾小管尿酸转运蛋白-1，抑制肾小管尿酸重吸收，从而促进尿酸排泄，降低血尿酸水平，如苯溴马隆等。

三、降尿酸只要吃药就可以吗

降尿酸并不能仅靠药物治疗。药物治疗应长程控制，以确保血尿酸持续达标。同时，患者还应接受生活方式的干预，养成健康生活方式才能有效控制或降低血尿酸水平。

四、对高尿酸血症患者实施护肾治疗除了降尿酸，还有什么

对高尿酸血症患者实施护肾治疗包括治疗和预防两方面。

1. 治疗方面。应遵循医生治疗方案，规范服用降尿酸药物。

2. 预防方面。

（1）患者应了解高尿酸血症相关知识，合理饮食、运动。

（2）应到专科医院就诊，定期筛查，并预防痛风及高尿酸血症肾病。

（3）服用药物时，应严格遵医嘱，尽量避免使用引起血尿酸升高的药物。

五、高尿酸血症无症状表现时，是否可以不治疗

不是所有无症状高尿酸血症患者都可以不用治疗，建议无症状高尿酸血症患者出现下列情况时开始降尿酸药物治疗：血尿酸水平≥540μmol/L或血尿酸水平≥480μmol/L且有下列合并症之一，高血压、糖尿病、脂代谢异常、肥胖、脑卒中、冠心病、心功能不全、尿酸性肾石症、肾功能损害（≥G2期）。使用降尿酸药物，无合并症时，建议血尿酸控制在＜420μmol/L；伴合并症时，建议血尿酸控制在＜360μmol/L。

六、痛风急性发作时如何治疗

痛风急性发作时，治疗目的是迅速控制关节炎症状，患者应卧床休息，局部冷敷，尽早给予药物控制，治疗越早效果越佳。秋水仙碱或非甾体抗炎药（NSAID）是痛风急性发作的一线治疗药物，对上述药物有禁忌或治疗效果不佳时可考虑选择糖皮质激素控制炎症。

第四节　自我护理

一、高尿酸血症患者日常饮食应注意什么

1. 注意避免高嘌呤饮食，如动物内脏、海产品、老火汤、啤酒等，容易导致高尿酸血症。

2. 培养健康的饮食习惯及良好的生活方式，限制高嘌呤动物性食物摄入，控制热量及营养素比例，保持健康体重范围，配合规律降尿酸药物治疗，并定期监测随诊。

二、什么食物含嘌呤高

常见动物性食物及植物性食物嘌呤含量见表7-1、表7-2。

表7-1　常见动物性食物嘌呤含量

食物名称	嘌呤含量	食物名称	嘌呤含量
鸭肝	3 979mg/kg	河蟹	1 470mg/kg
鹅肝	3 769mg/kg	猪肉（后臀尖）	1 378.4mg/kg
鸡肝	3 170mg/kg	草鱼	1 344.4mg/kg
猪肝	2 752.1mg/kg	牛肉干	1 274mg/kg
牛肝	2 506mg/kg	黄花鱼	1 242.6mg/kg
羊肝	2 278mg/kg	驴肉加工制品	1 174mg/kg
鸡胸肉	2 079.7mg/kg	羊肉	1 090.9mg/kg
扇贝	1 934.4mg/kg	肥瘦牛肉	1 047mg/kg
基围虾	1 874mg/kg	猪肉松	762.5mg/kg

注：动物内脏及海产品嘌呤含量高，建议避免食用。

表7-2　常见植物性食物嘌呤含量

食物名称	嘌呤含量	食物名称	嘌呤含量
紫菜（干）	4 153.4mg/kg	豆浆	631.7mg/kg
黄豆	2 181.9mg/kg	南瓜子	607.6mg/kg
绿豆	1 957.8mg/kg	糯米	503.8mg/kg
榛蘑（干）	1 859.7mg/kg	山核桃	404.4mg/kg
猴头菇（干）	1 776.6mg/kg	普通大米	346.7mg/kg
豆粉	1 674.9mg/kg	香米	343.7mg/kg
黑木耳（干）	1 662.1mg/kg	大葱	306.5mg/kg
腐竹	1 598.7mg/kg	四季豆	232.5mg/kg
豆皮	1 572.8mg/kg	小米	200.6mg/kg
红小豆	1 564.5mg/kg	甘薯	186.2mg/kg
红芸豆	1 263.7mg/kg	红萝卜	132.3mg/kg
内酯豆腐	1 001.1mg/kg	菠萝	114.8mg/kg
花生	854.8mg/kg	白萝卜	109.8mg/kg
腰果	713.4mg/kg	木薯	104.5mg/kg

（续表）

食物名称	嘌呤含量	食物名称	嘌呤含量
豆腐块	686.3mg/kg	柚子	83.7mg/kg
水豆腐	675.7mg/kg	橘子	41.3mg/kg

三、肉类吃越少越好吗

高尿酸血症和痛风患者应限制猪肉、牛肉、羊肉、鸡肉、鸭肉等畜禽类食物的摄入，每日蛋白质的膳食摄入量为1g/kg，蛋白质提供的热量应占总热量的10%~20%，食物来源推荐奶制品和蛋类。

四、高尿酸血症患者应该多喝水还是少喝水

高尿酸血症患者，若心肾功能正常，要维持适当的体内水分，应多饮水，维持每日尿量2 000~3 000 mL，大量饮水可缩短痛风发作的持续时间，减轻症状。可饮用牛奶及乳制品（尤其是脱脂奶和低热量酸奶），避免饮用含果糖的饮料或含糖软饮料，如可乐、橙汁、苹果汁等。

五、高尿酸血症肾病患者可以喝酒吗

高尿酸血症肾病患者不可以喝酒（包括啤酒、黄酒、白酒等），因为摄入酒精可增加高尿酸血症患者痛风发作风险，且酒精摄入量与痛风的发病风险呈剂量效应关系。高尿酸血症患者应当限制酒精摄入。

六、高尿酸血症患者日常烹调方法应注意什么

高尿酸血症患者日常烹调方法应注意减少油炸、煎、烤、炒等，控制摄入食物的热量。肥胖、超重者应减少热量摄入，因为肥胖容易引起高脂血症，导致尿酸排泄减少，加重痛风。

烹饪食物时，可先用沸水焯一下，以降低其中嘌呤的含量。

七、高尿酸血症患者应该多休息还是多活动，活动方式有哪些

高尿酸血症急性痛风性关节炎发作期，宜制动、卧床休息；高尿酸血症无症状者应每日或每周至少5日进行30min中等强度的有氧运动，如散步、打

太极拳、做瑜伽、进行阻力训练等。

八、高尿酸血症患者的活动强度及活动量如何衡量

高尿酸血症患者建议每周至少进行150min（每日30 min×5日）中等强度的有氧运动，运动时心率控制在 [（220-年龄）×（50%~70%）] 内，应当避免剧烈运动或突然受凉诱发痛风。

九、尿酸控制在什么程度比较理想

1. 无合并症者，血尿酸≥540μmol/L起始降尿酸，建议控制血尿酸＜420μmol/L。

2. 有高血压、脂代谢异常、糖尿病、肥胖、脑卒中、冠心病、心功能不全、尿酸性肾石症、肾功能损害（≥G2期）等合并症之中的一项者，血尿酸≥480μmol/L起始降尿酸，建议控制血尿酸＜360μmol/L。

十、如何减少痛风发作

要减少痛风发作，患者应积极了解高尿酸血症的相关知识，提高防病、治病意识，听从医护人员指导，遵医嘱配合治疗。患者在日常生活中饮食应以低嘌呤食物为主、坚持适度运动、控制体重和限制烟酒等。肾功能和血压在正常范围时，可适当多饮水，保证每日尿量＞1 500mL，最好达到2 000mL。

十一、肾功能进一步恶化会有何表现

高尿酸血症患者肾功能进一步恶化可逐渐表现为水肿、低蛋白血症、电解质平衡异常、恶心、呕吐、食欲减退、腹泻、高血压、心力衰竭、精神障碍、视物不清等，出现这些症状说明病情进展至慢性肾脏病。慢性肾脏病诊断标准：①肾脏损伤（肾脏结构或功能损伤）持续时间≥3个月，伴或不伴eGFR下降；②eGFR＜60mL/（min·1.73m^2）持续时间≥3个月，有或无肾脏损伤的依据。

十二、如何减轻高尿酸血症对肾脏的损害

1. 规范服用降尿酸药物，并碱化尿液，定期监测血尿酸水平及肾功能。

2. 接受健康生活方式的干预，严格控制高嘌呤、高热量食物摄入，控制

体重增长，适量运动，建议每周至少进行150min中等强度的有氧运动。

3. 心肾功能正常者需多饮水，维持每日尿量2 000~3 000mL。

4. 避免饮用果糖含量高的饮料，如可乐、果汁等。

5. 限制酒精摄入，禁饮黄酒、啤酒和白酒。

6. 应当戒烟、拒绝被动吸烟，吸烟或被动吸烟会增加高尿酸血症和痛风的发病风险。

十三、应用抗痛风药物治疗时应注意什么

高尿酸血症患者应尽早使用抗痛风药物，以控制痛风急性发作，越早治疗效果越佳。秋水仙碱或非甾体抗炎药是痛风急性关节炎发作的一线治疗药物，当上述药物有禁忌或效果不佳时可考虑选择糖皮质激素控制炎症。

1. 秋水仙碱。秋水仙碱可通过抑制白细胞趋化作用、吞噬作用及减轻炎性反应发挥止痛作用，推荐在痛风发作12h内尽早使用，超过36h后疗效显著降低。使用细胞色素P4503A4酶或磷酸化糖蛋白抑制剂者（如环孢素A、克拉霉素、维拉帕米、酮康唑等）应避免使用秋水仙碱。秋水仙碱不良反应随剂量增加而增加，常见恶心、呕吐、腹泻、腹痛等胃肠道反应，出现症状时应立即停药；少数患者可出现肝功能异常，转氨酶升高，超过正常值2倍时应停药；秋水仙碱导致的肾脏损害可表现为血尿、少尿、肾功能异常，用药后出现肾功能损害者应酌情减量。

2. 非甾体抗炎药包括非选择性环氧合酶（COX）抑制剂和选择性环氧合酶2（COX-2）抑制剂两种。非选择性COX抑制剂对胃肠道及肾脏的损害较大，选择性COX-2抑制剂相对较小。但是，活动性消化道溃疡/出血，或既往有复发性消化道溃疡/出血病史者，均禁止使用所有的非甾体抗炎药。非甾体抗炎药使用过程中需监测肾功能，严重慢性肾脏病（G4~5期）未透析患者不建议使用。

（马会）

第八章 多囊肾

第一节 概述

一、什么是多囊肾

多囊肾是一种遗传性肾病，占终末期肾病的5%~10%。多囊肾的囊肿会随着年龄的增长逐渐增大，最早的表现是腰腹部疼痛、血压升高、肾脏超声检查结果异常。若得不到及时控制，肾脏和囊肿会继续增大，压迫周围肾单位，造成损坏，从而启动肾脏纤维化进程，早期表现为尿常规检查提示蛋白尿和血尿；如果肾脏纤维化进程没有得到有效遏制，就会出现血肌酐升高或肾小球滤过率下降，最终发展成终末期肾衰竭。

二、多囊肾和肾囊肿一样吗

多囊肾和肾囊肿是不一样的。多囊肾是一种肾小管遗传性疾病，与基因有关，肾小管呈囊性扩张并逐渐增大，呈弥漫性分布，两侧肾脏都会出现。多囊肾的预后非常差，最终会进展为肾衰竭，直至进入尿毒症阶段。

肾囊肿一般指单纯性肾囊肿，是由于患者年龄逐渐增大，或者肾小管堵塞导致压力增加，或者肾脏有缺血等因素作用下，肾小管呈囊性扩张的一种结果。该囊肿一般是单发的，多数见于一侧肾脏。随着年龄增大或者多因素作用，也有可能多发，但是肾囊肿的预后好，发展成为尿毒症者非常少。

三、多囊肾的病因有哪些

多囊肾的主要病因为存在致病基因，由上代遗传给下代的多囊肾患者约占60%；其余约40%的多囊肾患者无家族遗传史，是患者自身基因突变所致。目前已知引起多囊肾的突变基因主要有2个，按照发现先后分别命名为 *PKD1*

和*PKD2*。*PKD1*位于第16染色体短臂；*PKD2*位于第4染色体长臂。*PKD1*和*PKD2*表达的蛋白质产物分别为多囊蛋白1和多囊蛋白2。多囊蛋白1是一种分布于细胞膜上的糖蛋白，由4 302个氨基酸组成，相对分子质量约为460kDa；多囊蛋白2也是一种膜蛋白，分布在内质网和细胞膜上，由4 968个氨基酸组成，相对分子质量约为110kDa。多囊蛋白1是一种膜受体，而多囊蛋白2是一种非特异性阳离子通道。多囊蛋白1激活多囊蛋白2引起钙离子快速内流，同时激活G蛋白结合部位，信号进一步转导至细胞核，从而维持正常肾小管形态发生和分化，当*PKD1*或*PKD2*基因突变，引起多囊蛋白1或多囊蛋白2结构和功能异常，进而导致肾小管细胞内信号转导异常，正常肾小管形态不能维持，而发生多囊肾。

四、多囊肾分哪几类，后代一定会患病吗

多囊肾分为婴儿型多囊肾病和成人型多囊肾病。

1. 婴儿型多囊肾病（常染色体隐性遗传多囊肾病）发生于婴儿期，临床较罕见。若父母双方有异常*PKHD*基因，子代多囊肾患病率为25%。

2. 成人型多囊肾病（常染色体显性遗传多囊肾病），主要致病基因为*PKD1*和/或*PKD2*，占多囊肾患者85%以上，父母任意一人患病，子孙患病率为50%，常于青中年时期被发现，也可在任何年龄发病，症状常开始于40~70岁，也有70岁以后发病的。成人型多囊肾病是一种显性遗传性疾病，是引起慢性肾衰竭、尿毒症的常见病因之一。生长异常的囊肿布满皮质与髓质，占据正常的肾组织。囊肿内含有浅黄色胶状液体。由于内出血，尿液可呈现红色或咖啡色。当囊肿生长到一定阶段，囊肿与肾连接的细小管道因组织增生而堵塞，囊肿内液体无法排出，逐渐增大，囊肿被覆单层上皮压迫肾组织，导致肾小管萎缩及硬化，肾小球消失，肾功能受损。囊肿不但侵犯肾，还可同时侵犯肝、胰。肾脏的正常功能是清除体内的废物，当正常的肾脏被无数个生长异常、大小不等的囊肿占满的时候，肾组织失去功能，体内的废物将无法被清除，造成慢性肾衰竭，甚至发展成尿毒症。

五、诊断多囊肾要做哪些检查

1. 多囊肾诊断标准分为主要诊断标准和次要诊断标准。

（1）主要诊断标准包括双侧肾脏的皮质和髓质布满无数液性囊肿、有明确的多囊肾家族史。

（2）次要诊断标准包括多囊肝、肾功能不全、胰腺囊肿、颅内动脉瘤。

2. 诊断方法。超声检查是多囊肾的首选诊断方法。此外，还有腹部X线检查、排尿性尿路造影、逆行性肾盂造影（比较少用）、肾动脉造影等。

六、多囊肾可以做肾穿刺活检吗

多囊肾是肾穿刺活检的禁忌证之一，多囊肾患者严禁行肾穿刺活检。

第二节　临床表现

一、无症状患者如何早期发现多囊肾

多囊肾是一种累及多个脏器的全身性疾病。许多患者可能终身无明显的临床症状，最后通过尸检确诊。日常中，特别是有多囊肾家族史的患者，可通过尿检及超声检查尽早发现，及时治疗。

二、多囊肾常见症状有哪些

多囊肾常见症状包括肾脏表现、肾外表现。

1. 肾脏表现。

（1）肾脏结构异常。肾皮质、髓质存在多发性液性囊肿，直径从数毫米至数厘米不等。囊肿的大小、数目随病程进展而逐渐增加。囊液黄色澄清，创伤或合并感染时可为巧克力色。随着囊肿的不断增多、增大，肾脏的体积也逐渐增大，双侧肾大小可不对称。

（2）腹部肿块。当肾增大到一定程度，可在腹部扪及，双侧可触及者占50%~80%。单侧可触及者占15%~30%。触诊肾脏质地比较坚实，表面可呈结节状，随呼吸而移动，合并感染者可伴压痛。

（3）疼痛。背部和下腹部疼痛是多囊肾最常见的早期症状之一，见于60%的患者。多囊肾的发病率随年龄增加及囊肿增大而升高，女性更为常见。疼痛性质可为钝痛、胀痛、刀割样痛或针刺样痛，可向上腹部、耻骨放射。急性疼痛或疼痛突然加剧常提示囊肿破裂出血，或由结石、血凝块引起的尿路梗阻，或合并感染。

（4）出血。30%~50%的患者有肉眼血尿和镜下血尿。多为自发性，也可发生于剧烈运动或创伤后、囊肿壁血管破裂、结石、感染和癌变等。研究发现，血尿的发生频率随高血压程度加重、囊肿的增大而增加。

（5）感染。尿路感染和囊肿感染是多囊肾患者发热的首要病因，女性较男性多见，主要表现为膀胱炎、肾炎、囊性感染、肾周脓肿。致病菌多为大肠杆菌、克雷伯菌、金黄色葡萄球菌，逆行感染为主要途径。

（6）结石。20%多囊肾患者合并肾结石，其中大多数结石成分是尿酸和草酸钙，尿pH、枸橼酸盐浓度降低可诱发结石。

（7）蛋白尿。见于14%~34%的多囊肾非尿毒症患者，在合并肾衰竭的多囊肾患者中达80%，男性多于女性。蛋白尿一般为持续性，24h尿蛋白含量常<1g，极少数多囊肾患者可见肾病范围的蛋白尿。

（8）贫血。未发展至终末期肾病的多囊肾患者通常无贫血。持续性血尿患者可有轻度贫血。当病程进展至终末期肾病阶段，多囊肾患者较其他病因的肾衰竭患者贫血出现晚，且程度较轻。

（9）高血压。高血压是多囊肾患者最常见的早期表现之一，见于30%的儿童患者，60%合并肾功能不全的患者。在终末期肾病患者中，高达80%的多囊肾患者出现高血压。血压的高低与肾脏大小、囊肿多少成正比，且随年龄增大不断上升。高血压是肾功能进一步恶化的危险因素之一。

（10）慢性肾衰竭。慢性肾衰竭是多囊肾患者的主要死亡原因，其发病年龄从2~80岁不等。60岁以上的多囊肾患者，50%进入终末期肾病阶段早期的肾功能损害表现为肾浓缩功能下降。肾功能正常的成年多囊肾患者最大尿渗透压较其正常家庭成员最大尿渗透压降低16%，并随年龄增长逐渐下降。肾浓缩功能下降被认为与肾结构受损有关。

（11）其他。尿常规检查常提示尿中含白细胞，但尿细菌培养多为阴性，60%的患者尿中可见脂质体。

2. 肾外表现。多囊肾除影响肾脏外，还可累及消化系统、心血管系统、中枢神经系统及生殖系统等，因此多囊肾实际是一种全身性疾病。多囊肾的肾外表现可分为囊性和非囊性两种。

（1）囊性表现包括囊肿可累及肝脏、胰腺、脾脏、卵、网膜和松果体等器官，其中以肝囊肿发病率最高。

（2）非囊性表现包括心脏瓣膜异常（如二尖瓣脱垂、主动脉瓣和二尖瓣出现黏液瘤性病变等）、结肠憩室、颅内动脉瘤等。二尖瓣脱垂见于6%的多囊肾患者，可出现心悸和胸痛。主动脉瓣和二尖瓣出现黏液瘤性病变，说明存在代谢异常或神经退行性改变。

三、多囊肾严重的并发症有哪些

多囊肾严重的并发症包括疼痛、囊肿出血、血尿、高血压、尿路和囊肿感染、结石、多囊肝病和颅内动脉瘤等。

第三节　常见治疗

一、多囊肾治疗的目的是什么，能否治愈

多囊肾的治疗应首先避免增加肾损害的因素，如尿路感染、尿路结石或血凝块梗阻、高血压，同时避免使用毒性药物（如链霉素、庆大霉素等）及止痛药物。防治尿路感染最为重要，因尿路感染会加速肾功能恶化，而且要治愈囊肿内的感染十分困难，药物在囊肿内难以达到有效浓度，故积极预防感染发生意义重大。60岁以上多囊肾患者50%进入终末期肾衰竭，男性肾衰竭进展较女性快，开始肾脏替代治疗较女性早。延缓多囊肾肾衰竭进展的措施包括控制高血压、治疗高脂血症、低蛋白饮食、纠正酸中毒、预防高磷血症等。多囊肾目前尚不能彻底治愈，但可通过药物缓解囊肿的发展。

二、多囊肾应该如何治疗

目前，多囊肾仍无有效干预措施和治疗药物，治疗重点在于治疗并发症、缓解症状、改善肾功能。

1.缓解疼痛：多囊肾患者疼痛分为急性和慢性两种。急性疼痛病因有囊性出血、感染或结石；慢性疼痛病因多为肾脏体积增大导致结构扭曲。急性疼痛首选针对病因进行治疗，剧烈的疼痛需用麻醉止痛剂。慢性疼痛一般采取保守治疗，若疼痛为一过性，可先观察。疼痛持续或较重时，首选非阿片类止痛药，避免长期使用止痛药和非甾体抗炎药，预防肾脏损害。

2. 治疗囊肿出血和血尿：囊肿不与集合系统相通时，仅出现季肋区疼痛，无肉眼血尿。出血囊肿与集合系统相通时，可出现肉眼血尿。多囊肾患者囊肿出血或肉眼血尿多为自限性，故一般采用卧床休息、止痛、适当饮水（防止血凝块阻塞输尿管）等保守治疗。极少数情况下，囊肿破裂出血进入后腹膜，引起大量出血时，需住院治疗，给予输血。

3. 控制高血压：高血压是多囊肾患者最常见并发症之一，也是导致肾功能恶化的因素之一，严格控制血压可延缓肾功能减退，降低死亡率。多囊肾患者降压目标值为130/80mmHg。高血压早期，保持适当体重、适量运动等措施无效时，药物治疗首选血管紧张素转化酶抑制剂、血管紧张素Ⅱ受体阻滞剂和钙通道阻滞剂。

4. 治疗尿路和囊肿感染：尿路和囊肿感染是多囊肾患者常见并发症。及时治疗膀胱炎和无症状性菌尿，能防止病菌进一步逆行感染，导致肾盂肾炎和囊肿感染。当怀疑囊肿感染时，应行CT或MR检查以发现病灶。当发热、季肋区疼痛、影像学检查提示囊肿感染时，应在超声引导下行囊肿穿刺术抽出囊肿液做细菌培养和药敏试验，根据药敏试验结果选择抗生素。

5. 治疗结石：静脉尿路造影和CT检查可确诊结石，治疗与非多囊肾患者相同，鼓励患者多饮水。结石如有症状，可采取体外震波碎石或经皮肾切开取石术，无明显并发症。

6. 治疗多囊肝病：肝囊肿起源于胆管，多数情况下肝囊肿无症状，无须治疗。囊肿导致肝脏体积过大时，治疗以针对减少囊肿和肝体积为主，包括非侵入性措施和侵入性治疗。

三、多囊肾患者可以手术治疗吗

多囊肾是可以手术治疗的，但是否需要手术，得看有没有手术的指征。一般单纯性的多囊肾，无肾功能损害、感染等合并症时，只需对症治疗、多喝水、减少蛋白质摄入、不饮酒、保护肾功能即可。若多囊肾导致肾区感染、疼痛、肾功能完全丧失，可以行肾囊肿去顶术减低压力，或手术切除无功能的肾脏。

四、为什么大囊肿需要治疗，小囊肿不需要治疗

多囊肾囊肿一般为良性病变，小囊肿不影响肾脏功能，密切观察即可。囊肿过大时，出血风险增加，若出现临床症状，应进行治疗干预。

第四节　自我护理

一、多囊肾患者该如何通过饮食来控制肾功能恶化

1. 不吃巧克力等含咖啡因的食物；不喝咖啡、浓茶等含咖啡因的饮料。研究表明咖啡因可刺激肾囊肿长大。

2. 低蛋白饮食无延缓肾功能恶化的作用，但病程晚期仍推荐低蛋白饮食。

3. 避免应用非甾体类抗炎药和肾毒性药物。

二、多囊肾患者如何选择运动方式，应注意什么

多囊肾患者应注意休息，大多数早期患者无须改变生活方式或限制体力活动。当囊肿较大时，应避免剧烈活动和腹部创伤，以免囊肿破裂出血。有巨大囊肿时，可用布兜托起，并避免腰带过紧，定期去医院检查。

三、如何预防囊肿破裂出血

多囊肾的囊肿不断增大，将会导致囊内压不断增高，迫使患者的双肾也不断增大，腹腔内压加大。此时，任何轻微的外伤（如扭伤、碰伤、跌伤等）均可增加腹腔内压，若受到外力直接对肿大囊肿的冲击，可导致具有高内压的囊肿破裂、出血，容易诱发感染。

四、多囊肾患者肾功能进一步恶化会有何表现

当多囊肾患者肾功能恶化至肾衰竭终末期阶段，会出现一系列的尿毒症临床表现，如少尿或无尿、酸中毒、高血压、高磷血症、高脂血症等。

五、如何延缓肾功能进一步损伤

1. 预防感冒：多囊肾患者内心是非常痛苦的，因为多囊肾是一种终身性的遗传性疾病，即便是格外注意、家人悉心照顾，仍难免要面对囊肿继续肿大的客观现实。此时，如患感冒，尤其是反复感冒就会使得多囊肾患者的肾损害加重，加速肾功能损伤的进展。

2. 控制饮食：多囊肾患者合理饮食对控制肾功能恶化非常重要。采用低盐饮食，每日摄入2~3g食用盐为宜，少吃含钾、含磷高的食物，宜低蛋白、低脂肪饮食，多吃富含维生素与植物粗纤维的饮食，保持大便通畅。

3. 预防外伤：避免囊肿破裂、出血，诱发感染。

4. 控制血压：绝大多数的多囊肾患者在肾功能受损之前就会出现高血压，临床上称为多囊肾已经发病。高血压会加速肾功能损害，控制好血压可延缓肾功能恶化速度，因此控制血压对防止多囊肾并发症至关重要。

（吴翠霞　叶佩仪）

第九章　尿路感染

第一节　概述

一、什么是尿路感染

尿路感染是肾、输尿管、膀胱和尿道等泌尿系统各个部位感染的总称，是病原菌在尿路中生长、繁殖而引起的感染性疾病。

二、尿路感染的途径有哪些

常见的尿路感染途径包括上行感染、血行感染、直接感染和淋巴管感染。

1. 上行感染：指病原菌经由尿道上行至膀胱，甚至输尿管、肾盂引起的感染，约占尿路感染的95%。

2. 血行感染：指病原菌通过血液到达肾脏和尿路其他部位引起的感染，此种感染途径少见，不足2%。

3. 直接感染：指泌尿系统周围器官组织发生感染时，病原菌偶可直接进入泌尿系统，导致感染。

4. 淋巴管感染：指盆腔和下腹部的器官感染时，病原菌可从淋巴管感染泌尿系统，但罕见。

三、尿路感染常见的易感因素有哪些

1. 尿路梗阻：任何妨碍尿液自由流出的因素，均可导致尿液积聚，细菌不易被冲洗清除，而在局部大量繁殖引起尿路感染。

2. 膀胱输尿管反流：输尿管壁内段及膀胱开口处的黏膜功能或结构异常时，尿液会从膀胱逆流到输尿管，甚至肾盂，导致细菌在局部定植，发生尿

路感染。

3. 机体免疫力低下：如长期使用免疫抑制剂者、长期卧床者及糖尿病、严重的慢性病和艾滋病等患者容易发生尿路感染。

4. 神经源性膀胱：支配膀胱的神经功能障碍，因长时间尿液潴留导致感染。

5. 妊娠：2%~8%妊娠期妇女可发生尿路感染，与妊娠期输尿管蠕动功能减弱、暂时性膀胱-输尿管活瓣关闭不全及妊娠后期子宫增大导致尿液引流不畅有关。

6. 性别和性活动：女性尿道较短（约4cm）而宽，距离肛门较近，开口于阴唇下方，因此女性较男性更容易发生尿路感染。性生活时，尿道口周围的细菌也会受挤压后进入膀胱引起尿路感染。

7. 医源性因素：导尿或留置导尿管、膀胱镜和输尿管镜检查、逆行性尿路造影等可致尿路黏膜损伤，若将细菌带入尿路，易引发尿路感染。

8. 泌尿系统结构异常：如肾发育不良、肾盂及输尿管畸形、移植肾、多囊肾等也是尿路感染的易感因素。

9. 遗传因素：越来越多的证据表明，反复发作尿路感染的妇女有明显的尿路感染家族史，其阴道和尿道黏膜细胞具有特异的、更多数目的受体，结合大肠埃希菌的数量是正常妇女的3倍。

四、尿路感染的常见病原菌有哪些

革兰阴性杆菌为尿路感染最常见致病菌，其中以大肠埃希菌最为常见，占单纯性尿路感染的75%~90%，其次为克雷伯菌、变形杆菌、柠檬酸杆菌属等。5%~15%的尿路感染由革兰阳性细菌引起，主要是肠球菌、凝固酶阴性的葡萄球菌。

五、尿路感染的分类

根据尿路感染发生部位可分为上尿路感染和下尿路感染，前者主要为肾盂肾炎，后者主要为膀胱炎。根据患者的基础疾病可分为复杂性尿路感染和单纯性（非复杂性）尿路感染。复杂性尿路感染常伴有尿路功能性或结构性异常，或免疫低下。单纯性尿路感染主要发生在无泌尿生殖系统异常的女性，多数为膀胱炎，偶然可为急性肾盂肾炎，根据发作频次分为初发性尿路感染、孤立发作性尿路感染和反复发作性尿路感染。

六、尿路感染的常见症状

尿路感染的常见症状包括膀胱刺激征、耻骨上区不适和腰骶部疼痛，部分患者可出现排尿困难。尿路感染后尿液常混浊，约30%的患者可出现血尿，一般无全身感染症状。

七、膀胱刺激征包括哪些

膀胱刺激征包括尿频、尿急、尿痛。

八、尿路感染一定会出现膀胱刺激征吗

尿路感染不一定会出现膀胱刺激征，有些患者是无症状性菌尿。

九、尿白细胞升高一定是菌尿吗

尿沉渣镜检白细胞 > 5/HPF称为白细胞尿。尿白细胞升高不一定是菌尿，但绝大多数情况下都属于尿路感染，极少数情况下可能无尿路感染，而是由于留取尿液标本过程中造成污染，导致白细胞计数升高。

十、怎么识别无症状性尿路感染

无症状性菌尿又称隐匿型菌尿，是指患者具有真性菌尿而无任何尿路感染的症状。它是一种隐匿型尿路感染，属于一种特殊的尿路感染。

一般认为一个没有任何尿路感染症状或体征的患者，以标准方式收集中段尿液标本，培养检测出定量的细菌，连续2次菌落计数 $\geq 10^5$ CFU/mL，且2次菌种相同，即为无症状性菌尿。对于经导尿管留置的尿标本，若培养的菌落计数 $\geq 10^5$ CFU/mL时，亦可诊断为真性菌尿。也有观点认为，由于男性留取尿标本的过程污染概率小，因此仅需1次检查提示培养菌落计数 $\geq 10^5$ CFU/mL即可确诊。

十一、哪些人群容易尿路感染

1~50岁人群中，女性尿路感染发生率明显高于男性，一半以上的女性一生中至少发生过1次症状性尿路感染；每年2%~10%的女性至少发生过1次尿路感染，其中20%~30%的患者尿路感染反复发作。成年男性，除非伴有泌尿生殖系统异常等易感因素，极少发生尿路感染，但65岁以上男性尿路感染发病率明显增加，与女性相近，主要与前列腺增生或前列腺炎有关。男性婴儿先天性尿路异常发生率高于女性，故尿路感染的发病率较高。伴有泌尿生殖系统异常或免疫力低下等危险因素的患者，尿路感染的发病率明显增加；若同时有膀胱功能异常、尿流受阻等因素，尿路感染的风险进一步增加。

十二、为什么尿路感染会反复发生

1. 合并其他疾病因素：反复发生尿路感染的患者，可能合并泌尿系统疾病、糖尿病及妇科疾病等。正常情况下，尿路上皮细胞形成的黏液可保持尿路黏膜表面光滑，减少尿液中有形成分沉积，对抗黏膜表面的酸性物质、酶类物质及细菌的侵犯，是尿路上皮天然的防御屏障。病理状态下，黏膜抵抗力降低，导致尿路感染反复发作。

2. 内分泌水平因素：绝经期女性雌激素水平显著下降，尿道和膀胱黏膜周期性更替减少，黏膜组织萎缩、血管密度减少，保护机制减弱，导致尿路反复感染。

3. 免疫力因素：反复发生尿路感染的患者，常可引起机体免疫功能紊乱。

4. 遗传因素：国内外相关研究表明，母亲有反复发作尿路感染病史的女性患者，尿路感染反复发作的危险性是正常人群的2~4倍。

十三、尿路感染的并发症有哪些

尿路感染如能及时治疗，并发症很少；但伴有复杂因素的尿路感染，未及时治疗或治疗不当时，可出现多种并发症，如肾乳头坏死、肾周围脓肿、败血症等。

十四、由性病引起的尿路感染的特点是什么

1. 患者或性伴侣有不洁性生活史。

2. 以尿道口有脓性分泌物为主要症状，外阴可能有赘生物，不一定有膀胱刺激征，成年男性尿路感染需排除性病。

十五、首次发作急性尿路感染的处理原则是什么

首次发作单纯性尿路感染可首选对革兰阴性杆菌有效的药物行经验性治疗，72h内疗效显著者无须换药，否则应根据药敏结果更改抗生素。在经验性治疗的过程中，一旦有细菌培养及药敏结果，应根据患者的治疗反应及药敏结果，尽可能改为敏感的窄谱抗生素治疗。

十六、尿路感染细菌学检查有哪些

1. 涂片细菌检查：未离心新鲜中段尿沉渣涂片，若每个高倍视野下可见1个以上细菌，提示尿路感染。

2. 尿细菌培养：尿细菌培养对诊断尿路感染有重要价值。可采用清洁中段尿、导尿或膀胱穿刺尿做细菌培养。细菌培养菌落计数$\geq 10^5$CFU/mL为有意义菌尿。如临床上无尿路感染症状，则要求做2次中段尿培养，细菌菌落计数均$\geq 10^5$CFU/mL，且为同一菌种，可诊断为尿路感染。

十七、如何预防尿路感染

1. 多饮水，勤排尿是最有效的预防方法。

2. 注意会阴部清洁。

3. 尽量避免尿路器械的使用，必须应用时应严格无菌操作。

4. 若必须留置导尿管，应每日行会阴部抹洗2次。

5. 与性生活相关的尿路感染，应于性交后立即排尿，并口服1次常用量抗生素。

第二节　肾盂肾炎

一、什么是肾盂肾炎

肾盂肾炎是指因致病病原体感染肾盂和肾实质而引起的炎症性疾病，是一种发生在肾脏集合系统的细菌性感染性化脓性疾病，若病变进展，可导致肾实质及肾周围组织感染。

二、肾盂肾炎的感染途径有哪些

1. 上行感染：细菌逆行而上进入肾盂而诱发感染。

2. 血行感染：仅占约30%，多为葡萄球菌感染。

三、急性肾盂肾炎的原因是什么

导致肾盂肾炎的细菌主要来自尿路上行感染。当使用各种器械检查或者经尿道手术时，细菌可由体外带入，经尿道上行感染。但更常见的是会阴部的肠道细菌经尿道、膀胱、输尿管上行至肾脏。尿路梗阻、尿路结石、膀胱输尿管反流、糖尿病等是急性肾盂肾炎常见的诱因。尿路在梗阻以上部位扩张和积液，有利于细菌繁殖，易引起肾盂肾炎。

四、慢性肾盂肾炎的原因是什么

慢性肾盂肾炎是由于急性肾盂肾炎感染期的治疗不当或不彻底而转入慢性阶段，也可因反复感染而引起肾脏的轻度炎症。慢性肾盂肾炎的特征是形成肾实质瘢痕。对于没有肾脏或泌尿系统潜在疾病的患者，继发尿路感染的慢性肾盂肾炎较少见，而对于尿路存在功能或结构上异常的患者，慢性肾盂肾炎则可能导致严重的肾功能损害。

五、急性肾盂肾炎的临床表现有哪些

1. 泌尿系统症状：包括尿频、尿急、尿痛、排尿困难等膀胱刺激征，以及单侧或双侧腰痛、下腹痛、肋脊角及输尿管压痛点压痛、肾区压痛和叩击痛。

2. 全身感染症状：如寒战、发热（体温 > 37.7℃）、头痛、恶心、呕吐、腹泻、食欲减退等。

3. 急性肾衰竭：少数患者可并发急性肾衰竭。

老年患者或免疫功能受损的患者，症状可能非常轻微，有时仅表现为上腹部不适，甚至无任何不适。

六、慢性肾盂肾炎的临床表现有哪些

慢性肾盂肾炎的临床表现根据肾实质损坏和肾功能减退的程度不同而有所差异，而肾脏变化是进行性的。慢性肾盂肾炎若侵犯双侧肾脏，往往在导致慢性肾衰竭时才出现相应临床症状，表现为高血压、面部或眼睑等处水肿、恶心、呕吐和贫血等尿毒症症状。当炎症在静止期，症状不明显，但有持续性菌尿，常有肾区轻微不适感，或伴有轻度膀胱刺激征。当出现反复发作的急性炎症时，可伴有局部肾区疼痛、畏寒、发热和膀胱刺激征。

七、肾盂肾炎有哪些并发症

1. 肾乳头坏死：指肾乳头及其邻近肾髓质缺血性坏死，常发生于伴有糖尿病或尿路梗阻的肾盂肾炎患者，为肾盂肾炎严重并发症。

2. 肾周围脓肿：由严重肾盂肾炎直接扩展而致，有糖尿病、尿路结石等易感因素。

八、肾盂肾炎要做哪些检查

（一）急性肾盂肾炎

1. 实验室检查。

（1）血液学检查：血常规检查可提示白细胞计数和中性粒细胞计数升高，血沉较快，C反应蛋白（CRP）升高，降钙素原升高。

（2）尿常规检查：表现为脓尿，离心后尿沉渣镜检提示白细胞 > 5/HPF，尿蛋白常为阴性或者仅有微量蛋白质，部分患者有血尿。大量粒细胞或白细胞管型的出现提示急性肾盂肾炎。尿pH多升高。

（3）细菌学检查：尿沉渣涂片染色可找到致病细菌，细菌培养阳性，大

约80%的患者中段尿培养菌落计数≥10^5CFU/mL。

2. 影像学检查。

（1）X线检查：腹部平片有时可显现尿路结石的阴影。静脉尿路造影可发现肾盂显影延迟和肾盂显影减弱。在急性肾脏感染期间禁止施行逆行肾盂造影，以免炎症扩散。

（2）超声检查：早期无明显改变，随着病情加重，患肾体积增大，可显示肾皮质、髓质界限不清，并有比正常回声偏低的区域。

（3）CT和MR检查：可以更好地显示肾脏的解剖结构，对于肾盂肾炎、肾周围脓肿及X线阴性结石等的诊断敏感性优于排泄性尿路造影和超声检查。

（二）慢性肾盂肾炎

对慢性肾盂肾炎患者需做全面彻底的检查，首先应行尿液细菌培养和药敏试验，菌落计数≥10^5CFU/mL者，可确定为感染。慢性肾盂肾炎患者往往有贫血，急性发作时血液中白细胞可升高，一般情况下为正常。静脉尿路造影对慢性肾盂肾炎有较高的诊断价值。

九、肾盂肾炎如何治疗

（一）急性肾盂肾炎

1. 全身支持治疗：急性肾盂肾炎患者常有高热，需卧床休息，给予充分营养支持，补充液体，保持体内水电解质平衡，维持每日尿量在1 500mL以上，以促进体内毒素排出。膀胱刺激征明显者可给予解痉药物。

2. 抗生素治疗：急性肾盂肾炎病情较急，常累及肾间质，有发生菌血症的危险，需及时处理，应选用在血液和尿液中均有较高浓度的抗生素。

3. 严密观察病情：做好应急准备。

（二）慢性肾盂肾炎

如影像学检查能够证实存在感染，则应治疗感染，控制感染，监测和保护肾功能。

十、肾盂肾炎患者日常生活应注意什么

1. 注意清淡饮食，不要吃辛辣刺激性的食物，更不可以饮酒，要低盐饮食，低脂饮食，不建议喝茶、可乐等饮品，以免对肾脏产生刺激导致肾盂肾炎病情加重。

2. 注意多休息，但是要保持适当的运动，这样有利于促进疾病的康复。在治疗期间，也要注意定期去医院做复查。

第三节　膀胱炎

一、什么是膀胱炎

膀胱炎是一种常见的尿路感染性疾病，占尿路感染的60%以上，分为急性单纯性膀胱炎和反复发作性膀胱炎，主要表现为尿频、尿急、尿痛（膀胱刺激征）。

二、引起膀胱炎的原因是什么

膀胱炎的主要病因有细菌感染、药物和组织损伤等。革兰阴性杆菌为最常见致病菌，其中以大肠埃希菌最为常见。

三、引起膀胱炎的危险因素有哪些

1. 尿路梗阻：任何妨碍尿液自由流出的因素，如结石、前列腺增生、尿路狭窄、肿瘤等都可导致尿液积聚，细菌不易被冲洗清除，而在局部大量繁殖引起膀胱炎。

2. 膀胱输尿管反流：输尿管壁内段及膀胱开口处的黏膜功能或结构异常时，尿液会从膀胱逆流到输尿管，甚至肾盂，导致细菌在局部定植，发生感染。

3. 机体免疫力低下：如长期使用免疫抑制剂者、长期卧床者及糖尿病、严重的慢性病和艾滋病等患者容易发生膀胱炎。

4. 性别和性活动：女性尿道较短（约4cm）而宽，距离肛门较近，开口

于阴唇下方，因此女性较男性更容易发生膀胱炎。性生活时，尿道口周围的细菌也会受挤压后进入膀胱引起膀胱炎。

5. 医源性因素：导尿或留置导尿管、膀胱镜和输尿管镜检查、逆行性尿路造影等可致尿路黏膜损伤，如将细菌带入尿路，易引发膀胱炎。

四、膀胱炎的临床表现有哪些

膀胱炎患者可出现耻骨上方疼痛或压痛，部分患者出现排尿困难。尿液常混浊，约30%的膀胱炎患者可出现血尿，一般无全身感染症状。致病菌多为大肠埃希菌，占75%以上。

五、膀胱炎要做哪些检查

1. 尿液检查。尿液检查提示白细胞尿、血尿、蛋白尿。尿沉渣镜检提示白细胞>5/HPF称为白细胞尿，几乎所有尿路感染都有白细胞尿，对尿路感染诊断意义较大；部分尿路感染患者有镜下血尿，少数急性膀胱炎患者可出现肉眼血尿；蛋白尿多为阴性至微量。

2. 血液检查。膀胱炎患者血常规检查基本正常。

六、膀胱炎与肾盂肾炎有什么不同

1. 感染发生的部位不同，膀胱炎是下尿路感染，肾盂肾炎是上尿路感染。

2. 症状不同，膀胱炎主要是局部症状，表现为尿频、尿急、尿痛。肾盂肾炎会出现全身症状，如发热、寒战、头痛等。

七、急性单纯性膀胱炎如何治疗

治疗女性急性单纯性膀胱炎，呋喃妥因、磷霉素被推荐为一线药物。这些药物效果较好，对正常菌群的影响相对小。由于细菌耐药的情况不断出现，且各地区可能有差别，应根据当地细菌的耐药情况选择药物。其他药物，如阿莫西林、头孢菌素类、喹诺酮类也可以选用，疗程一般为3~7日。停服抗生素7日后，需进行尿细菌定量培养，如结果为阴性表示急性单纯性膀胱炎已治愈；如仍有真性菌尿，应继续给予2周抗生素治疗。

八、膀胱炎患者日常生活应注意什么

1. 膀胱炎急性发作期患者应注意卧床休息，保持心情愉快，过分紧张可加重尿频；可从事一些感兴趣的活动，如听轻音乐、看小说、看电视或聊天等，分散注意力，减轻焦虑，缓解膀胱刺激征。

2. 增加水分摄入，如无禁忌证，应尽量多饮水，勤排尿，以达到不断冲洗尿路、减少细菌在尿路停留的目的。尿路感染者每日摄水量应≥2 000mL，保证每日尿量＞1 500mL，每2~3h排尿1次。

3. 保持皮肤黏膜的清洁，加强个人卫生，增加会阴清洗次数，避免肠道细菌侵入尿路而引起感染。女性月经期间，尤其注意会阴部的清洁。

4. 进行膀胱区热敷或按摩，可缓解局部肌肉痉挛，减轻疼痛。

（邓长虹）

第十章 急性肾损伤

第一节 概述

急性肾损伤常伴有多种并发症，是影响人们健康的重要疾病。近年，急性肾损伤的发病率明显升高，全球每年约1 300万人发生急性肾损伤（其中发展中国家的患者占85%），约170万人死于急性肾损伤及其并发症。及时发现、及时干预，能有效改善急性肾损伤患者的预后和降低死亡率。

一、什么是急性肾损伤

急性肾损伤（acute kidney injury，AKI）指由各种原因引起的肾功能急骤、进行性减退而出现的临床综合征，一般都经过少尿期（或无尿期）、多尿期和恢复期3个临床阶段。

二、导致急性肾损伤的病因有哪些

1. 急性肾损伤的原因主要有以下3种。

（1）肾前性因素：主要指各种原因引起血容量绝对不足或相对不足而导致肾脏严重缺血、肾小球灌注不足、肾小球滤过率降低，常见心脏疾病（如急性心肌梗死、心律失常、心力衰竭、心脏压塞等）、出血性休克（如消化道大出血、外伤和手术大出血、产后大出血、宫外孕大出血等）。

（2）肾性因素：主要为急性肾小管坏死。病因有严重脱水、失血引起的缺血性急性肾小管坏死；药物（如庆大霉素等、甘露醇、造影剂）、生物毒素（如蛇毒、鱼胆）和重金属等引起的中毒性急性肾小管坏死；原发性肾小球疾病（如新月体性肾小球肾炎等）、继发性肾炎（如狼疮性肾炎、过敏性紫癜性肾炎）、急性间质性肾炎、肾血管疾病等也可引起急性肾损伤。

（3）肾后性因素：主要由尿路梗阻引起，原因有结石、血凝块、肿瘤压迫、磺胺及尿酸结晶等。

2. 慢性肾小球肾炎（慢性肾炎）的患者也会出现突然病情加重，甚至出现急性肾损伤，常见原因有以下2种。

（1）细菌或病毒感染：这是最常见的原因，包括感冒、尿路感染、扁桃体炎、支气管炎、肺炎等。

（2）过度劳累：包括参加重体力劳动、剧烈运动、熬夜加班、房事过度等，均可导致慢性肾炎病情加重。

三、急性肾损伤如何分类

根据病变部位和病因不同，急性肾损伤可分为肾前性急性肾损伤、肾实质性急性肾损伤和肾后性急性肾损伤3大类，各有不同的病因和发病机制。

1. 肾前性急性肾损伤：肾前性因素导致肾脏有效循环血容量减少，肾血流灌注不足，引起肾功能损害，肾小球滤过率降低，肾小管对尿素氮、水和钠的重吸收相对增加，使血尿素氮升高，尿量减少，尿密度增高，尿钠排泄减少。

2. 肾实质性急性肾损伤：可表现为肾血管疾病、肾微血管疾病、肾小球疾病、急性间质性肾炎及缺血中毒性急性肾小管坏死。

3. 肾后性急性肾损伤：见于各种原因引起的急性尿路梗阻，肾脏以下尿路梗阻导致梗阻上方压力升高，甚至出现肾盂积水，肾实质受压，肾脏功能急剧下降，又称为急性梗阻性肾病。

四、哪些人容易患急性肾损伤

及时发现、及时干预急性肾损伤，能有效改善患者的预后和降低死亡率，因此早期预防和早期诊治对潜在急性肾损伤风险的患者非常重要。

究竟哪些人群容易发生急性肾损伤呢？

1. 脱水、血容量不足的人。严重腹泻、呕吐、烧伤等导致全身血容量减少的情况下，肾脏血流灌注也随之减少，肾脏本身已处于缺血、缺氧的危险环境，此时若接触肾毒性因素，更易致急性肾损伤。

2. 老年人。

（1）随着年龄增长，肾脏血流量逐渐下降，肌酐清除率每10年大约降低10%，肾功能减退使老年人对缺血及毒素的损伤更加敏感。

（2）老年人肌肉组织减少，肌肉分解代谢也减少，血肌酐水平与肌酐清除率之间缺乏相关性，此时根据血肌酐水平用药非常容易导致用药过量而产生肾毒性。

（3）老年人肾脏易失钠、肾脏浓缩稀释功能减退等因素增加了脱水和血容量不足的发生率，从而易导致急性肾损伤。

（4）自身调节机制的损伤及血管活性物质分泌减少，易导致老年人急性肾损伤的发生并加速病情的进展。

（5）老年人免疫功能下降，各脏器功能减退，常合并多种疾病。

3. 有慢性肾脏病基础的人。慢性肾脏病可导致患者对肾损伤危险因素的易感性增加。

4. 有心、肝、肺等重要脏器基础疾病的人。人体各个器官是一个有机统一的整体，任何一个器官发生病变，都有可能影响其他脏器的功能。

5. 大手术或介入手术后的患者。严重的心脏瓣膜病（如风湿性二尖瓣狭窄等）、先天性心脏病、严重的冠脉病变等需行心脏手术的患者是急性肾损伤的高危人群。多项研究表明，高龄、术中体外循环时间较长、心脏瓣膜置换合并冠状动脉旁路移植术（冠脉搭桥手术）、术前肾功能异常、合并高血压、合并糖尿病及术前造影剂的使用等是心脏术后发生急性肾损伤的独立危险因素。

6. 糖尿病患者。糖尿病患者常合并动脉粥样硬化等并发症，肾动脉也可受累，从而导致肾脏血流灌注不良，因此糖尿病患者也是急性肾损伤的高危人群。

7. 恶性肿瘤患者。实体肿瘤导致急性肾损伤的原因有肾毒性药物、代谢紊乱、脓毒症、肿瘤浸润、血管压迫和梗阻；而血液肿瘤导致急性肾损伤的原因有脓毒症、血容量不足、肾毒性药物、肿瘤溶解综合征等。

8. 严重贫血患者。严重贫血时，肾脏也处于相对缺血缺氧状态，对肾毒性因素及损伤的敏感性和易感性增加。

9. 因病情复杂需要使用多种药物的人群。长期服用某种药物的毒副作用、对药物的过敏反应、多种药物之间的相互作用等，均可导致这部分人群成为急性肾损伤的高危人群。

五、急性肾损伤和急性肾衰竭是一样的吗

急性肾损伤是由各种病因引起的短时间内肾功能快速减退导致的临床综合征，表现为肾小球滤过率下降，含氮代谢产物（如肌酐、尿素氮等）潴留，水、电解质和酸碱平衡紊乱，严重者可以出现多系统并发症。急性肾损伤是常见的危重病症，涉及临床各科，急性肾损伤导致肾功能下降比较明显的时候，可诊断为急性肾衰竭。近年来临床研究证实，轻度的肾功能急剧减退就可能导致患者的病死率明显增加，所以现在趋向将急性肾衰竭诊断为急性肾损伤，因此急性肾损伤在疾病比较轻的阶段就得到了诊断，可尽早在病程的早期加以识别，并且进行有效的干预，有利于肾功能恢复。

六、急性肾损伤要做哪些检查

1. 体格检查。医生需要对患者进行全身体格检查，以便发现可能存在的导致急性肾损伤的原因（如感染、泌尿系结石等）。

2. 实验室检查。

（1）血液检查：患者需要进行血液检查，主要项目包括血常规、电解质、肾功能等，以评估患者的肾脏工作情况如何、是否存在并发症等。

（2）尿液检查：尿液检查包括尿常规、尿电解质、尿肌酐、尿沉渣、尿蛋白定量等项目。医生通常需要依据尿液检查结果来协助诊断，明确急性肾损伤的病因。注意尿常规检查应在输液或口服利尿药物（如呋塞米等）之前进行，否则会影响结果。

3. 影像学检查。

（1）超声影像学检查：大多数患者将接受超声影像学检查，以观察是否有泌尿系统阻塞。

（2）其他：进行包括针对腹部或肾脏的检查，以寻找急性肾损伤的其他病因，包括腹部X线检查、腹部CT检查、腹部MR检查以及肾脏血管造影检查等。

4. 病理学检查。若上述检查未找出引起急性肾损伤的病因，可再进行肾穿刺活检。肾穿刺活检可用来确诊肾小球肾炎、系统性血管炎、新月体性肾小球肾炎及急性间质性肾炎等肾脏疾病。另外，当原有肾脏疾病突然出现急性肾损伤或是肾功能持续不恢复等情况，也需要进行肾活检。

第二节　临床表现

一、急性肾损伤临床上如何分期

急性肾损伤一般都经过少尿期（或无尿期）、多尿期和恢复期3个临床阶段。

1. 少尿期：10日左右，主要表现为尿量减少（每日尿量＜400mL）。

2. 多尿期：2周左右，每日尿量常＞2 000mL。

3. 恢复期：进入恢复期后血清尿素氮、肌酐水平恢复至正常，肾小管上皮细胞进行再生和修复。

二、急性肾损伤有哪些临床表现

1. 少尿期：表现为少尿（每日尿量＜400mL）或无尿（每日尿量＜100mL）。由于肾功能损害，各种毒素在体内蓄积，可出现急性尿毒症症状，如厌食、恶心、心律失常、呼吸困难、嗜睡、贫血等；严重时可出现多脏器衰竭（如心力衰竭等），以及水、电解质及酸碱平衡紊乱（如水钠潴留、高钾血症、代谢性酸中毒等）。

2. 多尿期：尿量逐日增多，每日尿量可达5 000mL或更高，一般持续1~3周。由于尿量过多，大量水分和电解质被排出，可出现脱水、低钾血症、低钠血症等，如果不及时补充，患者可死于脱水和电解质紊乱。

3. 恢复期：尿量恢复正常，血清尿素氮、肌酐水平恢复至正常。

三、急性肾损伤有哪些并发症

急性肾损伤是综合因素联合致病，常见的并发症如下：

1. 感染，包括呼吸道、尿路、消化道等部位感染。

2. 高容量负荷，如肺水肿、心力衰竭、恶性高血压、电解质和酸碱平衡紊乱（高钾血症、低钠血症、低钙血症、高磷血症、代谢性酸中毒等）。

3. 心律失常。

4. 多脏器功能衰竭。

5. 消化道出血等出血性疾病。

第三节　常见治疗

一、急性肾损伤一定要进行血液透析治疗吗

1. 血液透析是治疗急性肾损伤的重要手段，但不是所有的急性肾损伤患者都需要血液透析治疗。部分急性肾损伤患者由于病情急骤进展，可发生严重的水、电解质、酸碱平衡紊乱，威胁患者生命，需紧急进行透析治疗方可稳定病情。

2. 急性肾损伤紧急透析指征。

（1）代谢性酸中毒，若血pH<7.2可有生命危险。

（2）电解质紊乱，尤其是高钾血症，血清钾＞5.5mmol/L。

（3）若患者摄入可引起肾衰竭的毒性物质，如锂剂、聚乙二醇等，可通过血液净化一并去除。

（4）血容量过多，尤其是出现急性肺水肿时，透析可去除体内多余水分，改善心功能。

（5）尿毒症，指急性肾损伤出现尿毒症相关症状，包括神志改变、心包炎、癫痫发作、顽固性恶心、呕吐等。

二、急性肾损伤能治愈吗

急性肾损伤能否治愈与原发病、急性肾损伤的严重程度、患者的年龄、治疗时机及并发症有关。肾小球滤过功能多在3~6个月恢复正常，但部分患者肾小管浓缩功能不全可持续1年以上，若肾功能持久不恢复，可能提示肾遗留有永久性损害。

三、急性肾损伤常见的治疗有哪些

急性肾损伤的治疗原则包括及时纠正引起急性肾损伤的各种原发病，积极处理急性肾损伤引起的代谢紊乱及相关的并发症，维持内环境的稳定。

具体治疗包括非替代治疗和替代治疗两方面：

1. 急性肾损伤的非替代治疗。

（1）液体管理：早期肾缺血患者应积极恢复有效循环血容量，少尿期应保持液体平衡，多尿期适当控制水摄入量。

（2）维持内环境稳定：调节钠、钾等电解质及酸碱平衡，严密监测，及时处理。

（3）控制感染：及时选用敏感抗生素。

（4）积极治疗原发病：及早发现导致急性肾损伤的危险因素，并迅速去除，促进肾小管上皮细胞再生修复。

2. 急性肾损伤的替代治疗，即血液透析或腹膜透析。透析的指征包括容量负荷过重、高钾血症、严重代谢性酸中毒及明显的尿毒症症状和体征等，但临床需个体化对待。

第四节 自我护理

一、急性肾损伤少尿期应该吃什么，饮食上有没有禁忌

急性肾损伤少尿期，水、钠、钾排出减少导致电解质紊乱，所以应严格限制水、钠、钾的摄入。忌进食高钾食物，如香蕉、橙等。应进食低盐、优质蛋白、高维生素、低磷、低脂、易消化的食物，每日蛋白质摄入量≤40g，选用高生物价优质蛋白，如鸡蛋、鱼、瘦肉、牛奶等，多进食新鲜蔬菜等含有高维生素的食物。

二、急性肾损伤少尿期能多喝水吗

急性肾损伤引起水和钠排出减少，水、钠潴留，导致全身水肿甚至肺水肿、心力衰竭、高血压等，所以少尿期应严格控制饮水量，量出为入。正常情况下，每日饮水量为前1日的尿量加500mL。

三、急性肾损伤少尿期如何进行自我护理

1. 卧床休息。急性肾损伤少尿期卧床休息可减少代谢产物生成，可适当抬高水肿肢体，减轻局部水肿。

2. 少尿期应限制水、盐、钾的摄入，进食低盐、优质蛋白、高维生素、低磷、低脂、易消化的食物，每日蛋白质摄入量≤40g，选用高生物价优质蛋白，如鸡蛋、鱼、瘦肉、牛奶等，多进食新鲜蔬菜等含有高维生素的食物。

3. 应保持液体平衡，遵循量出为入的原则，每日饮水量为前1日总排出液体量加500mL。准确记录24h出入量，入量包括口服摄入及静脉输注的液体量；出量包括尿量、超滤量、异常丢失量，如呕吐物、渗出液、胃肠引流液、腹泻时粪便内水分等都需要准确测量。每日定时测量体重，观察体重的增减；观察水肿的消长情况。

4. 注意个人卫生，预防感染。

四、急性肾损伤多尿期应注意什么

多尿期，由于尿量过多，可出现脱水、低血压、感染等症状。每日定时监测血压，准确记录出入量，每日液体入量为前1日的尿量的1/3~2/3即可。此期患者仍十分虚弱，应逐渐增加优质蛋白的摄入量，注意个人卫生，预防感染，避免使用肾毒性药物。

五、急性肾损伤尿量正常后就安全了吗

由于肾小管上皮细胞功能恢复较慢，常数个月后才能恢复，所以恢复期还应注意休息，定期复查肾功能，避免使用对肾有损害的药物。

六、急性肾损伤血肌酐正常就表明肾功能正常了吗

肌酐的排泄可以通过肾小球、肾小管和消化道，当肾小球滤过率下降1/3或以上时，血肌酐才出现升高。因此，血肌酐正常并不代表肾功能一定正常。

七、如何预防急性肾损伤

1. 应避免滥用药物，特别是杜绝滥用抗生素和解热镇痛药。

2. 老年人、高血压患者、糖尿病患者、心脏病患者、血管疾病患者、感染患者、手术和介入治疗患者及原有肾脏病者是急性肾损伤的高危人群，平时用药要小心，应注意预防各种感染。

3. 避免中毒，鱼胆、毒蘑菇等中毒引起的急性肾损伤很常见。

4. 服药期间出现腰酸无力、小便异常（如颜色变深、泡沫多且不消散、尿量明显减少或夜尿增多等）、四肢水肿和血压升高等症状，应及时就医。

八、引起急性肾损伤最常见的药物有哪些

引起急性肾损伤最常见的药物有庆大霉素、青霉素、头孢菌素、止痛药、造影剂、化疗药、两性霉素B、龙胆泻肝丸等，这些药物对肾小管和肾间质均可造成损害。

九、如何预防药物相关性急性肾损伤

肾脏是体内药物代谢的重要器官，药物相关性肾损伤常见的主要作用机制有多种，如使肾小球内血流动力学发生改变；药物作为抗原沉积于肾间质，诱

发免疫反应，导致炎症；药物在肾脏浓集，产生结晶体损伤肾小管等。

药物相关性急性肾损伤的早期预防措施包括：

1. 治疗过程中避免滥用药物，尤其是杜绝滥用抗生素和解热镇痛药。

2. 老年人、儿童应根据年龄、体重调整用药剂量；肾功能不全者应按肾功能减退程度酌情递减药物剂量。

3. 就诊前应主动告知医生自己曾发生过的药物不良事件及过敏反应，以避免再次用药引起严重过敏性肾损害。

4. 如因某些特殊致病菌感染而必须选用肾毒性较强的药物时，应首先了解药物特性及用药指征，避免与强效利尿剂及其他肾毒性药物冲突，防止诱发血容量不足，加重药物的肾毒性。在用药期间需定期监测患者尿量及血肌酐水平，当血肌酐进行性升高时，应立即停药观察。

5. 患者因病情必须长期服用某些肾毒性药物时，应大量饮水，促进体内药物代谢和排泄，并定期对尿液（包括尿微量蛋白）和肾功能进行检查。在用药期间出现腰酸无力、小便异常（颜色深、泡沫多且不散、尿量明显减少或夜尿增多等）、四肢水肿和血压升高等症状，且辅助检查发现有微量蛋白尿、显性蛋白尿、固定低密度尿或血肌酐升高等异常情况，均提示可能存在药物相关性肾损伤。这时必须及时咨询肾脏专科医师，必要时减药或停药，并尽早采用其他干预措施治疗，以免病情进一步恶化。

6. 因药物而导致肾损伤时，尿蛋白特别是微量蛋白的异常较血肌酐变化更为敏感。故在使用肾毒性药物前和用药过程中，应进行监测，定期随访，密切观察尿液变化。

（何淑珍　邬要芬）

第十一章　慢性肾脏病

第一节　概述

近年来，慢性肾脏病的发病率及住院率均有明显升高。根据2016年陈香美院士进行的流行病学调查结果提示，目前我国慢性肾脏病的发病率是10.8%，据此计算我国有1亿多的慢性肾脏病患者。

一、什么是慢性肾脏病

慢性肾脏病（chronic kidney disease，CKD）是指各种原因引起的慢性肾脏结构和功能障碍（肾脏损伤3个月以上），包括肾小球滤过率正常和不正常的病理损伤，血液或尿液成分异常，及影像学检查异常，或不明原因肾小球滤过率下降 $[GFR < 60mL/(min \cdot 1.73m^2)]$ 超过3个月。

二、什么是慢性肾衰竭

慢性肾衰竭（chronic renal failure，CRF）是指各种原因造成的慢性进行性肾实质损害，致使肾脏明显萎缩，不能维持基本功能，以代谢产物潴留，水、电解质、酸碱平衡紊乱，全身各系统受累为主要表现的临床综合征。

三、慢性肾脏病是否就是慢性肾衰竭

慢性肾衰竭与慢性肾脏病有相同的地方，也有不同的地方。

1. 相同的地方：两者都是指肾脏损伤，因不能排出机体产生的代谢废物及多余的水分而产生一系列症状和体征。

2. 不同的地方：慢性肾脏病囊括了疾病的整个过程，包括G1期、G2期、G3期、G4期、G5期，部分慢性肾脏病在疾病进展中肾小球滤过率逐渐下降，进展至慢性肾衰竭。所以说慢性肾脏病，从大范围讲包括慢性肾衰竭，

慢性肾衰竭主要发生在慢性肾脏病的G4~5期。

四、什么是尿毒症

尿毒症（uremia）并不是单独的疾病，而是各种肾脏疾病发展到晚期形成的综合征，当肾脏排泄、维持酸碱平衡和内分泌功能丧失时，就会出现一系列综合征。尿毒症是急慢性肾衰竭的晚期阶段，一般发生在慢性肾脏病G4~5期。此时患者已经出现严重功能失调，代谢产物与毒性物质在体内大量聚集与潴留。绝大多数患者都会有高血压、贫血、心功能减退、肺功能衰弱、消化道异常及电解质紊乱等表现。血液检查显示的主要指标为血肌酐与尿素氮明显升高。尿毒症是无法逆转的慢性肾衰竭晚期阶段。

五、慢性肾脏病是不是都会变成尿毒症

很多慢性肾脏病患者担心病情会快速进展为尿毒症，导致存活的时间缩短。其实，大部分慢性肾脏病患者通过合理的治疗与护理，能够使症状有所控制，10年甚至终身都不会向尿毒症进展，所以要长期坚持，从而延长存活时间，改善生活质量。

六、慢性肾脏病的主要病因有哪些

慢性肾脏病的病因主要有原发性肾小球肾炎、高血压肾小动脉硬化、糖尿病肾病、继发性肾小球肾炎、肾小管间质病变（慢性肾盂肾炎、慢性尿酸性肾病、梗阻性肾病、药物性肾病等）、缺血性肾病、遗传性肾病（多囊肾、遗传性肾炎）等。在发达国家，糖尿病肾病、高血压肾小动脉硬化已成为慢性肾脏病的主要原因；在我国，这两种疾病在各种病因中仍位居原发性肾小球肾炎之后，但近年来其发病率也有明显增高趋势。

七、引起慢性肾脏病急剧恶化的危险因素有哪些

1. 肾脏基础疾病未得到控制并急性加重。
2. 血容量不足，如低血压、脱水、大出血或休克等。
3. 肾脏局部血供急剧减少。
4. 各种感染。

5. 使用肾毒性或过敏性药物。西药如氨基糖苷类抗生素、解热镇痛药、造影剂、高渗利尿剂、半合成青霉素等；中药如马兜铃、关木通、广防己、青木香等（上述中药均已被禁用）。

6. 严重高血压未得到控制。

7. 其他器官功能衰竭，如心力衰竭、严重心律失常、严重肝衰竭。

8. 尿路梗阻。

八、引起慢性肾脏病渐进性进展的危险因素有哪些

引起慢性肾脏病渐进性进展的危险因素包括高血糖、高血压、蛋白尿、低蛋白血症、贫血、高龄、高脂血症、高同型半胱氨酸血症、肥胖、营养不良、吸烟等。

第二节　分期与临床表现

一、慢性肾脏病是如何分期的

慢性肾脏病分期见表11-1。

表11-1　慢性肾脏病分期

分期	GFR	GFR特征	防治目标
G1	$\geqslant 90 \text{mL} \cdot (\text{min} \cdot 1.73\text{m}^2)^{-1}$	正常或升高	病因诊治，缓解症状，保护肾功能
G2	$60 \sim 89 \text{mL} \cdot (\text{min} \cdot 1.73\text{m}^2)^{-1}$	轻度下降	评估、延缓疾病进展速度
G3a	$45 \sim 59 \text{mL} \cdot (\text{min} \cdot 1.73\text{m}^2)^{-1}$	轻中度下降	评估、预防并发症
G3b	$30 \sim 44 \text{mL} \cdot (\text{min} \cdot 1.73\text{m}^2)^{-1}$	中重度下降	治疗并发症
G4	$15 \sim 29 \text{mL} \cdot (\text{min} \cdot 1.73\text{m}^2)^{-1}$	重度下降	综合治疗；透析前准备
G5	$<15 \text{mL} \cdot (\text{min} \cdot 1.73\text{m}^2)^{-1}$	肾功能衰竭	如出现尿毒症，需及时替代治疗

二、慢性肾脏病的主要临床表现

慢性肾脏病不同阶段的临床表现各不相同。在慢性肾脏病G3期之前，患者可以无任何症状，或仅有乏力、腰酸、夜尿增多等轻度不适，少数患者可有食欲减退、代谢性酸中毒及轻度贫血。慢性肾脏病G3期以后，上述症状更趋明显，进入肾衰竭期以后则进一步加重，有时可出现高血压、心力衰竭、严重高钾血症、酸碱平衡紊乱、消化道症状、贫血、矿物质骨代谢异常、甲状旁腺功能亢进症和中枢神经系统障碍等，甚至会有生命危险。

三、慢性肾脏病的胃肠道症状有哪些

胃肠道症状是慢性肾脏病最早和最突出的表现，常见症状有食欲不振、恶心、呕吐、口腔有尿味、胃与十二指肠炎症、溃疡、出血等，其发生率比正常人高。

四、慢性肾脏病的心血管系统症状有哪些

心血管病变是慢性肾脏病患者的主要并发症之一和最常见的死因。随着肾功能的不断恶化，心力衰竭的发生率明显增加，至尿毒症期可达65%~70%。心力衰竭是尿毒症患者最常见死亡原因。其症状包括：

1. 高血压和左心室肥厚。高血压为早期表现之一，可加速肾衰竭、充血性心力衰竭、脑血管病变的进展。

2. 充血性心力衰竭。表现为胸闷、气促、心慌、不能平卧、心率快、双下肢水肿等。

3. 尿毒症性心肌病。部分患者可伴有冠心病，出现各种心律失常，主要与代谢废物的潴留和贫血等因素有关。

4. 心包炎。轻者可无症状，重者出现心包积液，少数可有心脏压塞。

5. 血管钙化和动脉粥样硬化。血液透析患者的动脉粥样硬化和血管钙化程度比非透析患者更重，动脉粥样硬化往往发展更为迅速。

五、慢性肾脏病的神经系统症状有哪些

神经系统症状在慢性肾脏病早期可有失眠、注意力不集中、记忆力减退等。随着病情的进展常有反应冷漠、惊厥、幻觉、嗜睡、昏迷、精神异常等。周围神经病变也很常见，感觉神经障碍更为显著，最常见的是肢端袜套样分布的感觉丧失，也可有肢体麻木、烧灼感或疼痛感、深反射迟钝或消失，并可有肌肉兴奋性增加，如肌肉震颤、痉挛、不宁腿综合征等。

六、慢性肾脏病患者会出现哪些代谢紊乱

1. 水钠代谢紊乱：慢性肾脏病早期时，出现多尿或夜尿多。晚期多表现为少尿或无尿，而且常有轻度水钠潴留，如果摄入过多的盐和水容易引起体液过多，发生水肿、高血压甚至心力衰竭。晚期少尿和血钠增高，若同时摄入高钠食物或输入过多的碳酸氢钠，会出现急性高钠血症，但过度限制钠的摄入易导致低钠血症，所以需适度。

2. 血钾代谢紊乱：慢性肾脏病患者体内排钾减少，应警惕高钾血症的发生，尤其尿少的非透析患者更容易发生高钾血症，导致严重的心律失常，甚至心脏停搏。

3. 代谢性酸中毒：慢性肾脏病患者体内的酸性代谢产物堆积导致代谢性酸中毒，早期临床表现为疲乏无力、厌食、恶心、呼吸加深等；严重时表现为呼吸深大、神志不清，甚至心肌收缩无力，传导异常而死亡。

4. 钙磷代谢紊乱：血磷主要通过肾脏排出，慢性肾脏病患者磷排出减少，血磷升高，血钙下降。低血钙刺激甲状旁腺，引起继发性甲状旁腺功能亢进症。

七、什么是肾性贫血

肾性贫血是指各种因素造成的肾脏促红细胞生成素（EPO）产生不足或尿毒症血浆中一些毒素物质干扰红细胞的生成和代谢而导致的贫血，是慢性肾衰竭常见的并发症。临床表现为面色苍白，眼睑、甲床苍白，乏力，头晕等。实验室检查提示血红蛋白、红细胞压积下降，绝对网织红细胞计数减少，血清铁、血清铁蛋白浓度下降。

八、慢性肾脏病患者为何会贫血

1. 促红细胞生成素是肾脏分泌合成的一种激素，能够有效维持红细胞的生成及寿命。慢性肾脏病患者促红细胞生成素分泌减少，对促红细胞生成素反应性降低，可导致肾性贫血的发生。

2. 慢性肾脏病，尤其是进入尿毒症期，各种毒素影响骨髓造血系统，可导致造血功能减退，出现贫血。

3. 慢性肾脏病合并营养不良时，红细胞生成所必需的营养素（如铁、叶酸及维生素B_{12}等）缺乏，可导致贫血。

4. 慢性肾脏病，尤其是肾衰竭尿毒症期，各种毒素对红细胞的破坏使红细胞寿命缩短，可导致贫血。

5. 慢性肾脏病合并出血性因素可导致失血性贫血。

九、肾性骨病是怎么回事

肾性骨病是由慢性肾脏病患者钙、磷及维生素D代谢障碍，继发性甲状旁腺功能亢进症，酸碱平衡紊乱等因素引起的骨病，又被称为肾性骨营养不良，包括纤维囊性骨炎（高周转性骨病）、骨软化症（低周转性骨病）、骨生成不良、骨质疏松症及混合性骨病。其主要表现为易发生骨折。

十、慢性肾脏病患者为什么会出现皮肤瘙痒

1. 慢性肾脏病可导致氮质代谢产物潴留，对皮肤产生刺激作用，可引起全身皮肤瘙痒难耐。

2. 慢性肾脏病患者皮脂腺萎缩，可导致皮肤干燥、脱屑、尿素霜结晶析出、色素沉着或减退，或伴有获得性鱼鳞病。

3. 慢性肾脏病可导致继发性甲状旁腺功能亢进症，甲状腺激素分泌过多，进而引起高钙血症，钙质沉积在皮肤引起瘙痒。

4. 慢性肾脏病可引起血清维生素A水平升高，维生素A过多也可引起皮肤瘙痒。

5. 尿毒症会引起人体神经系统病变，导致神经性皮肤瘙痒。

6. 慢性肾脏病患者容易产生过敏反应，血浆组胺升高，导致过敏性皮炎，引起皮肤瘙痒。

十一、如何减轻慢性肾脏病患者的皮肤瘙痒

目前，对于慢性肾脏病引起的皮肤瘙痒尚无有效的治疗方法，轻者可给予局部皮肤保湿治疗；重者可优化透析充分性，调控钙磷水平，给予患者最佳的、充足的血液透析，调整合适的钙磷水平，保持皮肤的湿润及良好的营养状况。避免皮肤划伤在防治慢性肾脏病皮肤瘙痒方面也起到重要的作用。

第三节　常见治疗

一、慢性肾脏病的治疗措施有哪些

1. 控制病因，治疗原发病。

2. 避免或消除慢性肾脏病急剧恶化的危险因素。

3. 保护残余肾功能，将患者血压、血糖、尿蛋白定量、血肌酐上升幅度等各项指标控制在理想范围内。

二、什么是慢性肾脏病的三级预防

1. 慢性肾脏病一级预防（早期发现）：是指对存在肾损害的高危人群，甚至是普通人群进行筛查或健康知识的普及教育，及早发现慢性肾脏病或预防慢性肾脏病的发生，提高人们对慢性肾脏病的知晓率。

2. 慢性肾脏病二级预防（及时治疗）：是指对已明确诊断为慢性肾脏病的患者进行及时的药物治疗，以延缓肾脏功能的恶化，防止发生尿毒症。

3. 慢性肾脏病三级预防（防止并发症）：是指对肾功能下降的患者采取治疗措施，防止某些严重并发症（如急性左心衰竭、高钾血症、尿毒症脑病、严重感染、出血等）的发生，这些并发症可直接威胁患者生命。

三、什么是慢性肾脏病一体化治疗

慢性肾脏病一体化治疗包括饮食治疗、并发症的治疗（控制血压、纠正贫血、纠正水电解质和酸碱平衡紊乱、控制感染、防治心血管并发症等）和肾脏替代治疗。一体化治疗是由多学科、多级别医师共同完成的对患者进行长期监测、指导和治疗的系列过程，包括心理、社会和生物医学的综合防治。

四、慢性肾脏病一体化治疗的目的是什么

1. 及时、早期诊断慢性肾脏病。

2. 保护残余肾功能，延缓病情进展。

3. 适时开始肾脏替代治疗。

4. 防治尿毒症等并发症。

5. 使终末期肾脏病患者获得最佳的生活质量，尽可能恢复其劳动能力，使其回归社会。

五、延缓慢性肾脏病进展的10大治疗措施有哪些

1. 控制病因，治疗原发病：从根本上控制慢性肾脏病的进展，是最有效的治疗措施。

2. 严格控制血压：肾脏受损后大都会出现高血压，称肾性高血压，而高血压又反过来加速肾功能的恶化，血压越高，肾功能的恶化越快。控制血压是慢性肾脏病最核心的治疗，应贯穿于慢性肾脏病治疗的始终。

3. 降低尿蛋白含量：蛋白尿是肾脏受损的结果，但大量蛋白尿又反过来加重肾损伤，尿蛋白含量越大，肾功能的恶化越快，所以，降低尿蛋白含量也是治疗慢性肾脏病的核心之一。控制的目标是24h尿蛋白含量＜0.3g。

4. 严格控制饮食：首先要低盐饮食，严格控制每日钠摄入量＜3g，如果出现肾功能减退，需低盐、低脂、优质低蛋白饮食，并配合复方α-酮酸治疗，既补充必需氨基酸，减轻肾脏负担，又结合尿素氮，改善蛋白质的代谢。

5. 纠正肾性贫血：贫血能加速肾衰竭，并加重心、脑损害。而纠正肾性贫血是遏制肾衰竭进展、预防心脑血管疾病的重要治疗措施。慢性肾衰竭患者，血红蛋白的控制目标是110~130g/L。

6. 治疗钙磷代谢障碍：肾功能受损后，会出现钙磷代谢障碍，低血钙、

高血磷、继发性甲状旁腺功能亢进症，可引起骨质疏松、病理性骨折、血管钙化、动脉狭窄、皮肤瘙痒等症状。研究证明，限磷饮食可以保护肾功能，减少肾组织的钙磷沉积。每日磷的摄入量应控制在600mg以下，有时单独限蛋白饮食不能达到目的，可用磷结合剂以增加磷经肠道的排泄。

7. 对症治疗：利尿消肿、纠正酸中毒等。慢性肾脏病水肿会加重心脏负担，诱发心力衰竭，所以要及时利尿消肿。

8. 避免滥用药物：慢性肾脏病患者应尽量减少解热止痛药（非甾体消炎药）、氨基糖苷类抗生素、含马兜铃酸和重金属的中药等药物的使用。

9. 利用肠道排毒作用：大部分代谢废物都通过肾脏排泄，但肾功能减退后，肠道的排毒作用代偿性增加，活性炭等吸附剂就是利用这个机制来降肌酐的。

10. 肾脏替代治疗：已经发展到终末期肾病（尿毒症）后，还要进行肾脏替代治疗，包括血液透析、腹膜透析和肾移植。

六、尿毒症患者如何选择适合的肾脏替代治疗方式

1. 肾脏移植：肾脏移植是最彻底的治疗终末期肾病的方法，但是受制于很多外部条件。首先，异体肾脏移植有排斥反应，接受移植的患者需终身服用抗排斥药物，患者免疫系统受到抑制，容易感染普通病原体，发生各种疾病，有相当部分患者手术后移植肾因为排斥反应而失去功能；其次，找到合适的移植肾过程复杂，且费用昂贵。

2. 血液透析：优点是由医生和护士操作，患者无须自己学习操作方法，在紧急情况下可以很快获得医疗帮助；缺点是每周需去医院2~3次，需要植入永久性的血管通路，饮食和液体摄入受限，有感染传染病的风险，凝血功能或心脏功能不佳者不宜采用，对残余肾无保护功能。

3. 腹膜透析：优点是患者可自行居家操作，无须经常去医院，只需定期随访，生活质量较高。凝血功能或心脏功能不佳者，腹膜透析优于血液透析，可保护残余肾功能，腹膜透析机器可以在夜间睡觉时进行透析，日间可进行学习工作，费用较低。缺点是需要植入永久性的腹透管，需要每日进行透析换液治疗，对患者或家属有培训要求，有感染腹膜炎的风险。

总之，在选择时应遵循医生的建议，并综合考虑是否有透析禁忌证、合并症，根据残余肾功能情况、经济条件、交通便利条件、家庭支持情况、个人工作、生活特点和个人喜好等，选择适合自身条件的替代治疗方式。

第四节 自我护理

一、慢性肾脏病患者的饮食原则是什么

慢性肾脏病患者宜低盐、低脂、低磷、优质低蛋白饮食，摄入充足的热量，补充必需氨基酸，适当摄入液体，摄入充足的维生素。

二、慢性肾脏病患者为何要低蛋白饮食

肾脏的基本功能是对蛋白质进行分解代谢，当肾功能正常时，食物中的蛋白质经过消化、吸收、分解，部分蛋白质及氨基酸被机体吸收利用，以维持人体正常生理功能的需要，还有一部分经过分解代谢产生含氮物质，如尿素、肌酐、胍类等，从肾脏排出体外。随着慢性肾脏病患者的肾小球滤过率下降，肾脏排泄这些代谢废物的能力大大减退，蛋白质分解代谢的废物在血液中蓄积，成为尿毒症毒素，导致患者出现一系列的不适症状及血液、尿液检查异常。对于慢性肾脏病患者，低蛋白饮食可以减少蛋白质分解代谢废物的生成和蓄积，从而改善残余肾单位高负荷的工作状态，延缓慢性肾脏病的进展。

三、慢性肾脏病各分期患者该如何控制蛋白质的摄入

1. 慢性肾脏病G1~2期患者应避免高蛋白饮食，每日蛋白质摄入量≤1.3g/kg；非持续性大量蛋白尿的患者推荐每日蛋白质摄入量为0.8g/kg，不推荐低蛋白饮食（每日蛋白质摄入量≤0.6g/kg）；大量蛋白尿的患者，建议每日蛋白质摄入量为0.7g/kg，同时加用酮酸制剂治疗。

2. 慢性肾脏病G3~5期患者建议低蛋白饮食（每日蛋白质摄入量≤0.6g/kg）

或极低蛋白饮食（每日蛋白质摄入量≤0.3g/kg），同时补充酮酸制剂。

3. 血液透析患者每日蛋白质摄入量为1.0~1.2g/kg，摄入的蛋白质50%以上应为优质蛋白，同时补充复方α-酮酸制剂。

4. 腹膜透析患者，若为无残余肾功能患者每日蛋白质摄入量为1.0~1.2g/kg，若为有残余肾功能患者每日蛋白质摄入量为0.8~1.0g/kg，摄入的蛋白质50%以上为优质蛋白。

计算每日蛋白质摄入量公式：每日蛋白质摄入量（g）＝标准体重（kg）×每千克体重每日蛋白质摄入量（g/kg）。

计算标准体重：标准体重（kg）＝身高（cm）－105。

四、慢性肾脏病患者为何要保证摄入足够的热量

慢性肾脏病患者必须保证每日摄入充足的热量（每日摄入热量应为30~35kcal/kg）。若饮食摄入的热量不足，所补充的必需氨基酸会作为能量来源被消耗掉，不仅不会延缓慢性肾脏病的进展，反而会造成有害的影响。因此饮食中应该搭配60%~65%的碳水化合物。透析患者可较自由地选择日常饮食中的米、面类；未进行透析治疗的慢性肾脏病患者，可适量选择番薯粉丝、马铃薯淀粉、藕粉、荸荠粉、菱角粉、小麦淀粉等作为主食，或马铃薯、山药、芋头等淀粉含量高的蔬菜替代部分精细米面作为主食。

五、哪些食物是优质蛋白

食物蛋白质的氨基酸模式越接近人体蛋白质的氨基酸模式，则这种蛋白质越容易被人体吸收利用，称为优质蛋白。优质蛋白的食物来源主要包括肉类、奶类、蛋类、大豆类及大豆制品。肉类包括白肉和红肉，白肉有鸡、鸭、鹅等禽肉，鱼、虾等水产；红肉有猪肉、牛肉、羊肉等哺乳类动物的肌肉。常见的大豆类有黄豆、青豆、黑豆；豆类制品有豆腐、豆浆、豆干等。

六、慢性肾脏病患者为何要限制食用磷含量高的食物

肾脏是磷排泄的主要器官，当慢性肾脏病患者出现肾功能减退，磷的排泄减少，产生高磷血症，长期高磷血症会刺激体内产生一系列的后续反应，

如低钙血症、继发性甲状旁腺功能亢进症等，进而产生骨转化异常，以及血管和软组织钙化等。临床表现为溶骨、骨痛、骨软化、大血管及心脏瓣膜钙化、心律失常、心功能异常等，严重影响患者的生活质量。血磷增高可增加慢性肾脏病患者的心血管事件发生率和死亡率。

七、磷含量高的食物有哪些

1. 磷含量高的第一类食物是瘦肉，如瘦猪肉、瘦牛肉、瘦羊肉等。这些瘦肉中往往含有丰富的磷元素。

2. 磷含量高的第二类食物是动物的内脏，如猪肝、牛肝、羊肝等。

3. 磷含量高的第三类食物是乳制品类，如奶粉、牛奶等。

4. 磷含量高的第四类食物是蛋类，如鸡蛋、鸭蛋、鹅蛋、鹌鹑蛋等。

5. 磷含量高的第五类食物是水产类，如鲤鱼、鲫鱼、虾米、虾皮等。

6. 磷含量高的第六类食物是植物性食物，如大豆、花生、核桃、瓜子、海带、紫菜、谷类等。

八、减少磷摄入的技巧有哪些

控制蛋白质的摄入有助于减轻高磷血症，因为磷的摄入量与饮食中的蛋白质含量密切相关。以下技巧可减少磷摄入：

1. 烹饪降磷，如用水煮肉，将肉汤弃去，再食肉。

2. 煲老火汤时，先将食材焯水。

3. 尽量避免摄入加工食品、食品添加剂、防腐剂、饮料等。

九、慢性肾脏病患者可以吃豆制品吗

豆制品虽然属于植物蛋白，但其蛋白质中必需氨基酸含量接近动物蛋白。动物蛋白含必需氨基酸45%左右，植物蛋白含必需氨基酸35%~40%（谷类蛋白含必需氨基酸35%，豆类蛋白含必需氨基酸高达39%~40%）。豆类蛋白含必需氨基酸并不比动物蛋白少，是最好的植物性优质蛋白。豆类食品不仅蛋白质含量丰富，胆固醇含量还远远低于动物蛋白，且富含亚油酸和磷脂，其减轻血管硬化、延缓慢性肾脏病进展的作用优于动物蛋白。慢性肾脏

病患者可以放心吃大豆及豆制品，但因为大豆还含有丰富的钾，血钾高及慢性肾衰竭的患者要慎吃。

十、慢性肾脏病患者可以吃低钠盐代替低盐饮食吗

低钠盐是以加碘食盐为基础，添加一定量的氯化钾和硫酸镁制成的食盐。低钠盐钠含量比普通加碘食盐减少了35%~40%，适合中老年人和高血压、心脏病患者食用。但是慢性肾脏病患者肾脏排钾能力下降，而低钠盐中添加了20%~30%的氯化钾，容易导致高钾血症的发生。

十一、慢性肾脏病患者降低食物中钠含量的烹调方法有哪些

1. 尽量少用含钠高的调味品，如食盐、味精、蚝油、酱油等。

2. 不选择腌制食品，如梅菜、咸菜、榨菜等。

3. 多用低钠调味品，如醋、糖、酒、胡椒、花椒等。

十二、慢性肾脏病患者限制钾摄入的技巧有哪些

1. 蔬菜：用开水烫过后捞起，再以油炒或油拌。避免食用生菜。菜汤中含钾量较高，也应避免饮用。

2. 水果：避免进食钾含量高的水果，如枣、香蕉、橙子等。

3. 肉类：勿食用浓缩汤及肉汁拌饭。

4. 饮料：避免饮用咖啡、浓茶、运动型饮料等。

5. 其他：避免食用坚果类食品、巧克力、梅子汁、番茄酱、干辣椒、萝卜干、核桃、葡萄干、梅干、猪肉松、杏仁、干燥水果干、罐头类食物及腌制品等。

十三、慢性肾脏病患者可以做哪些运动

慢性肾脏病患者可以做低至中等强度的有氧运动。低强度的有氧运动包括散步或者步行等；中等强度的有氧运动包括快走、慢跑、打太极拳、做八段锦、骑车等。抗阻力运动不适合所有慢性肾脏病患者。运动强度以安全且不疲劳为宜，每周3~5次，每次运动以30~60min为宜，注意规律性运动，宜在餐后1~2h运动，不能空腹运动。若在运动过程中出现头晕、乏力、胸闷、呼

吸困难、恶心等不适，应立即停止。

十四、慢性肾脏病患者如何正确饮水

在慢性肾脏病的早期阶段，液体可以保护肾脏免受感染、降低药物副作用、预防肾结石，若患者未有水肿，液体摄入不受限制。在慢性肾脏病的晚期，监测水的摄入量是饮食治疗的关键，液体潴留可加重高血压，导致外周水肿、全身水肿、肺水肿。当慢性肾脏病患者血压正常、自身无水肿、血清钠等指标正常，人体总水处于理想水平时，尿量是水摄入量的良好指导依据，建议每日饮水量为前1日的尿量＋（500~800mL）（饮水量不单纯为白开水，还应将三餐食物含水量算入其中，如豆浆、牛奶、汤、粥、汤面粉等）。慢性肾脏病G5期，且在进行血液透析患者，液体入量为前1日的尿量＋1 000mL；腹膜透析患者给予个性化的摄入量，为保持自体水合状态，液体入量为前1日的尿量＋腹透超滤量。

十五、哪些征兆提示患者的肾功能在减退

出现食欲降低、恶心、口臭、面色苍白、皮肤干燥、瘙痒、夜间抽筋、乏力、注意力不集中、头痛、睡眠障碍等症状时，要高度警惕肾功能减退。

十六、慢性肾脏病患者如何自我管理

1. 管住"三高"（高血压、高血糖、高血脂）：居家监测血压、血糖、体重，养成良好的记录习惯，将数据归纳并呈给主管医生，医患共同将"三高"扼杀在摇篮，预防慢性肾脏病的心脑血管并发症。

2. 管住嘴巴：在疾病不同阶段，有不同的饮食要求和目标，包括对蛋白质摄入的要求，以及对食物种类的选择和限制。

3. 管住"出入"：24h的入量和出量的管理，做好准确的识别与记录。

4. 管住情绪：调整好情绪，养成良好的生活习惯和自我约束，回归家庭，回归社会。

十七、慢性肾脏病患者如何防治肾性高血压

肾性高血压指肾脏实质性病变和肾血管疾病导致的血压升高，而高血

压又可加剧肾脏病变使肾功能减退，形成恶性循环。慢性肾脏病患者宜选择低盐饮食，维持水钠平衡，减少胆固醇的摄入，适当运动，控制体重，饮食多样，充足睡眠，保持良好的心态。一旦确诊高血压，应立即启动降压药治疗。若不能有效控制血压，应制订个性化治疗方案，以达到最佳血压目标，联合方案首选加用利尿剂，优选长效降压药。对于慢性肾炎患者来说，当24h尿蛋白含量≥1g，血压控制目标应在125/75mmHg以下；当24h尿蛋白含量＜1g，血压控制目标应在130/80mmHg以下。对于糖尿病肾病患者来说，血压控制目标应在120/80mmHg以下。

（何凤霞　黎渐英　邹冬梅）

第十二章　慢性肾脏病围透析期

第一节　慢性肾脏病围透析期的定义及特点

一、慢性肾脏病围透析期的定义是什么

慢性肾脏病围透析期是指患者估算肾小球滤过率（estimated glomerular filtration rate，eGFR）从小于15 mL/（min·1.73 m²）起，一直到初始透析3个月这段时间，包括透析前期和初始透析期两个阶段，时间为1~2年。

二、慢性肾脏病围透析期有什么特点

慢性肾脏病围透析期主要有以下特点：

1. "三高一低"，即并发症发生率高、病死率高、治疗费用高和肾功能快速降低。

2. 随着人口老龄化，透析人群平均年龄也在增长，老年患者增多。

3. 病因构成发生改变，随着老龄化及饮食结构的改变，糖尿病肾病在病因中的占比逐渐增加。

4. 计划透析占比低。

第二节　慢性肾脏病透析前期

一、慢性肾脏病透析前期患者需要注意什么

1. 了解慢性肾脏病的主要临床表现及延缓病情发展的措施。

2. 了解肾脏替代治疗的方式，包括肾移植、腹膜透析、家庭或透析中心血液透析，根据其适应证、禁忌证、操作方法及注意事项等进行选择。

3. 掌握饮食、生活方式、上肢血管保护等方面的注意事项。

4. 每1~2个月去医院复查1次。

二、血压评估指标与频率

1. 评估指标：包括诊室测量血压、家庭测量血压和动态血压监测。

2. 评估频率：推荐患者每次就诊时测量血压。在家中每日测量血压2次，取平均值。

三、心脏功能评估指标与频率

1. 评估指标。

（1）临床评估：心功能分级、血压、水肿程度、肺部湿啰音、颈静脉怒张及体重变化。

（2）抽血化验：脑利尿钠肽（BNP）、氨基末端脑利尿钠肽前体（NT-proBNP）和心肌肌钙蛋白（cTn）。

（3）影像学检查：X线胸片、超声心动图和生物电阻抗分析。

2. 评估频率。

（1）患者初诊时建议评估容量，无容量过负荷者建议每月评估1次。

（2）患者有心力衰竭史，入院时建议检测心肌肌钙蛋白，用于急性心力衰竭患者的病因诊断（如急性心肌梗死）和预后评估。有心力衰竭且病情不稳定、需要调整药物剂量者，建议每2周测定1次BNP或NT-proBNP；病情稳定后改为每1~2个月测定1次。

四、血钾评估频率

高钾血症是围透析期慢性肾脏病最常见电解质紊乱，可危及生命。

1. 首次就诊及后续每次就诊时建议检测血电解质水平。

2. 如发现血钾偏高，或逐渐升高，应评估所有可能导致高钾血症的因素，排除假性高钾血症，及时处理，并定期随访。

3. 建议糖尿病肾脏病患者每月至少检测1次血钾。

4. 怀疑有高钾血症时，建议做心电图检查。

五、贫血评估指标与频率

1. 评估指标：包括红细胞计数、血红蛋白水平和网织红细胞计数。为明确贫血原因，建议检测血清叶酸、维生素B_{12}及行大便隐血试验，必要时做骨髓穿刺检查，以排除营养不良、消化道出血和血液系统疾病所致贫血。建议检测患者铁代谢指标，包括血清铁、铁蛋白、总铁结合力和转铁蛋白饱和度。

2. 评估频率：建议慢性肾脏病G5期患者透析前期每月检测1次血红蛋白水平，每2个月检测1次铁代谢指标。结合临床需要可调整评估频率。

六、慢性肾脏病病情加重时的评估指标与频率

1. 评估指标包括尿白蛋白-肌酐比值、血清肌酐和半胱氨酸蛋白酶抑制剂C等。eGFR水平每年下降幅度≥5mL/（min·1.73 m^2）或大量白蛋白尿（UACR > 300 mg/g）提示病情快速进展。

2. 评估频率。对所有慢性肾脏病G5期患者透析前期建议至少每2个月评估1次。

七、慢性肾脏病患者什么时候需要开启透析

1. 开启透析时机主要基于患者症状和体征，包括难以纠正的电解质紊乱、酸碱代谢紊乱或水肿、心力衰竭、代谢性脑病、蛋白质能力消耗等，而不仅仅根据血清肌酐水平作出决定，但注意排除其他原因引起的可逆病因。

2. 出现以下一种或多种尿毒症临床表现是开始急诊透析治疗的指征。

（1）尿毒症引起的神经系统及心血管系统症状和体征，包括心力衰竭、心包炎、厌食、难治性酸碱失衡或电解质紊乱（如高血钾等）、不明原因体重减轻、难治性瘙痒及出血等。

（2）药物无法控制的水肿或高血压。

（3）干预无效的进行性营养不良。

八、如何选择透析方式

建议与医生详细沟通，充分评估疾病状况，如是否有血液透析禁忌证或腹膜透析禁忌证等。大多数患者既适宜血液透析也适宜腹膜透析，患者应结

合自身实际情况及当地医疗资源、医保报销政策等，选择合适的透析模式。

血液透析及腹膜透析各自的优点和缺点可参考第十一章慢性肾脏病第三节常见治疗中的第六条——尿毒症患者如何选择适合的肾脏替代治疗方式。

九、拟行血液透析者如何保护上肢血管

建议一旦确诊慢性肾脏病G3期，即开始行上肢血管保护。上肢血管保护措施如下：

1. 避免不必要的上肢静脉穿刺输液或采血化验。

2. 若确需上肢静脉穿刺，可考虑采用手背静脉。

3. 若血管条件较差，可提前进行束臂锻炼。

4. 上肢皮肤有病变者应尽早治疗。

十、为什么建议拟行血液透析者提前建立血管通路

如果患者选择血液透析作为肾脏替代治疗方式，目前最理想的血管通路是自体动静脉内瘘（简称内瘘）。内瘘手术后成熟期至少需要4周，即术后4周内不能用内瘘行透析，如果需要透析而没有成熟可用的内瘘，就必须行中心静脉插管，这样不仅费用增加，还会增加管道相关性感染、血栓等风险。因此，理想的方法是听取肾内科医生的建议，在透析前3个月左右提前建立内瘘。

第三节　慢性肾脏病初始透析期

一、血液透析前为什么要监测感染指标及出凝血指标

1. 感染指标：首次透析前或转诊到新透析中心时，应检测乙型和丙型肝炎病毒、艾滋病病毒和梅毒，以决定透析治疗分区及安排血液透析仪。

2. 出凝血指标：血液透析前应检测血小板、凝血酶原时间等出凝血指标，根据结果选择合适的抗凝剂。

二、启动血液透析方式分类

1. 计划/非计划启动血液透析：指在需要透析前，已选择好透析模式，并在开始透析时已有可用的通路，称为计划启动血液透析。开始透析时，未准备好可使用的通路，需要住院治疗或开始透析模式并非患者的选择，称为非计划启动血液透析。在临床实践中，建议采用计划启动血液透析。

2. 紧急启动血液透析：指出现危及生命状况时立即启动的血液透析，如突发药物难以控制的严重高钾血症、心力衰竭等。

三、初始血液透析注意事项

1. 注意血液透析频率。血液透析开始的3~5次容易出现透析失衡综合征，需要逐渐增加透析剂量，此时称为诱导透析期。诱导透析期内为避免透析失衡综合征，医生可能会适当调高每周透析频率。如根据患者透析前残余肾功能，采取初始透析第1周透析3~5次，以后根据治疗反应及残余肾功能、机体容量状态等，逐步过渡到每周透析2~3次。

2. 血液透析前1日应洗澡，穿舒适、干净、宽松的衣裤，进入透析室前应先称体重，测体温、血压、呼吸、脉搏，容易低血糖的患者可带少许食物。

3. 血液透析治疗过程中应取舒适的体位，上机后尽量平躺，避免突然坐起或大幅度调整体位，以防脱针、脱管或引起穿刺口肿胀等。

4. 血液透析后应测量体重，评估透析效果，穿刺处局部压迫止血力量要适宜，穿刺处应压迫15~30min，以不出血且摸到血管震颤为宜。

5. 注意心理调整，放松心情，排除恐惧，积极面对疾病，多与正能量的肾友交流。

四、初始腹膜透析注意事项

1. 认真学习腹膜透析相关知识，因为腹膜透析以患者居家护理为主。

2. 准确记录出入量及正确测量体重，以利于医生观察容量状态的变化，从而制订及调整透析处方，而且保持体液平衡对改善预后至关重要。患者腹膜透析期间应保持体重和容量状态正常，无难治性高血压、心力衰竭、水肿等表现。

3. 开始腹膜透析后1个月左右要回医院复诊，评估腹膜转运特性，临床上行腹膜平衡试验（PET），评估透析有效性指数（尿素清除指数）、肌酐清除率、营养状态和残余肾功能等。发生腹膜炎者需在治愈4周后进行评估。

五、透析过程中并发心力衰竭的表现及预防

并发心力衰竭在慢性肾脏病患者中发生率接近30%，其病死率随着病情严重程度升高而升高，是患者急诊和住院治疗的主要原因之一。

1. 临床表现：主要表现为胸闷、气促、心慌、心悸、不能平卧，部分患者可出现咳嗽等症状；体查可出现肺部啰音、心率加快、双下肢水肿等。

2. 预防：关键是控制水分的摄入，严格按医生的要求控制出入量，准确测量及记录尿量、体重。腹膜透析患者需正确记录超滤量，及时纠正容量超负荷。治疗包括控制高血压和高血糖，遵医嘱药物治疗等。

当出现以下症状时，应警惕早期心力衰竭的发生：夜间睡眠中发生咳嗽，需要坐起才能停止；咳出的痰液为浆液性白色泡沫痰，痰中带血丝，严重者咳出粉红色泡沫痰；夜间睡眠期间突然感到胸闷，或出现呼吸加速，坐起后缓解，平卧一段时间后，又可发生。

六、为什么围透析期患者要及时治疗贫血

居住在海平面水平地区的成年人，男性血红蛋白 < 130g/L，非妊娠女性血红蛋白 < 120g/L，即可诊断为贫血。

1. 总体治疗目标：避免输血，减少心血管事件发生，提高生活质量。

2. 治疗时机：当围透析期患者血红蛋白 < 100g/L时，即可启动贫血治疗。因为透析患者血红蛋白下降速度比非透析患者快，及早治疗避免血红蛋白 < 90g/L。

3. 治疗靶目标：建议控制血红蛋白在110~120g/L，但不建议提高血红蛋白超过130g/L。靶目标值可根据年龄、透析方式、透析时间、药物治疗时间长短及是否并发其他疾病等进行个体化调整。

4. 监测频率：初始透析期间每月监测血红蛋白水平至少1次，避免血红蛋白浓度短时间内出现大幅度升高或降低，建议4周内血红蛋白波动幅度不超过20g/L。所以按时复查，有利于医生及时调整药物治疗剂量，直至血红蛋白达到并维持在目标值。

（邹冬梅　黎渐英）

参考文献

［1］　王海燕,赵明辉.肾脏病学［M］.4版.北京:人民卫生出版社,2020.

［2］　余学清.肾内科临床工作手册:思路、原则及临床方案［M］.北京:人民军医出版社,2013.

［3］　葛均波,徐永健,王辰.内科学［M］.9版.北京:人民卫生出版社,2018.

［4］　黄人健,李秀华.内科护理学高级教程［M］.北京:中华医学电子音像出版社,2016.

［5］　马方方.图解实用内科临床护理［M］.北京:化学工业出版社,2018.

［6］　高春林,夏正坤.激素耐药型肾病综合征诊治循证指南（2016）解读［J］.中华儿科杂志,2017,55（11）:810-812.

［7］　王学东,吴永贵.安徽省成人肾病综合征分级诊疗指南（2016年版）［J］.安徽医学,2017,38（5）:523-536.

［8］　中国成人肾病综合征免疫抑制治疗专家组.中国成人肾病综合征免疫抑制治疗专家共识［J］.中华肾脏病杂志,2014,30（6）:467-474.

［9］　芮淑敏,高春林,夏正坤,等.儿童激素抵抗型肾病综合征基因甲基化研究及生物信息学分析［J］.中华肾脏病杂志,2016,32（10）:753-758.

［10］　傅君舟.成人难治性肾病综合征治疗的免疫抑制剂选择［J］.中华肾病研究电子杂志,2015,4（6）:5-9.

［11］　张文娜.观察饮食营养干预在肾病综合征患者护理中的效果

［J］.健康必读,2019（5）:180.

［12］ 曹向黎,李翠华.肾病综合征患者的饮食营养［J］.中国当代医药,2010,17（26）:123.

［13］ 罗桂娟,黄春红.饮食营养干预对肾病综合征患者营养状况的影响［J］.中国卫生标准管理,2019,10（2）:159-161.

［14］ 何娅妮,张炜炜.肾病综合征的流行病学现状［J］.中华肾病研究电子杂志,2017,6（4）:149-153.

［15］ 张茵.肾病综合征的治疗进展［J］.医学综述,2014,20（2）:260-262.

［16］ 何成香.成人肾病综合征的护理及自我调养［J］.中外健康文摘,2011,8（36）:214-216.

［17］ 王海燕.肾脏病学［M］.3版.北京:人民卫生出版社,2008.

［18］ 中国医师协会康复医师分会肾康复专业委员会.我国成人慢性肾脏病患者运动康复的专家共识［J］.中华肾脏病杂志,2019,35（7）:537-543.

［19］ 中华医学会肾脏病学分会专家组.糖尿病肾脏疾病临床诊疗中国指南［J］.中华肾脏病杂志,2021,37（3）:255-304.

［20］ ALFRED K.CHEUNG,TARA I.CHANG, WILLIAM C.CUSHMAN,et al. Executive summary of the KDIGO 2021 Clinical Practice Guideline for the Management of Blood Pressure in Chronic Kidney Disease［J］. Kidney International,2021,99（3）: 559-569.

［21］ 中国医师协会肾脏内科医师分会,中国中西医结合学会肾脏疾病专业委员会.中国肾性高血压管理指南2016（简版）［J］.中华医学杂志.2017,97（20）:1547-1555.

［22］ 赵茜,吴佳丽,黄梓越,等.糖尿病肾脏疾病的发病机制研究进展［J］.临床肾脏病杂志,2020,20（1）:77-82.

［23］ 王素梅,贾龙.糖尿病肾病患者的饮食疗法及其生活指导［J］.甘肃医药,2014,33（4）:308-310.

［24］　吕文山,高燕燕.糖尿病健康教育手册［M］.北京:人民军医出版社,2012:72-74.

［25］　刘世晴,莫永珍.糖尿病临床标准化护理［M］.南京:东南大学出版社,2010:53-128.

［26］　葛均波,徐永健.内科学［M］.8版.北京:人民卫生出版社,2013.

［27］　梅长林,余学清.内科学.肾脏内科分册［M］.北京:人民卫生出版社,2015.

［28］　张奉春,栗占国.内科学.风湿免疫科分册［M］.北京:人民卫生出版社,2015.

［29］　FANOURIAKIS A,KOSTOPOULOU M,CHEEMA K,et al. 2019 Update of the Joint European League Against Rheumatism and European Renal Association-European Dialysis and Transplant Associatiol（EULAR/ERA-EDTA）recommendations for the management of lupus nephritis［J］.Ann Rheum Dis. 2020,79（6）:713-723.

［30］　中华医学会风湿病学分会,国家皮肤与免疫疾病临床医学研究中心,中国系统性红斑狼疮研究协作组. 2020中国系统性红斑狼疮诊疗指南［J］.中华内科杂志,2020,59（3）:172-185.

［31］　中国医师协会康复医师分会肾康复专业委员会.我国成人慢性肾脏病患者运动康复的专家共识［J］.中华肾脏病杂志,2019,35（7）:537-543.

［32］　《内科住院患者静脉血栓栓塞症预防的中国专家建议》写作组,中华医学会老年医学分会,中华医学会呼吸病学分会,等.内科住院患者静脉血栓栓塞症预防中国专家建议（2015）［J］.中华老年医学杂志,2015,34（4）:345-352.

［33］　《中国血栓性疾病防治指南》专家委员会. 中国血栓性疾病防治指南［J］.中华医学杂志,2018,98（36）:2861-2888.

［34］　吴惠平,付方雪.现代临床护理常规［M］.北京:人民卫生出版

社,2018.

［35］ 丁淑贞,李平.肾内科临床护理［M］.北京:中国协和医科大学出版社,2016.

［36］ 丁炎明,王兰,曹立云.肾脏内科护理工作指南［M］.北京:人民卫生出版社,2015.

［37］ 张凌.透析饮食宝典［M］.北京:科学出版社,2019.

［38］ 中华医学会内分泌学分会.中国高尿酸血症与痛风诊疗指南（2019）［J］.中华内分泌代谢杂志,2020,36（1）:1-13.

［39］ 高尿酸血症相关疾病诊疗多学科共识专家组.中国高尿酸血症相关疾病诊疗多学科专家共识［J］.中华内科杂志,2017,56（3）:235-248.

［40］ 中国医师协会肾脏内科医师分会.中国肾脏疾病高尿酸血症诊治的实践指南（2017版）［J］.中华医学杂志,2017,97（25）:1927-1936.

［41］ 胡丽萍,龚妮容,林建雄.实用肾脏疾病健康管理［M］.广州:广东科技出版社,2018.

［42］ 葛均波,徐永健,王辰.内科学［M］.9版.北京:人民卫生出版社,2018.

［43］ 陈香美.肾脏病学高级教程［M］.北京:人民军医出版社,2014.

［44］ 金惠铭,王建枝.病理生理学［M］.6版.北京:人民卫生出版社,2004.

［45］ 胡丽萍,龚妮容,林建雄.实用肾脏疾病健康管理［M］.广州:广东科技出版社,2018.

［46］ 程建萍,李平,李玉军,等.一个多囊肾家系的PKD2基因变异分析及蛋白定位研究［J］.中华医学遗传学杂志,2021,38（1）:47-51.

［47］ 中华医学会医学遗传学分会遗传病临床实践指南撰写组,徐德

超,梅长林.多囊肾病的临床实践指南［J］.中华医学遗传学杂志,2020,37（3）:277-283.

[48]　李嘉林,陈铭.常染色体隐性遗传性多囊肾合并多囊肝1例报告［J］.临床肝胆病杂志,2020,36（3）:655-656.

[49]　赖婉舒,孙绮红.10例多囊肾血尿患者行肾动脉化疗栓塞术的护理［J］.中国保健营养,2019,29（32）:374-375.

[50]　孙颖浩.吴阶平泌尿外科学［M］.北京:人民卫生出版社,2019.

[51]　黄健.中国泌尿外科和男科疾病诊断治疗指南［M］.北京:科学出版社,2020.

[52]　中国女医师协会肾脏病与血液净化委员会.中国女性尿路感染诊疗专家共识［J］.中华医学杂志,2017,97（36）:2827-2832.

[53]　尿路感染诊断与治疗中国专家共识编写组.尿路感染诊断与治疗中国专家共识（2015版）——尿路感染抗菌药物选择策略及特殊类型尿路感染的治疗建设［J］.中华泌尿外科杂志,2015,36（4）:245-248.

[54]　吴东,蔡建芳,陈嘉林.急性肾损伤［J］.中华全科医师杂志,2012,11（1）:22-23.

[55]　丁淑贞,李平.肾内科临床护理［M］.北京:中国协和医科大学出版社,2016.

[56]　余青春.急性肾损伤诊断及早期血液净化的干预体会［J］.国际移植与血液净化杂志,2012,1（10）:33-35.

[57]　王海燕.肾脏病学［M］.3版.北京:人民卫生出版社,2008.

[58]　余勤.内科护理手册［M］.北京:人民卫生出版社,2016.

[59]　黄家晟,何嘉炜,彭苏元,等.慢性肾脏病患者的运动管理［J］.临床肾脏病杂志,2017,17（6）:324-328.

[60]　中国医师协会康复医师分会肾康复专业委员会.我国成人慢性

肾脏病患者运动康复的专家共识［J］.中华肾脏病杂志,2019,35（7）:537-543.

［61］ 马凳艳,陈懿,温月,等.慢性肾脏病防治问答［M］.成都:四川科学技术出版社,2020.

［62］ ALFRED K.CHEUNG,TARA I.CHANG,WILLIAM C.CUSHMAN, et al. Executive summary of the KDIGO 2021 Clinical Practice Guideline for the Management of Blood Pressure in Chronic Kidney Disease［J］. Kidney International,2021,99（3）:559-569.

［63］ 中国医师协会肾脏内科医师分会, 中国中西医结合学会肾脏疾病专业委员会营养治疗指南专家协作组.中国慢性肾脏病营养治疗临床实践指南（2021版）［J］.中华医学杂志,2021,101（8）:539-559.

［64］ 中华医学会肾脏病学分会专家组.中国慢性肾脏病患者血钾管理实践专家共识［J］.中华肾脏病杂志,2020,36（10）:781-792.

［65］ 胡丽萍,龚妮容,林建雄.实用肾脏疾病健康管理［M］.广州:广东科技出版社, 2018.

［66］ ASHRAF MIKHAIL,CHRISTOPHER BROWN,JENNIFER ANN WILLIAMS,et al. Clinical Practice Guideline Anaemia of Chronic Kidney Disease［EB/OL］.［2017-06-01］.https://ukkidney.org/.

［67］ BARNES S. Chronic Kidney disease : early identification and management of chronic kindey disease in adults in primary and secondary care［M］.London : NICE,2014.

［68］ 《中国围透析期慢性肾脏病管理规范》专家组.中国围透析期慢性肾脏病管理规范［J］.中华肾脏病杂志,2021,37（8）:690-704.

［69］ 中华医学会肾脏病学分会肾性贫血诊断和治疗共识专家组.肾性贫血诊断与治疗中国专家共识（2018修订版）［J］.中华肾脏病杂志,2018,34（11）:860-866.

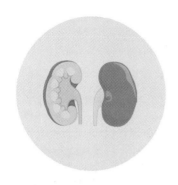

第三篇

肾脏替代治疗及自我护理

03

第十三章　腹膜透析

第一节　概述

一、什么是腹膜透析

腹膜透析（peritoneal dialysis）是利用腹膜作为半透膜，向腹腔内注入腹膜透析液，腹膜一侧毛细血管内血浆和另一侧腹腔内透析液借助其溶质浓度梯度和渗透梯度，利用弥散、对流和超滤的原理清除体内代谢产物和毒素，纠正水、电解质和酸碱平衡紊乱，超滤过多水分的肾脏替代治疗方法。

二、腹膜透析是如何清除体内代谢废物和毒素的

腹膜是包覆大部分腹腔内器官的半透膜，含有丰富的毛细血管。它就像一个过滤网，上面有很多小孔。腹膜透析液中包含很多与血液成分相近的对人体有用的生化物质，如氯、钠、钙、镁等各种电解质。在腹膜透析时，腹膜血管内的血液含有代谢废物，当腹膜腔内侧充满干净的腹膜透析液，血液里的代谢废物和毒素会因浓度高而透过腹膜"跑"到腹膜透析液里。例如，血液比干净的腹膜透析液含有更多的钠，这些钠就会慢慢地从血液通过腹膜上的小孔转移到腹膜透析液中，这个过程叫弥散。同样，各种代谢废物和毒素也会从浓度较高的一侧（血液）转移到浓度较低的一侧（腹膜透析液）。经过一段时间，当腹膜两侧的物质浓度相等时弥散就会停止。通过不断更换新的腹膜透析液，就可以不断地排出体内的代谢废物和毒素。

三、做腹膜透析好还是血液透析好

腹膜透析和血液透析目前都是终末期肾脏病患者的肾脏替代治疗方法，也是有效治疗急性肾损伤的替代治疗方法。腹膜透析和血液透析的疗效相

近，但各有优缺点。选择透析方式时需要充分考虑患者的生活方式、爱好、倾向性、患者及家庭执行与处理特殊治疗的能力等因素。与血液透析相比，腹膜透析有其独特的优势，具体如下：

1. 腹膜透析利用自身腹膜，生物相容性好；不需要特殊设备，操作不复杂，较容易掌握，患者可以在家中自行完成；相对于血液透析减少了医院内感染的机会；基本不影响学习、工作；腹膜透析器材携带方便，为患者出行提供了便利。

2. 腹膜透析相对于血液透析对患者心血管系统负面影响较小，血压控制好。老年人，特别是血压不稳定的患者，腹膜透析更为适宜。

3. 腹膜透析相对于血液透析能更好地保护残余肾功能。

4. 腹膜透析不需要血管通路，避免了反复穿刺血管带来的痛苦。

5. 腹膜透析不需要长期使用肝素，相对于血液透析能减少出血并发症及降低感染血源性传播疾病的风险。

6. 腹膜透析的饮食限制比血液透析少。

四、什么情况需要做腹膜透析

1. 慢性肾功能衰竭：慢性肾功能衰竭有明显体液负荷过重的表现，如高度水肿、高血压、高血容量性心力衰竭等。慢性肾功能衰竭患者合并水钠潴留和充血性心力衰竭，利尿治疗常难以取得满意效果。腹膜透析液能有效超滤体内的高容量负荷，减轻心脏负荷，同时纠正患者的酸中毒，清除体内的代谢产物，纠正电解质紊乱，有效控制高血压，纠正心力衰竭。合并出血倾向的慢性肾功能衰竭患者，尤其是合并大出血和重要器官出血（如颅脑出血）者更应采用腹膜透析治疗。

2. 尿毒症性心包炎：尿毒症性心包炎、心包积液为终末期肾病常见的并发症之一，不予透析治疗患者的死亡率较高。目前认为，一旦出现尿毒症性心包炎，应给予透析治疗，心包炎的发生与血尿素氮升高有关，多数患者透析后2~4周迅速好转。

3. 代谢性酸中毒：血pH≤7.2，二氧化碳结合力（CO_2CP）≤13mmol/L，即可诊断为代谢性酸中毒。代谢性酸中毒是终末期尿毒症患者常见的并发症，常提示病情严重，应及时进行腹膜透析予以纠正。

4. 高钾血症：血钾≥5.5mmol/L即为高钾血症，是尿毒症患者常见的并发症之一，常发生于少尿、代谢性酸中毒和组织高分解状态的患者。高钾血症可导致严重心律失常，甚至心脏停搏，而低钾或无钾腹膜透析液可有效纠正高钾血症。

5. 顽固性高血压：药物治疗及血液透析治疗难以控制的高血压，行腹膜透析可能取得满意疗效。顽固性高血压，尤其是合并心血管功能不稳定者，宜行腹膜透析治疗。

6. 临床指标异常：血尿素氮≥28.6mmol/L和（或）血肌酐≥707μmol/L，肌酐清除率≤10mL/min者宜行腹膜透析治疗。血尿素氮及血肌酐水平是透析治疗简单而有效的指标。

7. 有尿毒症的严重并发症。如出血倾向、中枢神经系统症状等。

五、什么情况不能做腹膜透析

1. 绝对不能做腹膜透析的情况有：

（1）存在持续性或反复发作性腹腔感染或腹腔内肿瘤广泛腹膜转移者。

（2）因严重皮肤病、腹壁广泛感染、腹壁大面积烧伤而无法置入腹膜透析管者。

（3）腹膜清除尿素和肌酐能力明显降低，存在严重腹膜缺损、难以修复的腹股沟疝、脐疝、膀胱外翻等任何导致不能进行腹膜透析的疾病的患者。

（4）若患者存在影响操作和治疗的心理障碍、精神障碍等情况，在无合适助手时不能做腹膜透析。

2. 相对不能做腹膜透析的情况有：

（1）腹部大手术3天内留置腹部引流管或腹腔内有新鲜异物者，暂不宜行腹膜透析。

（2）腹腔内有局限性炎症病灶、炎症性或缺血性肠病、反复发作的憩室炎者。

（3）妊娠晚期、腹腔内巨大肿瘤、巨大多囊肾导致腹腔容积明显缩小者。

（4）硬化性腹膜炎、腹腔内血管病变、多发性血管炎、严重动脉硬化、硬皮病等患者。

（5）存在肠梗阻、严重的椎间盘疾病者。

（6）严重肺功能不全，如慢性阻塞性肺气肿患者。

（7）严重营养不良或高分解代谢患者，不推荐行腹膜透析。

（8）因极度肥胖导致置管困难者。

（9）结肠造口或膀胱造口者易增加腹腔感染风险，不宜行腹膜透析。

（10）依从性差、认知功能障碍、学习能力差、居家环境条件达不到卫生要求，以及工作环境、生活方式及卫生习惯等不适合行腹膜透析的患者。

第二节　腹膜透析手术与方式

一、腹膜透析手术过程应注意什么

1. 检测导管通畅性和引流情况。

（1）在结束腹膜透析置管前，检查导管的通畅性，看透析液引流是否顺利非常重要。如果一开始引流不通畅，患者术后很难有改善，应该再调整导管位置，达到满意的引流效果后才能结束手术。

（2）检查导管是否通畅的方法很简单，用注射器向导管注入50~100mL生理盐水，若部分液体容易反流，或者导管内的气液平面随着呼吸上下移动，证明导管通畅，没有扭曲。此外，也可从导管向腹腔内注入含普通肝素（1 000U/L）的生理盐水500mL，观察生理盐水流入是否顺利，进入腹腔后流出是否通畅。引流结束时可在腹腔内残留250~300mL液体，以减少腹腔脏器或大网膜黏附导管的可能性。

（3）导管是否通畅的检查时机应包括：①荷包缝线未收紧之前；②缝合荷包之后，隧道未建立之前；③导管从隧道出口处拉出之后。这样可以避免多重环节可能造成的引流不畅，以免重置导管时造成不必要的隧道和出口处创伤。若在腹腔镜置管时发生引流不畅，原因通常是网膜包裹、阑尾或输卵管等组织堵塞导管，可通过腹腔镜观察和解除。因此，腹腔镜置管时为了减少手术时间，通常在隧道和出口位置构建后，立即检查液体流出效果。

2. 涤纶套位置、皮下隧道和出口点的构建。

（1）深涤纶套置于腹直肌鞘内，组织会长入深涤纶套，从而避免导管旁疝、渗漏等并发症；如果深涤纶套在腹直肌鞘的内侧缘或外侧缘，腹内压力增大时会形成潜在的急性导管旁疝。

（2）浅涤纶套应放置在距皮肤出口2~3cm处，可避免导管浅涤纶套外露和出口处糜烂等并发症。如果浅涤纶套至出口处的隧道 > 4cm，可使到达浅涤纶套前的鳞状上皮消失而留下肉芽组织，导致出口处不断有浆液性液体渗出，从而使出口处感染的概率增大。如果浅涤纶套离出口处太近，会反复刺激真皮，容易导致出口处持续红肿、炎症，甚至涤纶套外露。

（3）无论采用何种置管方法，构建皮下隧道和隧道出口点的原则都一样。皮下隧道的出口处导管应始终面向人体的下侧，以免在出口处蓄积皮肤碎屑、汗水和细菌等。

（4）构建隧道所用的导针直径不应超过导管的直径，隧道出口点应尽可能小，以透析导管刚能穿过最佳。止血钳、腹腔镜端口或其他体积过大的器械不可用于构建隧道，否则会导致隧道内出现较大的中空性创伤，增加隧道内出血、隧道和出口处感染的机会，甚至导致拔除透析导管。

（5）为了减少感染的风险，导管出口处应尽量不用缝线固定，使用含消毒剂安息香酊的无菌黏合纱布固定导管的皮肤外段即可。出口处和其他手术切口处用非封闭性无菌纱布敷料覆盖，再用透气的胶布固定。所有的连接透析导管系统的操作应在手术室完成，避免在有菌的环境中操作，减少污染的风险。为预防纤维蛋白堵塞透析管道，可用20mL肝素生理盐水（肝素100U/mL）冲洗整个透析导管系统。

二、腹膜透析手术后早期的注意事项

1. 手术当天需要患者卧床休息，可取平卧位或半卧位。如果术后立即活动可能导致伤口出血，增加导管移位的风险。行全身麻醉的患者术后还需去枕平卧6h，同时需避免频繁翻身、用力咳嗽、排大小便等增加腹压的动作。

2. 术后第1日，患者可早期下床活动，以促进胃肠蠕动，降低腹膜透析导管移位的发生风险。下床活动时，动作要慢，避免引起切口牵拉和增加腹压的动作，如挺腰、用力排便等。

3. 术后腹膜透析导管应妥善固定以利于导管出口处的愈合，降低渗漏、功能不良及导管相关感染的发生率。

4. 在导管出口完全愈合之前，应使用透气性好的无菌纱布覆盖，通常待伤口拆线时再进行清洁换药，但遇渗液、出汗较多、感染或卫生条件不良时，应增加换药次数。换药应由受过训练的专业人员按照无菌要求操作。

5. 术后定时给予小剂量腹膜透析液冲洗腹腔，防止突然增加切口张力影响切口愈合，直至开始正常腹膜透析。

6. 如果术后切口出现渗液、损伤、感染或出血，应视情况暂停冲洗，并及时处理。

7. 术后7~8日，根据切口愈合情况拆线。如有渗出物，应增加换药次数，视情况推迟拆线时间。

8. 切口完全拆线前，不得淋浴，可以采取擦浴方式清洁全身皮肤。

三、什么叫腹膜透析周期，有哪些腹膜透析方式

1. 一定量的腹膜透析液灌入腹腔内，停留一段时间后，将部分或全部腹膜透析液引流出腹腔的过程，称为一个腹膜透析周期。

2. 腹膜透析常用的治疗方式包括以下几种。

（1）持续不卧床腹膜透析（CAPD）：CAPD标准治疗方案为每日更换透析液3~5次，每次灌入透析液1.5~2L，日间透析液留腹时间为4~6h，夜间为8~10h。除了在更换透析液的短时间内不能自由活动外，CAPD患者日间可以进行日常工作活动，即所谓不卧床腹膜透析。CAPD在近30年来已成为终末期肾脏疾病腹膜透析患者的长期维持治疗方式，同样也适用于绝大多数尿毒症患者的初始治疗。对于择期手术的患者，建议将CAPD作为首选治疗方式，可以充分清除体内毒素，更好地保护残余肾功能。

（2）日间不卧床腹膜透析（DAPD）：该透析方式同CAPD，但透析只在日间进行，夜间排空腹腔。怀疑腹膜高转运、超滤差的患者首选DAPD，可以避免透析液长时间留腹引起水钠潴留。容量超负荷的患者推荐将DAPD作为初始治疗、短期治疗，可以尽快纠正容量超负荷。残余肾功能较好的患者初始治疗也可以选择DAPD，可以避免夜间透析液留腹影响睡眠质量、葡萄糖吸收等问题。

（3）间歇性腹膜透析（IPD）：IPD每次腹腔内灌入500~1 000mL透析液，在腹腔内留置30~60min，每日更换8~20个腹膜透析周期，每周透析时间为36~42h。在透析间歇期，患者腹腔内一般不留置腹膜透析液。IPD适用于残余肾功能较好的患者、怀疑腹膜高转运超滤效果差的患者。严重水钠滞留、充血性心力衰竭患者推荐应用IPD。术后1~12日进行小剂量IPD，有利于置管处切口的愈合。对于即时进行透析的患者，建议行IPD，该透析方式除可以尽快清除体内小分子毒素、减轻尿毒症症状外，还可以快速纠正容量超负荷。

（4）自动化腹膜透析（APD）：APD操作过程由一台全自动腹膜透析机完成，适用于有高生活质量要求的患者。患者在夜间入睡前将导管系统与腹膜透析机连接，先将腹腔内透析液引流干净，然后进行透析液交换，每次使用2~3L透析液，在腹腔内留置2.5~3h，共治疗8~12h，最末袋透析液留腹或不留腹，治疗结束后与机器脱离。日间最末袋透析液一般在腹腔内留置14~16h，并可根据患者容量情况，调整透析液留置时间和交换次数；患者日间可自由活动，直到夜间再连接腹膜透析机，先将腹腔内液体全部引流出来，再开始新一轮的治疗。自动化腹膜透析有多种透析模式可供选择，包括连续循环腹膜透析（CCPD）、潮式腹膜透析（TPD）、IPD、夜间间歇性腹膜透析（NIPD）。

四、居家行腹膜透析的时候可以根据自己的时间做调整吗

患者居家行腹膜透析时，可以根据自己的时间做调整，但应注意不同时间、不同的治疗剂量，腹膜透析的作用不一样，应根据腹膜平衡试验等结果进行调整。

不同患者有不同的腹膜特性，透析液留腹时间各异，患者应根据自身情况制订不同的腹膜透析方案。一般来讲，日间透析液留腹4~6h，夜间留腹8~10h。以清除水分为主要目的的腹膜透析（如严重水肿患者），可缩短透析液留腹时间（2h左右，2L）；以清除肌酐、尿素氮等毒素为主要目的的腹膜透析，透析液留腹时间应稍延长（4h左右，2L）。进行手工腹膜透析且需要工作的患者可以根据自己的工作时间安排更换透析液的时间，可以在早上上班前（如7时左右）将一袋透析液灌入腹腔，午休时（如12时左右）将腹中的腹膜透析液放出后更换新的腹膜透析液，下午下班后（如18时以后）更换一袋腹膜透析液，晚上睡觉前再更换一袋腹膜透析液。

五、自动化腹膜透析与手工腹膜透析有什么不同

自动化腹膜透析是利用腹膜透析机自动换液的一种透析治疗方式。它可以根据医生的处方，由电脑控制，自动持续地进行各种方式的腹膜透析，监测并记录出入量、保留时间、引流时间及透析液的温度，从而达到满意的治疗效果。

1. 与手工腹膜透析相比，APD有以下优点。

（1）透析效果更好：因为腹膜透析机更均衡，每次的灌注量、停留时间、引流时间、引流量及透析液的温度较为稳定。APD治疗在平卧位进行，腹腔压力较低，可以减少与腹腔高压相关的并发症，如疝、透析液渗漏、腰

痛等。

（2）更好的生活品质：夜间睡觉时进行腹膜透析，透析液日间留腹或换液1次，患者可以如常上班、上学，日间无须家庭成员照料或仅占用少量时间，生活品质更优。

（3）减少手工操作，更安全：每日3~5次的换液操作全部由腹膜透析机完成，减少误操作的机会，降低发生感染的风险，无须手工加热腹膜透析液，安全性更高。腹膜透析机还能自动测量废液重量、上传信息，无须手工记录，省时、省力，避免记录差错。

（4）互联网+远程管理：腹膜透析机可通过互联网将患者数据自动上传至医疗机构，医生、护士对治疗情况一目了然；还可以通过蓝牙等设备连接体重计、血压计，使用更加方便，患者可安心居家治疗。

2. APD缺点是治疗成本较高，患者需自费购买价格昂贵的全自动腹膜透析机。

第三节　腹膜透析居家护理

一、饮食护理

（一）腹膜透析患者的日常饮食应注意什么

1. 患者应选择高蛋白、营养丰富的饮食，以含必需氨基酸丰富的优质蛋白为主，如鱼、瘦肉、牛奶、鸡蛋等动物蛋白及大豆蛋白。需注意的是，大豆及豆制品是植物蛋白，其钾、磷含量较高，烹饪时应充分煮沸或延长浸泡时间，且适当控制摄入量。

2. 多吃富含维生素B和维生素C的食物，如新鲜的青菜、墨鱼、香菇以及新鲜的水果。

3. 多吃富含纤维素的食物，如芹菜、韭菜等，防止便秘。

4. 注意低磷饮食。血磷增高，可能表现为皮肤瘙痒、骨质疏松。常见高磷食物有奶制品、干果、硬壳果、马铃薯、菠菜、黄豆及其他豆类、动物内脏（如肝、肾、心、肠、脊髓）、虾米、鱿鱼、全麦及其他谷类等；常见低磷食物有凉粉、冬瓜、小麦淀粉、猪排骨、鸡蛋白、番茄等。

5. 限钾饮食。腹膜透析患者可出现高钾血症，引起心律失常，但有时也会出现低钾血症，因此应根据患者的血钾含量及临床表现调整含钾食物的摄入。高钾食物有香蕉、榴莲、龙眼、硬壳果、干果、橘子、马铃薯、蘑菇、黄豆等；低钾食物有面筋、鸡蛋、西瓜、粉丝等。

6. 限钠饮食。血钠高会加重水分滞留，使体重增加、血压升高。每日食盐摄入量应＜6g。高钠食物有腌制品（梅菜、咸菜、腌肉等）、凉果（话梅、嘉应子等）。

7. 饮水量。饮水量应遵循量出为入的原则。

8. 适当摄入碳水化合物，尤其是糖尿病肾病患者。

（二）如何控制水分摄入

量出为入是腹膜透析患者控制水分摄入的基本原则，但也要根据原发病、肾功能损害程度、尿量的差异来进行控制。首先要评估排水量，才能制定入水量。人体排水途径包括尿液、汗液、粪便、呼吸蒸发等。每日摄水量=全天透析超滤量+前1日的尿量+500mL。但是要注意，摄入水分不单指饮用水，还包括主食、青菜、水果、饮料等食物中的含水量。因此，调整摄水量要根据液体总出入量综合考虑。控制水分摄入方法如下：

1. 患者及家属应掌握计算透析超滤量及记录24h尿量的方法。

2. 了解常用食材的成分，饮食清淡，少食用含水量高的食物，如西瓜等。

3. 掌握一些限水小技巧，如使用带刻度的杯子；有计划地喝水；养成小口喝水、不一饮而尽的习惯；将部分水结成冰块，口渴时含在口中；不喝或少喝浓茶、咖啡；在饮品中加入柠檬片或薄荷叶。

4. 注意钠盐摄入，限制含钠量高的食物，如腌肉、咸菜等各种腌制品，每日钠盐摄入量限制在6g以内（包括含钠食物及饮料）。

（三）无水肿时是否可以正常饮水

透析患者一般尿量会慢慢减少，排水出现障碍，为了减轻心脏的负担，避免体重增长过多，需要控制液体摄入量。液体摄入量包括所有进入体内的水分，如静脉输入的液体及喝的水、稀饭、饮料，还有食物中的水分，如水果、馒头、蔬菜中的水分也需要包括在内，而不仅仅是喝的白开水。正确控制饮水量应视腹膜透析超滤量及尿量而定。

1. 若患者无水肿，每日总尿量+腹膜透析总超滤量＞1 000mL，一般无须严格限水，但也不可过多饮水。

2. 若每日总尿量+腹膜透析总超滤量＜500mL，即使无水肿也不能正常饮水，需要严格控制液体摄入量，应量出为入，包括饮食、饮水、服药、输液等各种形式进入体内的水分。

（四）如何预防高钾血症

钾是维持生命活动必需的物质，但过量的钾会使人出现烦躁、神志恍惚、全身乏力、四肢麻木、动作迟钝、心律失常、心动过缓、血压偏低、嗜睡，甚至心脏停搏、昏迷等。

正常人体主要从食物中摄入钾，由肾脏排出体内过多的钾，维持血钾的动态平衡。肾衰竭时，人体不能有效排出从食物、药物中摄入的钾，就会引起高钾血症。因此，肾功能损害患者应避免吃含钾量高的食物及药物。

因为钾离子易溶于水，且普遍存在于各类食物中，所以可以用下列方法减少钾的摄取量。

1. 蔬菜：烹饪前先将绿叶蔬菜浸于大量清水中30min以上，然后倒掉水，再用开水烫过后捞起，最后以油拌，避免食用菜汤或生菜；根茎类蔬菜（如马铃薯等）含钾量较高，应先去皮，切成薄片，浸水后再煮；推荐多喝瓜汤，如冬瓜、丝瓜等，它们所含钾量比绿叶菜汤低，用蔬菜煮成的汤均含较多钾。

2. 水果：避免食用高钾水果，如香蕉、橘子、香瓜、猕猴桃等；避免饮用果汁。

3. 肉类：勿饮用肉类浓汤或食用肉汁拌饭。

4. 饮料：避免饮用咖啡、茶、运动饮料等。白开水及矿物质水是最好的选择。

5. 调味品：市面出售的低钠盐、无盐酱油等调味品，以含钾盐代替钠盐，含大量的钾，应避免使用。

6. 其他：坚果类、巧克力、梅子汁、番茄酱、水果干及药膳汤等均含钾量高，应注意避免食用。

（五）腌制食物都不能吃吗

腹膜透析患者不能吃腌制食物，因为腌制食物含有大量的盐，而盐的主要成分是钠，腹膜透析患者的肾脏不能有效地清除体内的钠，钠在患者体内堆积，可引起体内液体过多，血压升高。每次腹膜透析交换清除的钠量是有限的，如果患者饮食中盐分太高，就会引起口渴，从而导致患者摄入过量的水分，使患者的体重增加，血压升高，出现水肿；并且增加心脏负担，严重影响心肺功能，出现胸闷、气短等不适感，造成心力衰竭。因此，腹膜透析患者要采取低盐饮食，腌制食物都不能吃。

（六）如何选择低磷食物

高磷血症在腹膜透析患者中很常见，特别是无尿的患者。正常情况下，磷通过尿液排出，当肾功能衰竭时，磷在体内大量蓄积导致高磷血症，血磷过高除了会引起皮肤瘙痒，还会引起骨骼问题及血管钙化。血磷升高会导致骨骼钙流失，使骨骼变得疏松并且容易骨折。而严重的血管钙化会增加心血管疾病危险性及死亡率。腹膜透析患者推荐每日磷的摄入量控制在800~1 000mg。选择食物时，应注意食物中的各营养成分，在保证蛋白质供应的同时，选择含磷量低的食物。

1. 含磷量低的食物有大豆油、凉粉、冬瓜、小麦淀粉、猪排骨、鸡蛋白、苹果、番茄等。

2. 含磷量高的食物有鱼松、猪肉松、紫菜、全脂牛乳粉、木耳、海带、冬菇、鱼头、黄豆、腐竹、蚕豆、豌豆、豆腐丝、豆腐干、核桃、花生、葵花籽、杏仁、芝麻酱、芝麻、茶叶、虾米、可乐、蚝、全麦面包、麦皮、巧克力、牛肝、猪肝、猪肺等。

3. 饮食中可通过以下小技巧减少磷的摄入。

（1）不吃蛋黄，只吃蛋白。

（2）吃捞米饭或泡饭。

（3）多选用新鲜肉食，不喝肉汤或骨头汤，不吃肉汤泡饭。

（4）先将肉用水煮一下，倒掉肉汤后再食用。水煮食材后弃汤，是去除食物中磷的常用小技巧。研究发现水煮可以去除蔬菜中50%的磷，豆类中49%的磷，肉类中38%的磷。"软水+高压锅+切片（垂直肌肉纤维切割）"30min，是最有效的降低食物中磷含量的方法。

（七）腹膜透析患者若发生贫血可否吃补品

腹膜透析患者若发生贫血不可以吃补品，因为肾性贫血是肾脏功能受损后造成促红细胞生成素的产生相对或绝对不足，以及尿毒症患者血浆中的一些毒性物质干扰红细胞的生成代谢而导致的贫血，吃补品是不能改善的。早期治疗贫血才能够改善透析患者的症状，应注意以下内容：

1. 重组人红细胞生成素是目前治疗腹膜透析患者贫血最有效的药物之一，可皮下注射，也可静脉注射。

2. 使用重组人红细胞生成素需要同时补充铁剂和叶酸，铁剂和叶酸也是人体骨髓造血的必要原料。

3. 只有在重度贫血（血红蛋白＜60g/L）危及生命时才可输血。虽然输血可以提高机体的携氧能力，改善贫血患者的缺氧状况，但在病情允许的情况下，应尽量避免输血，以减少输血带来的风险。

4. 患者在生活中注意食用一些能改善贫血的富含维生素C的食物，如蛋类、鱼类、瘦肉类、新鲜的水果和绿色蔬菜等。

（八）吃什么可以防止便秘

1. 增加膳食纤维的摄入量。每日多食蔬菜和水果，增加饮食中纤维素含量（每日30g以上），从而增加肠道正常菌群的数量和粪便量，以利于保留粪便内的水分并软化粪便使其易于排出，可选用韭菜、芹菜、白菜、菠菜、萝卜、蒜、全麦面包和高纤麦片等。

2. 尿量较多、无水肿患者可以适当增加水分摄入，可使粪便软化从而易于排出。

3. 避免饮酒或摄入含有大量咖啡因的饮料，以免加重原有的大便干燥。

4. 可按医嘱使用山梨醇等无刺激的缓泻剂或开塞露，避免使用干扰肠功能的药物。

二、活动指导

（一）腹膜透析患者可以洗澡吗，应注意什么

腹膜透析患者可以洗澡。洗澡时应注意以下几点：

1. 手术后在伤口愈合前不建议洗澡，因为伤口被洗澡水浸泡后容易感染。在这期间可以用湿毛巾擦洗皮肤，并勤换内衣。伤口缝线一般2~3周拆除（糖尿病患者可适当延长拆线时间），拆线后3~5日就可以洗澡了。

2. 洗澡最好选择淋浴。相对来说，盆浴没有淋浴卫生，因为盆浴的水在一个容器里，洗浴过程中盆里的水会慢慢变脏，浴盆本身也容易留存细菌，盆浴过程中出口处不小心被水浸泡，更容易感染。而淋浴的水是流动的，洗浴时水自上而下，可以更好地避免出口处被水浸泡，降低出口处感染风险。秋冬天洗浴时注意保暖，洗浴不宜太频繁，洗浴后可以适当使用保湿润肤品滋润皮肤，防止皮肤干燥和瘙痒。

3. 洗澡前需将腹膜透析管路放入一次性造口粘贴袋（洗澡袋）内，并将造口粘贴袋妥善粘贴在出口处皮肤上，以防止洗澡水浸湿出口处。洗澡时不要将淋浴喷头对着出口处冲洗，避免出口处浸泡在水里。注意不要洗出口处周围，不用劲搓揉肚子，不弯腰，尤其不能下蹲。洗澡过后需做一次出口处护理。

4. 若洗澡时不小心让水浸入隧道口不必着急担心，目前使用的腹膜透析导管都带有涤纶套设计，导管在皮下段出皮肤前有涤纶套阻塞隧道，会最大限度地避免外界污物浸入隧道内部。洗完澡后及时进行正确的出口处护理，能够进一步降低感染风险。护理的时候注意观察出口处周围皮肤是否红肿、疼痛，然后沿着隧道用手自远而近向出口处方向挤压，尽量将水挤干净，再用棉签擦干，接下来就可进行常规护理了。当然也要注意观察，如果有感染迹象应及时咨询医生，及时处理。

（二）腹膜透析患者运动时应注意什么

运动对腹膜透析患者有许多好处，如改善精力、增加体力和耐力、提高免疫力、改善血压和血脂、改善心血管功能、帮助控制体重等。建议患者选择一些安全而有效的中低强度的有氧运动，如散步、慢跑、健康操、骑车、打太极拳，以及安全的力量训练等；或者利用中等强度的家务劳动达到锻炼的效果，如擦地、擦窗等。但运动时应注意以下几点：

1. 运动时穿着宽松舒适的衣物及运动鞋；运动前应做热身，运动后应做静止运动；应避免做容易产生碰撞或受伤的运动。

2. 在运动时，呼吸略微加快属于正常现象，但应以仍能自然说话为限；运动前，先检查血压及脉搏，若血压超出或低于平常很多，应暂停运动；运动后，如出现关节疼痛、胸口发闷、体温过高、呼吸困难，或运动停止后一段时间不适的感觉仍持续或加剧，应立即就诊。

3. 运动需要根据自身身体状况进行，循序渐进，不要超过身体的承受能力；将运动融入日常生活，建议每周进行5次、每次30min有氧运动。

4. 在太饿、太饱、太冷、太热，以及身体疲劳、盛怒、心情太差的情况下，都应避免运动。

（三）腹膜透析患者不可以进行的运动及活动有哪些

1. 避免剧烈的、竞技性的、搏斗性的运动。

2. 避免水上运动，如游泳等。

3. 避免进行会增加腹压的运动，如提举重物、扭腰、深蹲、腹肌训练等。

（四）腹膜透析患者可以外出旅行吗

腹膜透析患者可以外出旅游，但应注意以下几点：

1. 外出旅行前要做好准备。

（1）预定旅行目的地及日期前，与医护人员商讨是否适宜。

（2）携带足够药物，并在出发前，先请医生出具书面证明，列出所服用药物（包括透析液）的名称、剂量及过敏药物，并考虑携带其他旅行必备常用药物，如感冒药、止泻药等，以备海关查询，或与外地医护人员沟通。

（3）查询最接近目的地的透析中心或医院，以便紧急时求诊。

（4）确保所有换液物品及设备的齐全，包括血压计、便携式加热袋、碘液微型盖、棉签等，并确定与目的地使用的电压相符。

2. 外出旅行期间注意事项。

（1）更换透析液时间应尽量依照平日的规律，但也需根据两地的时差进行适当调整。在旅游目的地，应以住宿地点作为更换透析液的"基地"。行程安排应遵循分段式、短行程的原则，以确保有足够时间回"基地"换液及休息。条件许可者，应尽量对换液地点进行消毒。

（2）外出旅行，应特别注意饮食卫生，避免过量水分、高盐、高钾及高磷食物，糖尿病患者更需要留意食物的糖分。不要食用不洁食物，以免引起肠胃炎。

（3）旅行期间，容易忘记服药，应特别提醒自己按时服药。药物应分为两份，一份随身携带，一份放在住宿地点以防不慎遗失；并应携带比日程略多的剂量，以防行程出现延误。

（五）腹膜透析患者可以过性生活吗

正常适度的性生活可以增加生活的活力，有利于增进夫妻感情，获得家庭支持，利于疾病的治疗。肾衰竭会对腹膜透析患者的生殖系统产生影响，包括停经、生育能力下降等，而且大多数腹膜透析患者因为担心性生活对腹膜透析管有影响而不敢有性生活。对此，腹膜透析患者不要有太多的顾虑，应该积极尝试，但应注意节制性生活次数，切忌过频、过累，以性生活后愉快且不感到疲劳为佳。腹膜透析患者可在性生活前先将腹腔内的腹膜透析液排出，以减缓在性生活时因腹内压增加而引起的种种不适，事后或休息后再灌注新鲜腹膜透析液入腹腔即可。

三、腹膜透析出口处护理

（一）导管出口处换药频率

导管出口处换药频率应视具体情况而定：

1. 春季、秋季、冬季等寒凉季节，若患者运动较少，可2~3日换药1次。

2. 夏季等炎热季节，患者通常出汗较多，需每日换药。

3. 出现导管出口处感染时，应每日至少换药1次。

4. 患者外出进行体育运动时，出汗较多，每次运动后都应换药。

5. 若患者每日洗澡，则每日洗澡后都要换药。

（二）如何正确消毒出口处

消毒出口处时，如果是家人给患者换药，最好让患者处于仰卧位；如果是患者自己换药，可以选择坐位。具体操作步骤如下：

1. 关上门窗和风扇，换药前30min避免清扫房间，减少人流走动，保持换药环境干燥、整洁。

2. 出口处消毒时要先洗手及戴口罩，准备好换药所需物品，暴露出口处周围皮肤。

3. 取下出口处的旧敷料。

4. 观察出口处情况，注意有无渗液、损伤、红肿或出血等情况。

5. 用无菌棉签蘸取生理盐水清洗出口处，注意以出口处为中心，由内向外环形擦洗，擦洗范围为1cm，一次使用一支棉签，直到擦洗干净为止，然后用无菌棉签擦干皮肤。如果出口处有痂皮，严禁强行撕掉痂皮以防损伤出口，可以先用生理盐水浸湿待其软化，之后用棉签轻轻剥掉。

6. 用无菌棉签蘸取不含酒精的碘制剂，消毒出口处1cm以外皮肤，由里向外环形擦洗，擦洗范围为4cm，一次使用一支棉签，然后用无菌棉签擦干。切忌用消毒过周围皮肤的棉签再消毒出口处，注意勿让消毒液进入出口处或隧道里面。

7. 轻柔地把敷料覆盖在出口处，注意顺着腹膜透析导管钻出腹壁的方向，将导管固定在皮肤上，特别注意不要用力牵拉腹膜透析导管，检查导管是否固定良好。

8. 废弃物用垃圾袋装好妥善处理。记录出口处情况，换药结束。

（三）换出口处敷料要注意什么

1. 换出口处敷料时一定要洗手及戴口罩。

2. 取下出口处的旧敷料，如果敷料和伤口的痂皮粘连在一起，不要用力拉扯，可以用生理盐水湿润敷料粘连处，待松脱后再轻柔取下。

3. 检查旧纱布和出口处，注意有无感染的迹象。观察敷料粘贴处皮肤有无红、肿、痒、皮疹等情况；观察出口处皮肤有无红、肿、肉芽、痂皮等情况。沿隧道走行轻按，观察有无疼痛并确定外涤纶套的位置，测量外涤纶套到出口处的距离。提起管道看上皮覆盖情况及出口处清洁度，挤压出口看有无分泌物。

4. 观察导管是否破裂并固定导管，防止牵拉。牵拉导管不利于隧道愈合，还可能导致出口处感染。固定时要顺着腹膜透析导管和外接短管的自然走势，不要扭曲、压折。

5. 任何情况下，切勿在腹膜透析导管附近使用剪刀剪纱布块或胶布，以免不小心剪断腹膜透析管；切勿自行于导管出口处涂抹药膏、酒精及爽身粉等；切勿压迫导管及出口处；切勿穿紧身服饰（如过紧的牛仔裤）；切勿将裤腰带或导管保护带紧压于导管或导管出口处；切勿用手指抓挠导管出口处皮肤，以免皮肤损伤增加出口处周围细菌进入腹腔而引起感染的风险。

6. 一般情况下出口处都应该选择透气良好的封闭式敷料保护，以防止出口处与外界接触，增加感染风险。但有的患者对敷料过敏，如出口处周围皮肤出现红疹，或敷料黏胶引起皮肤瘙痒不适，此类患者可以选择纱布、纸胶带固定或不易过敏的敷料保护。

（四）导管出口处出现红肿怎么办

1. 在新置入腹膜透析管时，若导管出口处发红，但没有肿胀及脓性分泌物，可能是腹膜透析管对局部皮肤的刺激造成的，经过一段时间适应后，即会减轻或消失。

2. 在牵拉腹膜透析管后导管出口处局部也可能会出现一过性的发红，可自行缓解，并不是感染的迹象。所以要妥善固定导管，防止牵拉。

3. 如导管出口处成形良好，导管出口处及皮下隧道突然出现了红、肿、热、痛及脓性分泌物，就应考虑皮下隧道和（或）导管出口处感染。一旦有感染的迹象就要增加换药次数，每日使用不含酒精的碘制剂、生理盐水清洗出口处，局部使用抗生素乳膏，每日1~2次。取出口处分泌物做细菌学培养，根据细菌培养结果，选敏感抗生素。2周后症状无明显改善者，或出口处感染并发相同细菌感染的腹膜炎患者，通常需要拔管。

4. 若局部出现红肿，在没有触痛、脓性分泌物的情况下，只需在加强局部护理的同时口服抗生素。

四、腹膜透析管的保护

（一）如何固定及保护腹膜透析管路

腹膜透析管路是腹膜透析患者的"生命线"。为了使透析管路更好地发挥作用，透析管路的日常保护尤为重要，保护透析管路需要掌握以下几点：

1. 触碰腹膜透析管路前一定要洗手，谨防细菌通过管路进入腹腔。

2. 切勿扭曲、牵拉腹膜透析管路；切勿涂抹护肤品于导管出口处；切勿用手指抓挠导管出口，以免刺激或污染出口处，增加出口周围的细菌进入腹腔的风险。

3. 为防止腹膜透析管路被扭曲、牵拉，应使用胶布按十字交叉法将其固定在皮肤上。

4. 避免在腹膜透析管路周围使用任何锐器。腹膜透析导管及腹膜透析外接短管由硅橡胶制成，易被锐器剪断或刺破，导致细菌进入腹腔。

5. 按照培训要求护理腹膜透析导管出口处，保持清洁干燥，每周至少做2次出口处护理，切勿自行涂抹药膏于出口处，避免使用腐蚀性的化学消毒液接触腹膜透析导管。

（二）腹膜透析导管损坏或者渗液该怎么做，可否用碘伏直接消毒外接短管

发现腹膜透析外接短管损坏或渗液时应马上停止透析，不能用碘伏直接消毒外接短管，应用管路夹子夹闭破损口的前方，阻断细菌进入腹腔的通路，无论腹腔内有无腹膜透析液，严禁进行灌入和引流操作，并立即与腹膜透析中心联系前往处理。若腹膜透析外接短管破损，需要重新更换腹膜透析外接短管；若是腹膜透析内管破损，需要由专科护士对内管破损处进行专业处理后再连接钛接头；若腹膜透析内管破损的部位贴近导管出口处，处理后无法再次连接钛接头，需拔管并重新置管。破损管路得到恰当处理后，必要时用抗生素预防感染。

（三）什么情况下需要更换腹膜透析外接短管

腹膜透析外接短管是换液时与腹膜透析液连接的短管，当外接短管的内套管和腹膜透析液连接口完好吻合时，可形成完全密闭的通路，其中的液体不会被外界污染。正常情况下腹膜透析外接短管使用3~6个月更换1次。如果遇到以下情况需要立即更换：

1. 外接短管破损。

2. 外接短管开关失灵。

3. 外接短管接头被污染。

4. 外接短管脱落。

5. 腹膜透析相关性腹膜炎。

五、腹膜透析家庭环境要求

（一）家庭腹膜透析环境有什么要求

1. 进行家庭腹膜透析换液时必须在固定的换液房间操作，房间内应安装医用紫外线灯，每日定期进行紫外线照射消毒40~60min。

2. 换液房间应保持清洁、干燥、通风且光线充足，墙壁、屋顶没有墙皮脱落现象。

3. 换液房间地面每日都要打扫、清洗、整理，避免灰尘、杂物影响房间的干净、整洁。

4. 换液操作中需要用到的桌子或其他家具，应用酒精或稀释的84消毒液喷洒表面，反复擦拭，然后用干毛巾擦干。

5. 换液房间不能有宠物、花草。

（二）腹膜透析物品的准备

充分的用物准备是保证操作过程顺利进行的必要条件，腹膜透析开始之前需要准备以下物品：

1. 双联系统腹膜透析液。腹膜透析液的主要成分包括渗透剂、缓冲液和电解质。不同厂家生产的腹膜透析液的具体成分也有一定差异，换液前要根据医生的处方准备相应浓度及剂量的腹膜透析液。需要注意的是，腹膜透析液需要在换液前1h左右提前用恒温箱预热。

2. 蓝夹子。用于更换腹膜透析液时夹闭入液和出液管路，其材质为塑料，韧性好，不易折断，除非损坏，否则不需要更换。这些夹子不是无菌物品，用毕清洗，待干后放入方便盒里，以备下次再用。

3. 碘液微型盖（以下简称"碘伏帽"）。碘伏帽属于无菌物品，每次戴碘伏帽时一定要确保碘伏帽里面有碘伏海绵，在每次透析完毕后戴在外接短管的前端，消毒外接短管接头。碘伏帽是一次性用品，不能重复使用。

4. 金属夹子。最常见的是不锈钢夹子，用来夹住腹膜透析外接短管起固定作用。金属夹子与蓝夹子一样，不是无菌物品，用毕清洗，待干后放入方便盒内。

5. 废液容器。腹膜透析患者应在家里准备一个固定废液容器，可以是普通的塑料盆或桶，用来放置废液袋或装废液。注意废液容器应与家用盆分开，以免交叉感染。

6. 挂钩。用来悬挂腹膜透析液，挂钩应该可以移动（如输液架）。不建议使用一般粘贴式挂钩，以免操作中脱落导致腹膜透析导管受到牵拉和影响操作过程。

7. 口罩。在进行换液操作过程中，需戴上口罩，防止鼻腔和口腔中的细菌进入腹腔，特别是在咳嗽、感冒期间更要严格要求。如果是他人操作，操作者和患者都需戴上口罩。

8. 血压计。动态监测血压，密切关注血压的变化。

9. 体温计。监测体温，关注患者有无发热。

10. 台秤。测量每次透出液的质量，关注并记录超滤的变化。

11. 体重计。测量体重，短时间内体重的变化可以观察患者是否有多余的水分。

12. 恒温暖液袋或恒温箱。恒温箱可用于加热腹膜透析液，有车载型、便携型、家用型等，可根据个人需要购买。

13. 医用一次性造口粘贴袋（洗澡袋）。洗澡时用于保护腹膜透析导管和出口处，每次洗澡使用1个。每次洗澡前一定要把造口粘贴袋贴紧皮肤，以免洗澡时脱落。

14. 碘伏液（消毒液）及生理盐水。用于导管出口处换药时使用。

15. 无菌棉签。用于导管出口处换药时使用，建议购买小包装（5支/包）棉签，因为无菌棉签开封后的有效期是24h，禁止使用未用完的过期棉签。

16. 10cm×8cm敷料贴或者8cm×8cm纱布。用于导管出口处换药后覆盖出口处，避免出口处感染。

17. 医用纸胶布。用胶布固定腹膜透析外接短管，以避免操作时或活动时牵拉出口处引起出血、漏液等。

18. 纸巾。用于擦手或者消毒桌面，患者可根据自己需要备用。

19. 手表或闹钟。用于腹膜透析液灌入和引流计时。

20. 居家治疗日志本。记录腹膜透析患者的血压、体重、超滤量、尿量等情况。

21. 紫外线灯。用于操作前房间消毒。

22. 腹带。用于固定腹膜透析外接短管，避免牵拉导管。腹带应每日更换清洗。

23. 洗手液及免洗消毒液。消毒手时使用，但应注意使用免洗消毒液不能代替洗手。

（三）如何进行环境的有效消毒

对换液房间空气进行消毒最可靠的方法是采用紫外线消毒灯和空气消毒机（臭氧或等离子技术等）消毒。同时每日均应有一段时间开窗通风，最佳时间为9时和15时左右，一般通风时间应在30min以上。

消毒前应先关闭门窗，人员离开。房间按每15m²安装30W的低臭氧紫外线灯或空气消毒机为标准，每次最好照射40min以上，可杀灭室内空气中90%的病原微生物。

若停电或消毒机故障，可以使用食醋熏蒸或艾卷燃熏消毒法暂时替代。食醋中含有乙酸等成分，具有一定的杀菌作用，每10m²可用食醋100~150g，加2倍体积的水，用小火煮沸熏蒸。消毒时关闭门窗，每日熏蒸1~2次。使用艾卷燃熏消毒时，最好也关闭门窗，点燃艾卷熏30min后开窗通风。值得注意的是，不宜用消毒液喷洒消毒法对换液房间进行消毒。这种方法只适合居室表面和家具表面的消毒，消毒液喷洒后会很快降落于地面，在空气中没有停留足够时间，不足以杀灭空气中的细菌。

严格来说，每次更换透析液前都应对换液房进行消毒，每次30min以上。如果不能满足，每日至少消毒1次，每次1h以上。在对房间进行空气消毒时，应关闭门窗，不要开门随意进出，停止房间打扫工作，并关闭空调、风扇等，人在外面等候。

房间消毒结束后，在进行更换透析液操作时不要打开窗户，也不要开电风扇、空调，以减少空气流动。另外换液房间内不允许宠物进出和摆放花草，以避免滋生细菌。在操作的时候需要集中精力，不要接打电话、看电视或做其他事情。如果有客人来访，不要让其围观、交谈，以避免交叉感染。换液结束后，及时开窗通风，以便营造更好的环境。

（四）如何保存腹膜透析液

1. 腹膜透析液应存放在正常室温、干净、通风、干燥的地方，避免阳光直接照射。不要直接放在地上，最好离地、离墙、用木板抬高放置或者放在干净柜子上方。

2. 尽可能地将腹膜透析液集中放置，并将有效期较近的放置在最上面或前面，以便先行使用。

3. 开箱后的腹膜透析液应放置于原包装箱内，并及时处理用完的空箱。

4. 腹膜透析液不要堆放过高，不能超过5层。

六、腹膜透析常见问题及其处理

（一）如何判断出入水是否通畅

1. 入液期指腹膜透析液经过透析管路系统进入腹腔的时间，一般1~2L透析液的灌入时间仅5~10min。如灌入时间延长，可能是腹膜透析导管出现故障。

2. 引流期指腹膜透析液经过透析导管从腹腔内引流出来的时间，一般1~2L透析液引流完毕需要10~15min。如引流期延长，应检查引流管路是否畅通，透析导管是否移位或有无其他故障。

（二）出入水不通畅的最常见原因

1. 大网膜包裹。

2. 纤维蛋白凝块或血凝块阻塞导管。

3. 腹膜透析管扭曲或受压。便秘、肠管胀气或膀胱充盈，可出现暂时性引流障碍，主要是由充盈的膀胱或结肠压迫所致。

4. 导管移位（漂管）。置管时其末端未置于膀胱直肠凹或子宫直肠凹，大网膜牵拉或升结肠蠕动可导致导管移动。

5. 皮下隧道与腹膜透析导管出口处形成直角。

6. 功能性引流不畅。

（三）出入水不通畅如何处理

透析液出入水不畅时需要停止腹膜透析，查找原因，必要时做腹部X线检查，观察导管位置，找出处理办法。

1. 首先判断管道有无扭曲、受压情况。患者可改变体位，排空膀胱，遵医嘱使用胃肠动力药或生理盐水灌肠，以增加肠蠕动。

2. 做好饮食护理。督促和安排患者合理摄入蛋白质，教育患者避免过多摄入豆制品、马铃薯、红薯等产气较多的食品。

3. 如透析液入水通畅、出水困难，经改变体位、排除受压等情况后仍然出水不畅，应考虑导管移位。若经X线检查证实为导管移位，可使用轻泻剂，保持大便通畅，同时可以尝试使用重力复位法。方法如下：

（1）下楼梯法。适用于体力较好者。患者乘电梯上到高层，然后以脚后跟落地方式下楼梯，如此循环往复5次。

（2）踮脚法。适用于体力较弱者。患者穿平底鞋，双手叉腰，踮起脚尖，脚后跟下蹬，如此反复做100下，休息一会儿后再做100下，循环做5次，以不劳累为宜。

（3）站立灌液法。灌液前排空膀胱，如患者站立灌液没有腹痛等不适，在灌入500mL透析液后可适度加压灌注（用手按压透析液袋），同时可配合使用踮脚法。

（4）下蹲法。一旦发现引流不畅，如体力允许，可以采用连续下蹲的方式帮助导管复位，每日做2次，每次做3~5min。

（5）若上述方法无法使导管复位，可以考虑手术复位。

4. 如腹膜透析液入水和出水均不通畅，有可能是血凝块、纤维蛋白凝块、脂肪球阻塞，大网膜包裹，腹膜粘连或导管受压扭曲。可以尝试以下方法：

（1）生理盐水50~60mL快速、加压推入腹膜透析导管。

（2）如果怀疑纤维蛋白凝块或血凝块堵塞导管，可用5~10mg肝素原液溶于20mL生理盐水正压注射冲洗；也可将4mg/L的肝素液加入腹膜透析液内，再分次挤压透析液袋，达到高压冲洗的目的；或使用尿激酶封管，尿激酶1万~2万U加入生理盐水5~10mL推入腹膜透析导管中。

（3）轻泻剂，保持大便通畅并增加肠蠕动。

（4）加强活动。

（5）内科非手术治疗无效者可考虑手术处理。

（四）腹膜炎有什么表现

1. 腹痛、腹壁反跳痛、透出液浑浊，伴或不伴发热。

2. 透出液白细胞计数 $> 100 \times 10^6$/L，其中中性粒细胞占50%以上。

3. 透出液培养找到致病菌。

以上3项中有2项符合即可确诊为腹膜炎。

（五）发热就会引起腹膜炎吗

发热不会引起腹膜炎，因为发热是临床上最常见的症状，是疾病进展过程中的重要临床表现，可见于多种感染性疾病和非感染性疾病，是疾病发生的重要信号，对诊断疾病、评价疗效和估计预后均有重要参考价值，同时发热也是机体抵抗疾病的一种防御反应。所以说发热不是引起腹膜炎的原因，而是腹膜炎的临床表现。部分腹膜炎患者会有体温升高，少数患者会表现为寒战，但有发热并不一定是腹膜炎。

（六）腹膜炎的常见原因有哪些

腹膜炎是由接触污染物、胃肠道炎症、导管相关感染等原因造成病原体侵入腹腔引起的腹腔内急性感染性炎症，是一种严重的腹膜透析并发症。在透析过程中，腹膜炎大多是可以避免的，即使发生腹膜炎，如果早发现、早治疗，大多数也是可以治愈的。引起腹膜炎的常见原因如下：

1. 洗手不规范。更换透析液操作时手上的细菌有可能进入管路或者在管路周围生长，因此操作时，一定要用肥皂或洗手液和清水彻底洗净双手。

2. 腹膜透析操作技术因素。包括更换腹膜透析液或其他操作时污染，如触摸接头、透析液接口或加药口污染、接头脱落、换液时未严格遵守无菌操作原则等，导致细菌侵入腹腔。

3. 没有戴口罩。更换腹膜透析液操作时，鼻腔和口腔中的细菌通过呼吸、咳嗽和打喷嚏都可能进入管路，故每次换液时都必须戴上口罩。

4. 导管出口处感染。出口处感染可以顺着腹膜透析导管进入腹腔。定期正确地护理出口处对预防感染非常重要。

5. 腹膜透析液包装或透析管路破损。更换腹膜透析液操作前一定要按要求认真检查腹膜透析液包装及透析管路。

6. 腹泻或便秘。当患者腹泻或便秘时，细菌可能从肠道进入腹腔，引起腹膜炎。

7. 口腔护理不好或呼吸道感染也是腹膜炎的感染来源。

8. 营养不良。腹膜透析患者营养不良时，对病原体的易感性增加，生活质量下降，发病率及病死率均增加。

9. 患者免疫功能下降，腹膜局部防御功能减退。

10. 肠镜等内窥镜检查、口腔科手术或女性患者妇科宫腔镜检查等侵入性检查和治疗。

11. 其他原因，如腹膜透析导管生物膜形成、接触宠物等。此外，研究显示高龄、高糖腹膜透析液、肥胖、低钾、长期使用激素等均为腹膜炎的危险因素。

（七）出现腹痛就一定要就医吗

出现腹痛，但腹膜透析液不浑浊不一定要就医。因为有腹痛不一定是腹膜炎，以下情况也可引起腹痛：①透析液温度过高或过低；②高渗性透析液；③透析液pH不合适；④灌入量过多或进入空气过多；⑤导管移位刺激等。但是出现腹痛时患者更要关注腹膜透析液有没有浑浊，如出现腹痛伴有腹膜透析液浑浊就要到医院就诊。

（八）发现腹膜透析液浑浊怎么办

正常情况下腹膜透析引流出来的透析液为清亮、淡黄色液体。在腹膜透析引流袋下方放上有字的报刊，通过引流袋观察，如果看不清报刊上面的字就可以判定为腹膜透析液浑浊。腹膜透析液浑浊是腹膜炎最主要的症状之一，如果发现腹膜透析液变浑浊，应立即带上浑浊的腹膜透析液去医院就诊，不要倒掉，也不要等到下次换液时看看是否会变清，腹膜炎不会自行消失。如果伴有腹痛和发热等症状，可立即用2~3袋腹膜透析液进行腹腔快速冲洗（灌入新鲜透析液，灌入后马上排出），引出液变清后，带上第1袋浑浊的腹膜透析液去医院就诊。

（九）如何预防腹膜透析相关性腹膜炎

腹膜透析相关性腹膜炎是导致腹膜透析技术失败和拔管的首要原因，可导致住院率和死亡率增加，影响腹膜超滤和透析效能，甚至导致超滤衰竭、包裹性腹膜硬化症风险增加，所以必须积极预防腹膜透析相关性腹膜炎发生。应注意以下几点：

1. 腹膜透析置管术前，患者及家属应接受健康宣教，了解避免发生腹膜炎的重要性。

2. 强化无菌观念，遵守无菌原则，规范操作规程。卫生习惯差的患者，应反复接受卫生宣教，保持良好的个人卫生习惯。掌握正确洗手方法，每次更换透析液前认真洗手，戴口罩，勤换内衣裤及腹带，勤淋浴，避免盆浴。淋浴前应用一次性造口粘贴袋把透析管装好，淋浴后将其周围皮肤轻轻擦干，再用碘伏消毒，重新包扎。

3. 更换腹膜透析液操作应在符合要求的环境中进行，换液房间安装医用紫外线灯，每日定期消毒40min以上。操作过程中不使用空调、风扇，不接听电话。保持室内空气流通，每日开门窗2次，每次30min。

4. 合理饮食，改善机体的营养状态，提高机体的防御能力。腹膜透析患者应低盐、低糖、高维生素、高蛋白饮食，以优质蛋白为主，每日蛋白质摄入量为1.2g/kg。进食的脂肪以不饱和脂肪酸为主，避免进食虾及动物内脏等含磷高的食物。采取多样化、易消化饮食，宜少食多餐。

5. 加强胃肠道方面的护理，密切关注排便情况。适当运动，进食富含纤维素的食物，保持大便通畅，防止便秘。如有便秘，给予缓泻剂或灌肠。防止腹泻的发生，如有腹泻立即治疗。

6. 按要求进行腹膜透析导管出口处护理，避免导管出口处感染引起腹膜炎。

7. 预防呼吸道感染，如发生呼吸道感染需及时治疗。

8. 行侵入性检查时（如胃肠镜、宫腔镜等）要预防性使用抗生素。

9. 不饲养宠物，因为大多数动物都是带菌的，很容易传染疾病。

研究表明，无菌操作违规是引起腹膜炎发生最直接和最主要的因素，腹膜透析时必须严格遵循无菌操作技术原则。此外，合理饮食、保持大便的通畅、环境的良好设置、自身的清洁护理及腹膜透析管出口处的护理、抵抗力的增强等也相当重要。对腹膜透析患者及其家属的宣教工作，可以通过图片、视频、宣教资料、举实例等手段，加深患者及其家属对预防腹膜炎重要性的理解，从而重视腹膜炎的防治，共同预防及控制腹膜炎的发生。

（十）腹膜透析液变红的常见原因及处理方法

1. 常见原因包括手术置管过程中损伤腹膜、大网膜的血管，止血不彻底；皮下隧道过于宽松；全身出血性疾病；女性患者月经期；腹腔慢性炎症粘连后粘连带破裂出血；剧烈运动，或举过重物品导致毛细血管破裂等。

2. 处理方法。

（1）手术中应彻底止血，术后有血性透出液应连续冲洗，或使用止血药。

（2）如果出血量少，呈浅粉红色，或透出液颜色逐渐变淡，不影响透析，无须特殊处理。

（3）如果出血量较多，可立即用1~2袋透析液进行腹腔快速冲洗（灌入常温的新鲜透析液，灌入后排出），观察透出液颜色是否逐渐变淡。

（4）如果透出液的颜色持续或进行性加深，应联系腹膜透析中心并尽快就医。

（十一）发现透出液里有白色絮状物怎么处理

透出液里白色絮状物为纤维蛋白，若纤维蛋白量少，不影响出入水时，可将4mg/L肝素液加入腹膜透析液内留腹；若纤维蛋白量较多，引起出入水不畅，应用5~10mg肝素原液溶于20mL生理盐水正压注射冲洗，也可将4mg/L肝素液加入腹膜透析液内，再分次挤压透析液袋，达到高压冲洗的目的；或尿激酶1万~2万U加入生理盐水5~10mL推入腹膜透析导管中，并遵医嘱封管1~10h。

（十二）出现什么情况需要立即就诊

1. 出现腹痛、发热、腹膜透析液浑浊等腹膜透析相关性腹膜炎症状，要立即把浑浊的腹膜透析液带去医院就诊。

2. 换液过程中发现外接短管接头被污染、外接短管破损、外接短管开关失灵或外接短管脱落等情况时要立即去医院就诊更换外接短管。

3. 透析液出入水不畅，经改变体位、排除受压及加压入水等处理也不能改善时，要立即回医院就诊处理。

4. 感觉胸闷、心慌、呼吸困难，睡觉时不能平卧，要坐起来喘气，感觉心口堵得慌，这往往都是肺水肿、左心衰的表现，此时不能耽误时间，甚至要叫救护车尽快去医院就诊。

5. 出现头晕、恶心、呕吐、血压升高，以及出现一些尿毒症性脑病，或者出现烦躁、神志恍惚、全身乏力、四肢麻木、动作迟钝、心律失常、心动过缓、血压偏低、嗜睡，甚至心脏停搏、昏迷等高钾表现时，要尽早去医院就诊。

（十三）出现什么情况要退出腹膜透析

1. 溶质清除不足，持续存在的尿素清除指数（Kt/V）或肌酐清除率不达标。如每周总尿素清除指数 < 1.7或总肌酐清除率 < 50L/1.73m^2，并有尿毒症症状，通常考虑透析不充分，可退出腹膜透析或在腹膜透析的基础上每周增加1次血液透析。

2. 腹膜功能衰竭、超滤失败。各类腹膜功能衰竭者，尤其是腹膜高转运状态、硬化性腹膜炎、腹膜广泛粘连等患者应退出腹膜透析。

3. 难治性腹膜炎或隧道严重感染者，可暂时退出腹膜透析，暂时用血液透析过渡，待炎症控制后可重新进行腹膜透析治疗。

4. 真菌性腹膜炎、结核性腹膜炎患者，应尽早拔除腹膜透析导管，退出腹膜透析，并予以相应治疗。

5. 发生腹膜透析相关并发症。如腹膜透析后出现胸腹漏、严重疝气、肠穿孔和涤纶套破损时，可暂时退出腹膜透析，并发症控制后可重新进行腹膜透析治疗。

6. 腹膜透析设备故障，暂时不能正常透析者，可临时退出腹膜透析，改为血液透析，待故障解决后可重新开始腹膜透析治疗。

7. 血糖难以控制的糖尿病患者，应退出腹膜透析。

8. 已成功接受肾移植或由于各种原因选择长期血液透析治疗者，不进行腹膜透析。

（誉翠颜　叶佩仪）

第十四章　血液透析

第一节　概述

一、什么是血液透析

血液透析（hemodialysis），简称血透，也称之为人工肾、洗肾，是一种血液净化技术。尿毒症患者因为肾脏功能的减退或丧失，无法将自身体内代谢产生的废物、水分排出体外，为了维持人体正常的新陈代谢活动，可通过血液透析将体内的毒素、水分排出体外，以减轻症状，提高生活质量。

将血液引出体外，流经一个利用膜平衡原理制成的透析器，血液中多余的水分、毒素、电解质被滤出，同时可补充机体缺乏的碱基，再让净化的血液返回体内，替代病变肾脏的排泄功能，从而达到治疗目的，这个过程称为血液透析。

血液透析是治疗急性肾衰竭和慢性肾衰竭的最常见方法。1960年，血液透析技术开始用于治疗肾衰竭，发展至今透析设备更先进，操作程序更简单，透析效果不断提高，并发症明显减少。但血液透析仍是个复杂的治疗过程，需要包括专业人士在内的整个健康护理团体的共同努力，即患者的肾脏病医师、透析护士、透析技师、营养医师和社会工作者、患者及其家属等。患者及其家属学习血液透析治疗方面的知识，有利于健康护理团体密切合作，也有利于患者给自己创造一个积极乐观、充满活力的人生。

二、血液透析是如何清除体内毒素的

血液透析是利用膜平稳原理，达到清除体内毒素、补充体内所需物质的目的。患者的血液流过半透膜（一种有许多小孔的薄膜），半透膜上的小孔

能够使直径比它小的分子（如水、电解质，以及血液中代谢产物，如尿素、肌酐等）通过从而弥散到透析液中，而直径大于膜孔的分子（如红细胞、白细胞和蛋白质等大的颗粒）被阻止留在血液中；同时，透析液中的物质（如碳酸氢根离子、乙酸盐等）也能够弥散到血液中。

三、什么时候需要做血液透析

什么时候开始血液透析，这是患者和家属最关心的问题。尿毒症是一个慢性、渐进性的疾病过程，在这个过程中，机体虽然在逐步适应、维持相对平衡状态，但对于健康的影响早已存在。医生会综合患者的肾功能化验指标、临床症状提出开始血液透析的建议。患者及家属应遵从医生建议及时透析，避免出现严重并发症后被迫急诊透析，那时风险及花费将大大增加。

出现以下情况时，应紧急透析：

1. 药物不能控制的高钾血症（血钾 > 5.5mmol/L）。
2. 水钠潴留、少尿、无尿、高度水肿伴有心力衰竭、肺水肿、高血压。
3. 代谢性酸中毒，血pH < 7.2。
4. 尿素氮 ≥ 54mmol/L。
5. 血肌酐 ≥ 884μmol/L。
6. 并发尿毒症性心包炎、出现中枢神经系统症状等。

四、什么情况不能做血液透析

血液透析无绝对禁忌证，但出现下列情况时应慎用：

1. 颅内出血或颅内压增高。
2. 药物难以纠正的严重休克。
3. 严重心肌病变并有难治性心力衰竭。
4. 活动性出血。
5. 不能配合血液透析治疗的精神障碍。

五、做了血液透析对患者的工作和生活有什么影响

1. 血液透析是治疗慢性肾功能衰竭的重要手段。近年来，随着血液透析

技术水平的提高和医疗设备的不断改进，血液透析患者的存活率大大提升，存活时间大幅度延长，血液透析患者治疗目的也逐渐由维持生命改变为具有较好的生活质量。

2. 绝大多数血液透析患者可以获得良好的生活质量，能够正常工作，回归社会。他们回归社会以后，可以通过参加社会各项活动和适当的劳动，促进身心健康，回报社会，体现人生价值。

六、血液透析要每日都做吗，每次要多长时间

血液透析不需要每日都做，规律的血液透析方案是每周3次，隔1日或隔2日做1次，每次治疗的时间一般是4h。

七、规律进行血液透析的重要性有哪些

经过一段时间的调整后，血液透析治疗就进入规律性透析阶段，这个阶段的标准透析频率一般为每周3次，每次4h左右。减少透析频次，短期内可能不会有不适感觉，但时间长了就可能出现一些不可逆的并发症，因此建议最好能保证每周进行3次血液透析。对于不打算做肾脏移植的患者，血液透析将是终生的治疗，患者需要调整适当的作息时间，在固定的时间去医院接受透析治疗。医院透析中心会根据可提供的空余透析位置及患者的情况予以安排，如每周一、三、五或二、四、六的相对固定时段。

第二节　血液透析过程的配合

一、血液透析前应注意什么

预计1年之内将进行血液透析治疗的患者，应着手了解血液透析的相关知识，在心理上有所准备，以便进行治疗时能够从容应对，避免出现危及生命的并发症，这一点非常重要。一旦选择了血液透析治疗方式，就应当注意以下几点：

1. 在血液透析之前，要定期去医院随访，让医生了解患者的原发病、目

前的症状、有无合并症及有关化验指标，监测肾功能变化，以判断何时建立血管通路，何时开始透析。患者及其家属都要开始逐步了解血液透析相关知识，心理上和物质上都要做好准备。

2. 准备进行长期血液透析的患者，必须建立血管通路。目前，最理想的血管通路是自体动静脉内瘘。内瘘手术至内瘘成熟至少需要4周。如果需要进行血液透析而没有内瘘，就必须行中心静脉插管，这样不仅增加开销，而且会给患者带来痛苦。因此，理想的方法是在血液透析医生的指导下，于透析前3个月左右提前建立内瘘。

3. 刚开始进行血液透析的患者应放松心情，排除恐惧，勇敢面对疾病，进入血液透析室后应先测量体重、血压、呼吸、脉搏，以便医生依照生命体征实施医治方案。透析室原则上不允许陪护人员进入，危重患者及不能自理的患者可酌情允许一位家属陪护。

4. 规律透析的患者，容易发生低血糖，应携带适量糖果。每次透析前1日应洗澡，穿舒适、干净、宽松的衣裤。如有增减衣物，应精准测量增减衣物的重量，以便医生精准地设置脱水量。

二、血液透析治疗过程应注意什么

1. 饮食。许多患者习惯在血液透析过程中饮食，但血液透析过程中不建议饮食，因为会导致测量体重变动，影响医生对血液透析各项参数的设定。有的患者认为在透析中饮食，食物中所产生的废物会被透析出体外。这种想法是错误的，因为食物进入人体后需要经过一段时间才能被消化和吸收，血液透析出的代谢废物并不是透析过程中所摄入食物即刻产生的。此外，血液透析过程中饮食还会导致血压不稳、胃肠不适等症状。若在血液透析过程中感到饥饿或者出汗，可以适当吃些糖果或者松软易消化的小食品。

2. 饮水。血液透析过程中可以少量饮水，但大量饮水可能影响透析后体重的估算。饮水时，建议使用带有刻度的杯子，以便记录饮水量。

3. 心理。避免在血液透析过程中负面的心理暗示引起不良情绪。当负面心理暗示严重时，会给患者造成严重的心理负担，从而导致病情快速恶化。在血液透析室中这种负面的心理暗示多种多样，大体包括自我暗示、患者之间的暗示及无意识暗示3方面。

（1）自我暗示：有些患者始终认为自己的病情已无药可医，或者对周围人敏感，每一句话都可能被曲解为其他含义，结果就造成了很大的心理障碍，影响正常治疗。

（2）患者之间的暗示：许多患者会传递一些错误的信息，导致相互误导，比如有的患者会说："我根本不忌吃的，想吃什么就吃什么，现在不也挺好吗？"或者"根本不用每月都做化验。"这样错误的暗示对患者严格执行治疗计划有很大危害。

（3）无意识暗示：无意识暗示在血液透析过程中也很常见。例如在血液透析室中某位患者因感觉憋闷而质疑环境空气流通不好，或者因头痛而质疑透析液不好，这种暗示很可能影响到其他患者，从而产生相应的不适感。

4. 体位。患者在透析治疗中应尽量采取舒适体位，接上透析器后应尽量平躺，避免突然坐起或大幅度调整体位，避免脱针、脱管或穿刺口肿胀等。

三、血液透析结束后应注意什么

1. 血液透析结束后，应测量体重，估计透析效果，观察有无不适感觉，判断治疗是否基本达到了相对充分透析标准。

2. 若透析后血压下降，应卧床休息，取头低脚高位以增加回心血量，并及时补充血容量，直到血压稳定为止。

3. 穿刺处局部压迫止血，力量要适宜，无论是动脉穿刺或静脉穿刺，压迫止血时间均应保持15~30min，以无出血且摸到血管震颤为宜。

4. 生活要有规律，避免剧烈运动和精神紧张，控制饮食及饮水。

5. 遵医嘱服药。

6. 参加适量的和有规律的体育锻炼，缓解焦虑情绪。

7. 尽量争取重返社会，增加生活信心，减少自卑心理。

8. 积极与医生配合，获取最佳的透析效果，减少并发症。

第三节　血液透析居家护理

一、饮食

（一）进入血液透析疗程之后吃东西还需要限量吗，还需要低蛋白饮食吗

进入血液透析疗程之后，每次透析大约丢失5~8g蛋白质，因此血液透析患者蛋白质摄入不足就会引起营养不良，而蛋白质摄入过多又会导致高磷、高钾、高尿酸、代谢性酸中毒等并发症。目前，血液透析患者每日蛋白质推荐摄入量为1.0~1.2g/kg，选择蛋白质的食物时，要求2/3以上为优质蛋白质（如肉类、蛋类、大豆类、奶类等）。进入血液透析疗程之后，无须像透析前一样进行低蛋白饮食。

（二）血液透析患者可以吃什么，不可以吃什么

血液透析患者建议吃新鲜的、天然的、加工少的食物；不吃腌制、加工肉类、加工高盐食品、高盐调味料等。

（三）血液透析患者平时饮食需要注意些什么

维持血液透析患者的营养非常重要，建议饮食均衡，做到每日适量摄入肉、蛋、奶、米饭、蔬菜、水果等多种食物，选择优质蛋白质饮食，保证足够的热量摄入，注意控制水分、盐、钾、磷等的摄入。

1. 增加蛋白质摄入：血液透析患者每日摄入的优质蛋白质应占总蛋白质摄入量的2/3以上。充足的能量是保证蛋白质有效利用的前提。必要时，应在医生指导下使用营养补充剂。

2. 限盐：血液透析患者应控制每日钠摄入量为2 000mg，相当于5g盐，家里可以备一个称盐勺方便日常控制钠的摄入。避免高盐食物，如速冻食品、罐装或干制食品、快餐食品、盐渍的肉类（如火腿、香肠、午餐肉）

等。此外，血液透析患者不能食用含钾量极高的低钠盐，以免造成高钾血症，可以通过酸味或者辣味来代替调味，吃辣椒还有利于缓解瘙痒。

3. 限钾：血液透析患者钾的摄入量应根据具体病情决定，一般每日钾的参考摄入量为2 000mg。大多数食物都含钾，其中水果和蔬菜的含钾量较多。患者应该清楚各种食物的含钾量，以便做出选择。浸泡是除去食物中的钾的有效办法，例如将蔬菜去皮、切片洗净，放入温水中（水的体积应是蔬菜的4倍以上），浸泡1h后，将水倒掉，再次冲洗即可；干豆类应按前面的方法，煮熟后切碎，浸泡和冲洗。

4. 限磷：日常的食物中大都含有磷，尤其是蛋白质类的食物。当血磷水平高时，需要限制奶类、海鲜类、肉类、麸类、干豆类、坚果类等高磷食物。常见食物磷含量的对比可以参考表14-1。

表14-1　常见食物磷含量对比

食物类别	低磷食物	高磷食物
水果类	大多数水果磷含量低	桂圆、红果果干、桑葚果干
蔬菜类	瓜类蔬菜、山药、灯笼椒、番茄、茄子、萝卜、子姜、大白菜、生菜	辣椒、南瓜粉、笋干、菠菜（脱水）、大蒜（脱水）
谷薯类	米饭、花卷、馒头、油条、面条、粉丝、藕粉、地瓜粉	薏米、玉米、小米、荞麦、黑米、魔芋精粉、苦荞麦粉、小麦胚粉
坚果油脂类	杏仁、白果、板栗、葵花籽油、橄榄油、牛油果、玉米油、花生油	山核桃、葵花籽、花生、麻子油
肉蛋奶类	鸡鹅蛋白、土鸡蛋、乌贼、章鱼、海蜇皮、猪羊血、午餐肉、猪肉（软五花、猪夹心）、猪大肠	鸡蛋黄、咸鸭蛋、烧鹅、酱鸭、乌骨鸡、动物内脏、腊肉、叉烧肉
加工食品类	味精、白醋、苹果醋、草莓酱、花生酱、腐乳	酱油、黑醋、辣椒粉、芝麻酱

5. 控制水分：大部分食物都含有水分，但水分含量的多少不同。对于每一位血液透析者应先测定其排水量（包括尿、大便和出汗），才能估算其水的摄入量。每周透析次数不一样，水的摄入量也是不一样的。

（四）如何控制水分摄入

1. 按处方要求规律透析。

2. 将1日可饮用水量平均分配，用固定容器装好，也可将部分混合柠檬汁结成冰块，口渴时含在口中，让冰块慢慢溶化。

3. 稍微口渴时，可用棉签湿润嘴唇或漱口，十分口渴时再小口喝水。

4. 低钠饮食，少吃腌制品、熏肉、罐头食品等。

5. 口渴时不要饮用温水，而是饮用具有刺激性的冰水或热水（注意避免冻伤或烫伤），或采用柠檬水漱口。

（五）什么是目标体重，如何控制体重

目标体重也称为干体重，是指维持血液透析患者的理想体重，即在透析后精神状态良好，无高血压、水肿、呼吸困难等情况下的理想体重，一般每个月根据体重变化情况进行调整。控制体重的方法如下：

1. 每日固定时间、固定体重计、固定地点测量体重，每次测量时身上的衣物尽可能一样，以减少误差，并自行记录测量结果。

2. 每日体重增加≤1kg，2次透析之间的体重增加≤5%目标体重。

3. 少尿或无尿的透析患者每日除了吃药的饮水量外，尽量不要饮水、喝粥和汤等。

（六）如何预防高钾血症

1. 血钾＞5.5mmol/L即为高钾血症。高钾血症患者早期会出现四肢及口周麻木、极度疲乏、肌肉酸疼、肢体苍白湿冷、心跳减慢、心音减弱、恶心、腹痛等症状；严重高钾血症可引起四肢无力、心脏停搏。

2. 预防高钾血症，除规律进行血液透析外，还可以这样做：

（1）血液透析患者通常需要严格限制钾的摄入，少吃或者不吃钾含量高

的食物，具体钾含量高的食物可以参考表14-2。

表14-2　钾含量高的食物

类别	食物名称
水果类	香蕉、牛油果、椰子、哈密瓜、猕猴桃、芒果、橘子、油桃、水果干等
蔬菜类	海带、紫菜、木耳、莲藕、山药、胡萝卜、菠菜、番茄、马铃薯、包菜、芹菜、蘑菇、黄豆、黑豆、豌豆、绿豆、蚕豆、青豆等
主食	马铃薯粉、荞麦、荞麦面、马铃薯、高粱米、黑米等
肉类	火鸡腿、动物内脏、牛肉干、乳鸽等
小吃类	绿豆糕、玉米花等
奶类	全脂牛奶粉、奶片、奶酪等
干果类	松子、榛子仁、开心果、腰果、莲子干、西瓜子、南瓜子、杏仁、花生仁等

（2）所有食材应尽量去皮、切碎后焯水。绿叶蔬菜应先浸于大量清水中0.5h以上，然后倒掉水，再放入大量开水中灼热。蔬菜类以清炒为主，不要使用酱油等调味剂勾芡烹饪，因为酱油等调味剂通常含有一定量的钾，勾芡容易导致更多钾的摄入。

（3）钾含量高的根茎类蔬菜（如马铃薯等），应先去皮，切成薄片，浸水后再煮。

（4）多吃瓜菜（如冬瓜、丝瓜等），它们所含的钾比绿叶蔬菜低。

（5）用蔬菜煮成的汤钾含量较高，尽量不喝，避免食用汤泡饭。

（6）低钠盐及无盐酱油的钾含量比普通食盐高，不宜多用。

（7）忌食动物内脏及肉类加工制品，如香肠、火腿、午餐肉等。

（8）避免喝肉汤、吃火锅。

二、活动

（一）进行血液透析之后可以运动吗，可以做哪些运动

血液透析后可以运动，血液透析患者坚持长期有效的运动，可以增加身

体耐受量，有效降低交感-肾上腺素能神经系统的敏感性，扩张骨骼肌血管，降低心脏前、后负荷，增加心肌储备，保持血压的稳定性，降低血脂，降低发生心血管疾病的风险，锻炼和保护心脏；还可减少疲劳与沮丧的情绪，降低血液透析相关的并发症的发生风险，机体状态的提高也降低了住院治疗的风险及费用。但是，运动的方法和强度要把握好，否则会对身体造成损害。运动的时间，应以早晨及傍晚为宜，切不可在中午或阳光强烈时进行。具体运动方式见表14-3。

表14-3　血液透析患者的运动方式

运动方式	具体方法
步行	平均每分钟60~80步（也可在步行机上进行，步行机速度设定为1~2km/h），每次步行2~3min后休息片刻，交替进行，共步行20~30min，以不出现心悸、喘息和下肢无力为宜；适应后，患者可视自身状况逐渐延长步行时间，缩短休息时间
上下台阶训练	开始时，患者可扶着楼梯把手或在他人搀扶下上下1~2级台阶，适应后逐步增加台阶级数，运动时间由每次5min逐渐延长到每次10min，并逐步过渡到可以独立完成上述运动
做体操	向前弯腰、侧身运动、转体运动、身体前屈，每一动作反复5~10次
骑锻炼用自行车	骑行速度为10~15km/h，每次2~3min
台阶锻炼	利用台阶进行上下锻炼，台阶高度35cm为宜，每次锻炼2~3min
各种健力器	每次动作反复5~10min

（二）进行血液透析之后可以像正常人一样工作生活吗

应鼓励血液透析患者参加适宜的工作，原则上以不感觉疲劳为度，不能负荷过重和熬夜。有的血液透析患者把病情想象得十分严重，依赖家人的照顾，这对于心理和生理的健康十分不利。国外血液透析患者恢复工作的占比较高，占透析患者的50%。但是，国内血液透析患者恢复工作的不到10%。参加工作不仅能使患者从中找到乐趣，更重要的是能在工作中感觉到自身的价值，消除悲观情绪，改善心理状态，对患者的康复大有好处。

（三）血液透析患者平时运动应注意什么

1. 应选择适宜的天气进行运动，天气过热或者过冷，均不宜运动。

2. 要在自我感觉良好时运动，若有发热、感冒等不适，要到彻底恢复的2日以后再运动。

3. 空腹时不要做运动，运动应安排在餐后2h进行。

4. 血液透析患者运动时，最好有人陪伴，运动时应该穿宽松、舒适、透气的衣服，穿运动鞋。

三、血液透析深静脉留置管保护注意事项

（一）颈部血液透析管如何保护，可以洗头、洗澡吗，睡觉时压到有影响吗

1. 长期导管。

（1）患者及其家属应了解保护导管的重要性和导管脱落的危险性。

（2）患者应注意个人卫生，保持隧道口及敷料的清洁干燥，洗脸及洗澡时不能沾水，以防隧道口感染。

（3）患者睡觉时应取平卧位或健侧卧位，以防导管受压而闭塞。

（4）防止剧烈咳嗽、恶心、呕吐导致静脉压力增大，使血液反流至导管，增加凝血风险。

（5）避免牵拉，防止导管肝素帽脱落。

2. 临时导管。

（1）养成良好的个人卫生习惯。保持插管伤口敷料的清洁、干燥，洗浴时应特别注意，若伤口敷料沾湿、卷边或松脱，则有可能引起感染，应及时更换。对于留置导管的门诊患者，应尽量在透析治疗前洗头、洗澡，并尽快更换敷料。

（2）保持导管的妥善固定。避免牵拉、拔出导管，穿脱衣物、擦身时应注意动作幅度不要太大；若敷料渗血或导管不慎脱出，可用手压迫出血点10min以上，并尽快到医院处理。

（3）日常避免干重体力活、过度弯腰、用力大便等，以防止血液涌出，堵塞导管。

（二）腿部血液透析管会影响走路吗，应注意什么

腿部血液透析管会对走路有一定影响，患者仍可以走路，但不适宜久坐，因久坐会使导管扭曲，出现血栓或堵塞的情况。此外，还应注意以下事项：

1. 每日做置管侧下肢功能锻炼10次，每次做脚背绷直和背屈运动50个回合。

2. 导管放置期间避免淋浴，以防止水渗入敷料引起感染。

3. 翻身移位时，注意保护导管，以防导管滑出。若导管不慎脱出，应立即按压穿刺点，不可随意活动，15min内能止血暂不用前往医院，否则应立即前往医院处理。

4. 留置导管处有疼痛等不适，应及时与医护人员联系。

5. 留置导管处有瘙痒不适时，禁止用手抓痒，可于透析当天告知血液透析中心医务人员，由医务人员评估有无敷料或皮肤消毒液过敏等情况。若出现敷料或皮肤消毒液过敏等，医务人员会根据情况进行更换敷料或更换皮肤消毒液等处理。

6. 穿脱裤子时，应先脱无留置导管侧，穿则反之，防止导管脱出。

（三）血液透析管敷料多久需要更换

1. 常规情况下，血液透析当天进行敷料更换，即每2~3日更换1次。

2. 若敷料有潮湿、污染、渗血、渗液、完整性受损或被揭开，应及时更换。

3. 血液透析患者洗澡或洗头后敷料潮湿，也应及时更换。

四、血液透析动静脉内瘘保护注意事项

(一)什么是动静脉内瘘

1. 血液透析时,为了清除血液中的毒素,需要把患者的血液按一定的流量要求从血管引出,经过透析器后再从血管回流到体内。这条血管就是血液透析患者的血管通路,它是进行血液透析的必要条件。

2. 动静脉内瘘是能长期稳定使用的永久性血管通路。什么是内瘘呢?通常动脉血液流经毛细血管,与组织交换物质后再汇集至静脉返回心脏。通过手术将一根动脉和一根静脉吻合在一起,形成人为的血流短路,即动脉血不再流向毛细血管,直接经静脉返回心脏,即为动静脉内瘘。

3. 动静脉内瘘成形术后,在动脉的高流量、高压力、高流速的血流冲击下,静脉经过一段时间的成熟,血管壁增厚、血管腔增宽,便于穿刺并保证了透析需要的充足血流量,在需要进行血液透析的时候,可以立即穿刺静脉血管,从而挽救生命。动静脉内瘘是肾病患者的"生命线",对其进行良好的护理,使其畅通无阻,才能保证透析顺利进行。

(二)什么情况下需要做动静脉内瘘成形术

动静脉内瘘成形术适用于慢性肾衰竭需要长期进行血液透析治疗的患者。

1. 诊断为慢性肾衰竭,eGFR < 25mL/min,并预期 3~6 个月内需要实施血液透析治疗的患者,应考虑做动静脉内瘘成形术。

2. 老年患者、糖尿病患者、系统性红斑狼疮及合并其他脏器功能不全的患者,更应尽早做动静脉内瘘成形术。

(三)什么情况下不可以做动静脉内瘘成形术

1. 绝对禁忌证。

(1)左心室射血分数 < 30%。

(2)四肢近端大静脉或中心静脉存在严重狭窄、明显血栓或因邻近病变影响静脉回流,且不能纠正。

(3)前臂血管通畅试验(艾伦试验)阳性,禁止行前臂动静脉内瘘成

形术。

2. 相对禁忌证。

（1）预期存活时间＜3个月。

（2）心血管状态不稳、心力衰竭未控制或低血压。

（3）手术部位存在感染。

（4）同侧锁骨下静脉安装心脏起搏器导管。

（5）未纠正的严重凝血功能障碍。

（四）动静脉内瘘成形术后应注意什么

1. 动静脉内瘘成形术在局部麻醉下进行，手术过程1~2h。手术当天，伤口会有轻度疼痛、肿胀或少量渗血，可抬高造瘘侧手臂以促进静脉回流、减轻肿胀，或口服止痛片减轻疼痛，无须其他处理。若出血较多，可去血液透析中心就诊。

2. 术后，造瘘侧肢体应避免缠绷带、穿过紧衣物、受压、测血压、静脉穿刺、持重物等，以免造成血液淤滞发生栓塞。

3. 保持伤口敷料清洁干燥，防止发生感染。术后第1日来医院换药，观察伤口情况。

4. 动静脉吻合后可在局部触及震颤，这对判断动静脉内瘘状态十分重要。患者需要学会触摸有无血管震颤或听诊有无血管杂音，并经常触摸动静脉内瘘，如震颤消失，应及时去医院就诊。

5. 手术10日后，可以开始在专业人员指导下进行血管充盈锻炼。方法是在上臂扎止血带，反复做握拳运动，每次止血带压迫时间不超过1min，练习次数由少渐多，以不累为度。锻炼的目的是促进血管增粗、管壁增厚。

6. 动静脉内瘘成形术后10~14日拆线，在动脉血流的冲击下，内瘘静脉管壁扩张、增厚，这个过程称为内瘘成熟。内瘘成熟程度受多种因素影响，何时启用动静脉内瘘因人而异，最佳的启用时间为术后6~8周，至少需要4周，这段时间称为内瘘成熟期。未成熟的动静脉内瘘，血管壁薄，过早穿刺容易引起损伤或皮下出血，影响以后内瘘的发育和成熟，并可能导致内瘘寿命缩短。内瘘是否成熟需要有经验的医护人员评估并选择穿刺部位。

（五）手臂造动静脉内瘘后可以提重物吗

手臂做了动静脉内瘘后可以适当提拿东西，但是物体的重量应≤2.5kg。

（六）如何判断动静脉内瘘震颤

将耳朵贴近吻合口或吻合口上方，听到像火车一样的隆隆声，声音越大说明动静脉内瘘越通畅；也可以用手指按在吻合口以上的血管处，可感觉到血管搏动或震颤。

（七）如何锻炼加强动静脉内瘘血流

1. 术后1周或拆线后，若伤口无渗血、无感染、愈合良好，可开始做一些"健瘘操"，以促进内瘘发育成熟。如每日用造瘘侧手适当握拳（捏橡皮球），每次5~10s，每日捏300~500次；非造瘘侧手同时在造瘘侧手吻合口上方（一般选择在肘窝上的上臂外侧或者内侧静脉回流道上）同步轻轻加压。

2. 手术伤口拆线3日后，可以每日热敷或将前臂浸入45~50℃温水中，每次15~20min，每日2~3次。

（八）动静脉内瘘常见并发症

1. 血管狭窄。各种原因均可导致血管内膜局部增生，从而导致血管狭窄。吻合口附近及穿刺点部位血管易发生狭窄。有条件者可行经皮血管腔内血管内成形术和（或）放置支架，也可行开放手术纠正狭窄或重建内瘘。

2. 血栓。血栓多发生在血管狭窄处，高凝状态、低血压、压迫时间过长、低温等是常见诱因。血栓形成24h内，可采用注射重组组织型纤溶酶原激活剂或局部血管内注射尿激酶等进行药物溶栓。此外，瘘管血栓形成后也可采用取栓术治疗，成功率可达90%以上。虽然血栓形成1周后内瘘血流仍可以重建，但还是提倡尽可能在血栓尚未机化前行取栓术。目前，常用的取栓方法包括Fogarty导管取栓术及手术切开取栓术，短段直径小的血栓可应用经皮腔内血管成形术（PTA）进行球囊扩张及碎栓开通血管。

3. 感染。动静脉内瘘附近部位皮肤等感染及长期透析并发免疫功能缺陷是动静脉内瘘感染的常见病因。预防及处理包括：①感染部位应禁止穿刺，手臂制动。②在病原微生物监测的基础上使用抗生素，初始经验治疗推荐采用广谱抗生素万古霉素联合应用一种头孢类或青霉素类抗生素，并根据药敏试验结果调整抗生素的应用；初次自体动静脉内瘘感染治疗时间至少6周。③极少数情况下动静脉内瘘感染需要立即进行手术治疗，切除感染瘘管可以用自体静脉移植吻合，也可以在缺损部位的近端进行再次吻合。

4. 内瘘动脉瘤。动静脉内瘘成形术后数月或数年，吻合口的静脉流出道扩张，隆起于皮肤表面并伴有搏动，称之为内瘘动脉瘤，也称真性动脉瘤。内瘘动脉瘤的入口和出口是连续的血管。大多数情况下扩张的血管是动脉化的静脉，一般直径 > 3cm。内瘘动脉瘤形成的原因尚未明确，血管比较表浅、局域穿刺或静脉高压可能是主要诱因。预防及处理包括：①防止瘤样扩张的血管继续扩张，尽量避免在动脉瘤上穿刺，其表面较薄弱易于发生破溃及感染。②静脉流出道的内瘘动脉瘤，应该处理狭窄部位，可采取血管成形术进行治疗。③切除血管瘤，重新吻合血管，重建内瘘。④用聚四氟乙烯（PTFE）人工血管做旁路搭桥手术；避免在瘘管穿刺部位放支架。

5. 假性动脉瘤。外伤、感染或穿刺造成血管壁局部形成破口、出血后在血管周围形成血肿，血肿壁机化后又与动静脉内瘘相通，伴有搏动者称为假性动脉瘤，也称波动性血肿。假性动脉瘤常发生于动静脉内瘘穿刺后或者血管介入治疗后，主要原因是穿刺针穿破动静脉内瘘血管壁或毗邻动脉。患者依从性差、紧张、肢体频繁变动体位、穿刺术后压迫时间不够或压迫位置不准确，均容易诱发形成假性动脉瘤。预防形成假性动脉瘤的措施包括：①穿刺时准确定位，内瘘穿刺不宜过深，尤其在附近有肱动脉走行部位；②内瘘介入治疗拔出鞘管后按照正确的定位和手法压迫血管；③合理使用抗凝药物；④内瘘穿刺透析过程中，患者应积极配合，避免穿刺肢体乱动、剧烈咳嗽、打喷嚏；⑤密切观测局部血肿增大情况及血压变化。假性动脉瘤大多不能自愈，需要手术治疗，包括动脉破口修补、瘤体切除、血管结扎或者血管移植重新制作内瘘。

6. 心力衰竭。吻合口径大或近心部位的动静脉内瘘者，在合并贫血、高血压及其他器质性心脏病或慢性心力衰竭等基础疾病时，容易发生心力衰竭。一般上臂动静脉内瘘吻合口直径应<4mm，同时应积极治疗基础疾病。前臂动静脉内瘘发生心力衰竭较少见，一旦发生，可采取外科限流手术。反复心力衰竭者必须闭合内瘘，改用动脉表浅化带隧道带涤纶套中心静脉导管或腹膜透析治疗。

7. 静脉高压综合征。由于回流静脉狭窄及动脉血流压力的影响，动静脉内瘘建立后可能出现肢体远端静脉回流障碍。术后2周内出现静脉高压综合征者可以通过抬高术侧肢体、握拳增加回流以减轻水肿；术后超过2周持续肢体肿胀者，需进一步检查，可采用经皮血管腔内血管成形术解除流出道狭窄，特别需要注意解决中心静脉的狭窄，必要时可结扎动静脉内瘘，更换部位重新制作。

8. 血液透析通路相关的肢体远端缺血综合征（hemodialysis access-induced distal ischemia，HAIDI）。HAIDI是指动静脉内瘘建立后，动脉血分流入低阻力的内瘘，导致肢体远端的一系列缺血相关的综合征。导致HAIDI的原因包括：①动脉发育不佳、动脉硬化、动脉炎等影响手部血供疾病；②动静脉内瘘建立后，近心端动脉血流增加，并直接经吻合口流入压力低的静脉系统，全部或部分血液不流入远心端动脉及其分支；③手术缝合造成远端动脉闭塞（极罕见）。HAIDI的高危因素包括长期胰岛素依赖的糖尿病、慢性高血压、高龄、女性、之前同侧肢体做过动静脉内瘘成形术、高流量动静脉内瘘、冠状动脉疾病、系统性红斑狼疮、外周动脉闭塞性疾病等。HAIDI初期可采取保守治疗，即手部保暖、功能锻炼，并使用扩张血管药物。缺血程度达到Ⅱb级以上者，建议手术治疗；缺血程度达到Ⅳb级者，建议截肢。因手术缝合原因引起的HAIDI，建议重新吻合。对于流入道动脉狭窄或闭塞者，可经皮血管内介入治疗（球囊扩张、支架植入）以保证血供。关闭瘘管虽能改善症状，但丧失了血液透析通路。

（九）什么是人造血管内瘘

人造血管内瘘指通过外科手术，用一根人工血管将动静脉连接起来，以达到血液透析所需的血流量要求，便于血管穿刺。

（十）人造血管内瘘如何保护

1. 每日检查人造血管通路的震颤或搏动；每次出现低血压、头晕后检查血管震颤和杂音。

2. 术后肢体取伸直位，将肢体抬高，使其高于心脏平面，以利于血液回流，减少肢体肿胀。

3. 禁止在人造血管内瘘侧肢体输液、抽血、测血压。

4. 注意人造血管侧肢体的手指有无发冷、疼痛、麻木等症状，并自我观察术侧手指有无颜色乌紫、苍白等现象，如有变化，及时告知医生。

5. 注意人造血管内瘘侧肢体的保暖；夏天注意防止空调室温过低，并避免术侧手臂直对空调口吹风引起血管痉挛。

6. 人造血管内瘘术后，通过术侧肢体腋窝测量体温可能会偏高。若非术侧肢体腋窝测量体温＞38.5℃，应及时与医生联系。

7. 注意安全，避开磕碰、外伤，防止被其他人紧握人造血管内瘘肢体。

8. 避免腹泻、发热、大量出汗、低血糖、低血压等，以防人造血管内瘘堵塞。

9. 避免人造血管造瘘侧肢体挂重物，戴手表、戒指、手镯等首饰物品。

10. 避免穿袖口窄、紧的衣服，应穿宽松的衣物，方便定期检查人造血管内瘘。

11. 睡觉时，避免侧卧于有人造血管内瘘的手臂侧，尤其是采用贵要静脉作为流出道的内瘘。

12. 不得随意去掉包扎敷料、触摸吻合口，以防伤口感染。

13. 每次透析后正确止血，按压重点在血管的穿刺点而不是皮肤穿刺点，并保证压迫后仍能触及血管震颤。

14. 透析时提醒护士改变穿刺部位，不要反复穿刺同一部位；如有异常情况应及时向医护人员报告。

五、血液透析常见急性并发症有哪些

（一）透析中低血压

血液透析过程中收缩压下降幅度≥20mmHg，或收缩压<90mmHg，或平均动脉压降低幅度≥10mmHg，并出现低血压症状，如头痛、恶心、呕吐、痉挛等，即为透析中低血压，需要临床干预。若血液透析过程中出现血压在90/60mmHg以下，或收缩压较透析前降低幅度>30mmHg，患者表现为恶心、呕吐、出汗、打哈欠、有便意、后背发酸，重者可出现面色苍白、呼吸困难等症状，则为症状性低血压。

1. 发生透析中低血压的原因。

（1）有效循环血量不足。透析早期低血压多发生于年老体弱患者、透析诱导期患者及透析前有低血压倾向的患者，可表现为头晕、烦躁不安、视力模糊、恶心、呕吐、胸闷、呼吸急促、全身冒冷汗，严重者可出现一过性晕厥、呼吸困难、二便失禁，主要与透析开始时血泵转速较快，体外循环血量突然增加，而血管反应低下，引起回心血量减少，心搏出量降低有关。

透析中后期低血压多见于长期透析的患者，除临床早期症状外，还有阵发性剧烈腹痛、腰背酸软、乏力及四肢肌肉抽搐等症状，若未及时发现并抢救，可导致心脏停搏，发生猝死。透析中后期低血压是由于透析流失的液体首先来自血浆，然后组织间液从组织间隙进入血管系统补充血浆容量，导致血浆渗透压相对低于组织间液，血浆再充盈速度减慢，若患者体重增加，超滤量过多、速度过快，可导致血浆再充盈时间不足，超滤率大于血管内血浆再充盈率，有效循环血浆量减少，导致血压下降，发生低血压。

（2）血浆渗透压降低。在血液透析过程中，若尿素、肌酐等溶质被迅速清除出体外，血浆渗透压将迅速下降，并与血管外液形成渗透压梯度，驱使水分移向组织间或细胞内，有效血容量减少，导致血压下降。

此外，如果透析液钠浓度过低（透析液钠浓度低于血浆钠浓度），会导致回流的血液渗透压低于周围组织渗透压，使得水分从血管内移向组织以维持渗透压平衡，使有效循环血容量减少，引起血压下降。

（3）血管调节功能异常。尿毒症患者常合并自主神经功能不全，心血管系统对透析引起的循环血浆量减少不能适应，老年人及糖尿病患者尤为突出。此外，部分患者透析间期血压监测不完善，当高血压已降至正常范围后，未及时调整药物用量，透析前服用降压药或透析过程中服用快速降压药，降低了机体对容量减少引起血管收缩的反应，导致透析过程中发生低血压，透析后发生直立性低血压。

（4）透析相关的因素。透析膜生物相容性差、透析液钠离子浓度或钙离子浓度过低、透析液温度过高等透析相关因素均可导致透析中低血压。血液透析时，血液与透析膜接触，若所使用的透析膜生物相容性差，会产生一系列反应，诱发低血压。透析液温度过高可导致皮肤血管反射性扩张，皮肤静脉容量增加，中心静脉压及心排血量降低，外周血管阻力下降，引起低血压。

（5）透析过程中进餐。进餐可使迷走神经兴奋，促进大量消化液分泌，胃肠血管扩张，血液分布于消化系统，导致有效循环血容量减少，引起低血压。

（6）营养不良及贫血。血液透析患者常处于营养不良状态，对血液透析耐受性差，易发生低血压，血色素水平与外周血管阻力有直接的相关性，贫血可引起血管扩张，严重贫血的患者更容易发生低血压。

（7）心脏病变。由于水钠潴留、高血压、贫血及尿毒症等副作用，血液透析患者常存在不同程度的左心室肥厚及收缩或舒张功能不全，当血容量减少或外周阻力下降时，左心室肥厚和心功能不全可促进透析中低血压的发生。心包积液使心脏灌注及排血量降低，也容易诱发透析中低血压。

（8）其他因素。如败血症、失血（如血液回路漏血、内脏出血）、溶血、心包出血及机器容量控制装置失灵等，均可引起水分超滤过多，导致低血压。

2. 发生透析中低血压的危害。

（1）发生透析中低血压最大的危害就是导致动静脉内瘘的堵塞，经常出现的透析中低血压可导致动静脉内瘘中血流速度减缓，容易形成凝血，导致动静脉内瘘堵塞。

（2）若透析中低血压未及时发现，以致出现低血压休克、心脏停搏、呼吸停止等，会严重危害患者生命，即使及时抢救预后也很差。

（3）透析中低血压可导致冠状动脉供血不足和脑缺血。

（4）透析中低血压会影响血液透析的充分性。

（5）透析中低血压可导致脱水不足，容量负荷过重，引起左心室肥厚，诱发心力衰竭、心律失常等并发症。

3. 发生透析中低血压的症状。

（1）典型症状有恶心、呕吐、出冷汗，继而出现面色苍白、呼吸困难、脉搏细速、血压下降，严重者可出现晕厥、意识障碍。

（2）早期症状包括打哈欠、胸闷、心悸、全身发热感、头晕眼花、腹痛、有便意、腰背酸痛等。

4. 发生透析中低血压的处理。

（1）当出现恶心、呕吐、出冷汗、胸闷、全身发热感、头晕眼花、腹痛、有便意、腰背酸痛等症状时，应立即告知护士或医生。

（2）医护人员应立即暂停超滤，调低血流量。

（3）在护士协助下，取头低脚高位，并快速静脉推注0.9%生理盐水100~250mL。

（4）护士遵医嘱静脉推注50%葡萄糖注射液、10%浓钠注射液等药物。

（5）血压稳定后，由护士逐步恢复超滤，但仍应密切监测血压变化。

（6）若低血压无好转，护士会再次实施静脉补充生理盐水等扩容治疗，并立即寻找原因，对可纠正的诱因进行干预。

（7）若血压继续下降，护士会立即回血，停止血液透析治疗。必要时可以转换治疗模式，如采用单纯超滤、血液滤过或血液透析滤过等。

5. 透析中低血压的预防。

（1）调整透析方法。例如，采用低温联合可调钠超滤曲线法进行血液透析，即开始时使用钠浓度高的透析液以提高血浆渗透压，促使水分从细胞内液向细胞外液转移，增加血浆的充盈；在透析将要结束时逐渐降低钠浓度，使血钠浓度恢复正常。该方法由于开始时提高了透析液钠浓度，易导致患者体内钠潴留，引起口渴和透析间期体重增加过多。透析过程中血浆再充盈是不断下降的，所以透析开始阶段采取高超滤率，之后逐渐降低的超滤模式。温度下降，末梢血管阻力可增加，使血管收缩，同时低温透析可改善血液透析过程中心血管耐受性，保持心血容量和心搏出量，增加总外周阻力，对心功能不全的患者有保护作用，减少低血压的发生，有利于超滤脱水，保证充分透析。

序贯透析法也是一种临床上用于降低透析中低血压发生率的有效方法，即先进行1h的单超透析，以此让血浆渗透压保持在稳定的范围，并让各个组织之间的水分流入血浆中，从而维持患者的血压在正常范围内；之后持续进行4h常规透析，并对其滤过率进行合理调整，以此起到控制患者血压的目的。

此外，对于在血液透析过程中经常发生低血压，且伴有心功能不全的患者，短时间内可适当增加透析次数，待心功能好转时，再适当调节为规律透析（至少每周3次）。

（2）控制饮水量。每日固定时间、固定体重计、固定地点测量体重，每次测量时身上的衣物尽可能一样以减少误差，并自行做好记录。应保持每日体重增加≤1kg，两次透析之间的体重增加≤5%目标体重。少尿或无尿的透析患者每日除了吃药的饮水量外，尽量不要饮水、喝粥和汤等。

掌握控制水分的技巧有助于患者控制饮水量。例如，按处方要求规律透析；将每日可饮用水量平均分配，用固定容器装好或将部分混合柠檬汁结成冰块，口渴时含在口中，让冰块慢慢溶化；稍微口渴时，用棉花棒湿润嘴唇或漱口，十分口渴时再小口喝水；保持低钠饮食，少吃腌制品、熏肉、罐头食品等；口渴时，不饮用温水，而是饮用冰水或热水，或用柠檬水漱口。

（3）居家密切监测血压情况，定时与医生联系调整降压药物方案。经常出现透析中低血压或透析前血压明显降低者，血液透析当天应停止服用降压药，同时也需调整透析间期降压药物的使用，收缩压维持在150~160mmHg为宜。

（4）改善营养，纠正贫血。

（5）对经常发生透析中低血压的患者，应避免在透析中进食，可以在透析前后进食，特别是透析前可以充足进食。

（6）血液透析患者必要时应按医嘱在透析前使用肾上腺素受体激动药（如米多君等）或在透析中使用高渗葡萄糖等。

（7）血液透析结束后起床不要过快，避免发生直立性低血压。

透析过程中或透析后出现过低血压情况时，务必经常检查动静脉内瘘情况，因为透析治疗中脱水过多导致血容量下降，出现低血压，动静脉内瘘中血流缓慢易形成凝血，特别容易导致堵塞，若发现动静脉内瘘搏动或震颤减弱，应第一时间告知透析室医护人员，尽快做下一步的检查与处理。

（二）透析中低血糖

血液透析时，患者可出现：①低血糖症状；②发作时血糖浓度<2.8mmol/L；③接受降糖药物治疗，糖尿病患者血糖<3.9mmol/L；④供糖后低血糖症状迅速缓解。若出现上述表现，即可诊断为透析中低血糖。

1. 发生透析中低血糖的原因。

（1）胰岛素和降糖药物的使用。因尿毒症患者肾功能丧失，对胰岛素需求量下降。透析前若没有减少胰岛素和降糖药物的用量，可能会导致透析中低血糖的发生。正常情况下，肾脏是胰岛素的灭活器官，且有20%的胰岛素从肾脏排出，终末期肾脏病患者对胰岛素灭活出现障碍，使胰岛素降解降低，引起血中胰岛素蓄积，血清胰岛素的水平普遍高于正常范围，且胰岛素分子量大，不能被血液透析清除，使血中胰岛素半衰期延长，增加了胰岛素在血液中的浓度。所以，慢性肾衰竭的糖尿病患者在接受透析治疗1年内即有50%以上的患者可完全停用胰岛素。有学者认为这是由于终末期肾脏病患者接受血液透析治疗后，胰岛素受体的活性增强，使周围组织对胰岛素的反应性增加，从而改善胰岛素抵抗；还有学者研究认为胰岛素抵抗是由于胰岛素聚合物阻断了胰岛素受体，而血液透析可以清除胰岛素聚合物，从而改善胰岛素抵抗。

（2）葡萄糖通过透析液排出体外。葡萄糖分子量小，血液中的葡萄糖可以自由通过透析膜向透析液弥散。目前，为防止透析液细菌生长而采用的无糖透析液，亦可能是血液透析过程中诱发低血糖的原因。有研究报道，使用无糖透析液进行血液透析，葡萄糖丢失的速率是5.5g/h，4h会丢失25~30g；而采用浓度为5.5mmol/L的含糖透析液，所有接受治疗的糖尿病患者及非糖尿病患者均未发生低血糖；将曾发生透析中低血糖的非糖尿病患者及糖尿病患者透析前后的血浆降糖素、皮质醇、肾上腺素、去甲肾上腺素水平，与未发生透析中低血糖者比较，均无显著差异。从而推测血液透析过程中，血中葡萄糖通过透析膜逸出体外是引发透析中低血糖的重要原因。

（3）胃肠道因素。由于客观原因，有的患者透析前就餐时间与透析结束时间间隔较长，透析期间未进食，易发生低血糖。恶心、呕吐、进食不规律，尤其早晨空腹血液透析，也容易引发透析中低血糖。血液透析患者常合并营养不良、贫血、心血管病变、代偿能力差等病症，若不适当地使用降糖药物，也易发生低血糖。

（4）糖尿病、老年患者可多次发生低血糖，这是因为透析清除代谢废物后，胰岛素抵抗得到改善，加上每次透析周期会丢失20~30g葡萄糖，更易引起低血糖。

（5）未进食或纳差时仍使用降糖药或胰岛素等药物。

2. 发生透析中低血糖的危害。

（1）严重的低血糖反应可以造成心脑血管损害及全身多个脏器损伤。低血糖可以导致患者出现意识障碍、精神失常、肌张力障碍、生命体征减弱等危险病症。

（2）低血糖能导致心率增快、左心室收缩功能增强，进而促使血压升高及心输出量增加，最终引发或加重心绞痛及心肌梗死，甚至导致猝死。

（3）低血糖还可以导致眼压突然下降，进而导致动脉破裂出血，也可导致视网膜缺血性损伤。

（4）血糖的急性下降还可以使肾脏血流量及肾小球滤过率降低，从而增加患者的死亡率。

（5）低血糖还可以影响血液透析治疗的过程，降低透析的质量。

3. 发生透析中低血糖的症状。

（1）透析中低血糖常见症状包括出冷汗、颤抖、心悸、有饥饿感、焦虑、紧张、软弱无力、面色苍白、流涎、肢凉、震颤、血压轻度升高等；有的患者早期仅表现为手心和额头出汗。

（2）透析中低血糖还可表现出神经低糖症状，如精神不集中、头晕、迟钝、视物不清等；还可出现幻觉、躁动、行为怪异等精神失常症状，甚至出现神志不清、舞蹈样动作、痉挛；严重者出现昏迷、血压下降。

4. 发生透析中低血糖的处理。

（1）当出现冷汗、颤抖、心悸、有饥饿感、焦虑、软弱无力、面色苍白等症状时，应立即告知护士或医生。

（2）医护人员应立即暂停超滤、调低血流量，并马上测量指尖血糖。

（3）护士遵医嘱静脉推注50%葡萄糖注射液。

（4）血糖升高后，护士会逐步恢复超滤，但仍应密切监测血糖的变化，0.5h后复测指尖血糖。

（5）若低血糖无好转，护士会再次遵医嘱实施50%葡萄糖注射液静脉推注，并立即寻找原因，对可纠正诱因进行干预。

（6）若血糖继续下降，护士会立即回血，停止血液透析治疗，并静脉滴注10%葡萄糖溶液维持，直到指尖血糖升至正常为止。

（7）若近期血糖控制不好，经常出现透析中低血糖反应，护士会在透析1h、2h、3h监测患者血糖变化，必要时与医生联系，调整降糖方案。

5. 透析中低血糖的预防。糖尿病、老年患者血液透析过程中特别容易出现低血糖，应尤其注意。

（1）透析前1h务必适量进食，尤其是透析前的一餐。若未进食，则不应注射胰岛素或口服降糖药；若未进食，又不小心注射了胰岛素，务必告知医护人员，并在医护人员协助下使用高渗糖等药物。

（2）透析当天，准备好含糖食物，如巧克力、面包、饼干、糖果等，在进行血液透析的过程中，一旦出现低血糖迹象可以及时食用，从而防止低血糖发生。

（3）居家密切监测血糖情况，定时与医生联系调整降糖药或胰岛素剂量，透析当天不用或者减量使用降糖药物，胰岛素用量可在原基础上减量2~8单位，以降低发生低血糖的概率。有50%以上糖尿病慢性肾衰竭患者在接受血液透析治疗1年内可完全停用胰岛素。

（4）糖尿病患者进入透析治疗后，空腹血糖控制在8.25~11.0mmol/L，餐后2h血糖应控制在11.1~16.5mmol/L。

（三）透析中高血压

透析中高血压是指患者透析过程中血压不断升高，收缩压 > 140mmHg，舒张压＞90mmHg，伴有或不伴有头痛、头晕等症状。

1. 发生透析中高血压的原因。

（1）没有及时调整体重，身体里仍有多余的水分。例如，眼睑、四肢、腹部等部位仍有水肿；或身体看不到的地方有积液，如胸腔积液、心脏积液、腹部积液等。

（2）血液透析间期水、盐控制不当，透析不充分，均可引起血压上升。

（3）患者长期处于紧张、焦虑状态，导致心血管硬化，也会使得血压升高。

（4）高血压患者中有一小部分为肾素依赖性高血压，血压持续在较高水平，常不易控制。

（5）长期应用促红细胞生成素，会导致患者血管收缩敏感性增强，从而改变肾脏血液动力学，引起血压升高。

2. 发生透析中高血压的危害。

（1）透析中血压过高容易引起心脑血管并发症（如脑出血、脑卒中、心力衰竭等）及其他脏器出血并发症。若脑出血未被及时发现及处理，会危及患者生命，导致死亡；即使及时发现脑出血并实施抢救，其预后较差，并会产生一系列不良后果，如偏瘫、生活不能自理等，并加重患者家庭经济负担，严重影响患者生活质量。因此，对透析中高血压应给予充分重视。

（2）透析中血压过高，甚至到透析结束时，收缩压仍高于180mmHg的患者，动静脉内瘘拔针后出血倾向会增加，对于高位瘘或有假性动脉瘤的患者，止血时间明显延长。

3. 发生透析中高血压的症状。

（1）部分患者有头晕、头痛、心悸等症状。

（2）部分患者没有任何不适感。

4. 发生透析中高血压的处理。

（1）当出现头晕、头痛等不适时，及时告知护士，并由护士测量血压后报告医生。

（2）收缩压≤180mmHg时，暂不处理，但要密切观察血压情况；当血压持续上升至收缩压＞180mmHg时，遵医嘱给予硝苯地平或硝酸甘油片舌下含服。

（3）低钠透析。对于长期透析过程中出现高血压的患者，可在透析开始时调整透析液钠浓度，以避免透析过程中发生高血压。

（4）合理使用降压药。

（5）收缩压降至180mmHg以下，患者才可离开透析室。

5. 透析中高血压的预防。

（1）充分规律透析，没有特殊情况不请假，这是控制透析中高血压的主要措施。80%以上的透析中高血压是由于体内水分过多，在超滤出体内多余水分后，50%~60%的患者无须服用降压药即可恢复正常血压。对于超滤不耐受或进水多而达不到目标体重的患者，可多次超滤，分次少量脱水，逐步到达目标体重；也可适当延长透析时间，增加透析次数。

（2）遵医嘱定时定量服用降压药，做到不漏服、不停服、不错服等，切勿自行增减剂量或者突然停药，一定要保证药物的治疗效果，以及血液透析患者血压的稳定。

（3）居家早、中、晚自我监测血压3次，并做好记录。血液透析患者的血压会根据透析超滤、透析间期容量负荷等呈现周期性改变，因此患者要定时进行血压监测及记录，为医生拟订药物分配方案提供有效信息。若患者血压出现异常，或血压波动明显，应及时与医生联系，调整降压药物种类及剂量。

（4）透析间期限制钠摄入量，透析患者每日食盐摄入量应≤3g。

（5）控制饮水量可参考上述"透析中低血压"。

（6）及时调整目标体重，身体有多余水分时应在医生指导下降低目标体重。

（7）保持放松、乐观心态，居家时可适当进行户外活动，如饭后散步、慢走、打太极拳等，戒烟、戒酒。

（8）发生透析中高血压的患者，如果是容量依赖型（即水分过多），透析当天（透析前）应尽量避免服用降压药，以免透析过程出现严重的低血压；可在透析前晚睡前服用中长效降压药，具体降压药物的选取应遵医嘱，出现任何情况时患者都应及时与医生联系，调整用药。

如果是肾素依赖性高血压，透析过程中由于液体量减少，可导致肾素分泌增多，血压有可能越来越高，透析当天（透析前）可服用中长效降压药，但应避免服用硝苯地平等作用强、起效快的扩血管药物，以免透析时出现低血压。

（9）血液透析患者及其家属应了解发生透析中高血压的相关知识，包括血液透析知识，高血压发生的原因、危害和临床表现，以及如何预防。另外，每次透析之前患者都必须告知医护人员其实际饮食、饮水、控钠情况，以便及时发现错误，纠正认识误区。

（四）透析失衡综合征

透析失衡综合征是指在血液透析过程中或血液透析结束后数小时内出现的以神经系统症状为主的临床症候群，是血液透析的急性并发症，轻者表现为头痛、恶心、呕吐、疲乏，重者伴有抽搐、震颤、烦躁不安，甚至昏迷，严重者可危及生命。

1. 发生透析失衡综合征的原因。血液透析可使血液内的尿素氮等小分子被快速清除，而脑组织、脑脊液中的尿素氮等小分子尚未被清除，会与血液产生渗透压差异，从而导致水分从血液进入脑脊液，引起脑压上升，从而引发各种中枢神经症状。

2. 发生透析失衡综合征的症状。常见的症状有头痛、恶心、呕吐、血压升高、焦虑、兴奋、错觉、四肢震颤、识别障碍、全身痉挛等，其特征为透析停止后数小时至1日症状会消失。

3. 发生透析失衡综合征的处理。

（1）当出现头痛、恶心、呕吐等不适感时，应主动告知护士，护士会调慢血流量。

（2）当有些患者强烈要求多脱水时，应遵医嘱，将目标体重调整在适当范围。两次透析间期体重增加在目标体重5%以内，能有效防止透析中液体急剧变动而发生透析失衡综合征。

（3）同时限制钠盐和水的摄入。

（4）合理控制蛋白质的摄入，以免血液中毒素增长过多、过快。

（5）首次透析者，血液速度避免过快，时间不宜过长，一般≤3h，对于血中肌酐和尿素氮水平较高者，应增加透析频率。

（五）肌肉痉挛

肌肉痉挛多出现在每次透析的中后期。一旦出现应首先寻找病因，针对病因实施治疗，并在以后的透析中采取措施预防再次发作。

1. 透析过程中发生肌肉痉挛的原因。透析中低血压、低血容量、超滤速度过快及应用低钠透析液治疗等导致肌肉血流灌注降低是引起透析中肌肉痉挛最常见的原因；血电解质紊乱和酸碱失衡也可引起肌肉痉挛，如低镁血症、低钙血症、低钾血症等。

2. 透析过程中发生肌肉痉挛的处理。根据诱发肌肉痉挛的病因酌情采取措施，如快速静脉推注生理盐水100mL（可酌情重复）、高渗葡萄糖溶液或甘露醇溶液；对痉挛的肌肉进行外力挤压按摩也有一定疗效。

3. 透析过程中肌肉痉挛的预防。

（1）防止透析低血压发生及透析间期体重增长过多，每次透析间期体重增长不超过目标体重的5%。

（2）适当提高透析液钠浓度，采用高钠透析或序贯钠浓度透析。

（3）积极纠正低镁血症、低钙血症和低钾血症等电解质紊乱。

（4）加强肌肉锻炼。

（六）恶心、呕吐

1. 透析过程中发生恶心、呕吐的原因。常见原因有透析中低血压、透析失衡综合征、透析器反应、糖尿病导致的胃轻瘫、透析液受污染或电解质成分异常（如高钠、高钙）等。

2. 透析过程中发生恶心、呕吐的处理。

（1）透析中低血压导致的恶心、呕吐应采取紧急处理措施（见上述"透析中低血压"部分）。

（2）在针对病因处理基础上采取对症处理，如应用止吐剂。

（3）加强观察及护理，避免发生误吸事件，尤其是神智欠清醒者。

（4）针对诱因采取相应预防措施是避免出现恶心、呕吐的关键，如采取措施避免透析中低血压发生。

六、血液透析患者如何预防心力衰竭

1. 心力衰竭是慢性肾衰竭的严重并发症，血液透析患者发生心力衰竭最主要的病因为体内水钠潴留导致血容量过多。另外，高血压、严重贫血、电解质和酸碱平衡紊乱、透析不充分、心肌或冠状动脉病变、动静脉内瘘引起血液分流量过大等均可加重心力衰竭。

2. 预防心力衰竭发生必须多管齐下，采取综合措施。

（1）严格控制水、盐的摄入，避免进食含水量多的食物（如水果、蔬菜等）。

（2）控制体重。血液透析患者要养成每日测量体重的习惯，透析间期体重增加不宜超过目标体重的3%~5%。

（3）按医嘱定时进行血液透析，不能自动更改血液透析时间。必要时可增加透析次数，有条件者可选择定期加做血液滤过及灌流。

（4）保护心脏。避免情绪激动及重体力劳动，运动适量；动静脉内瘘扩张太大时应及时处理，以免引起高心排血量，使心跳加快，加重心脏的负担。

（5）积极纠正贫血，定期做血常规检查，了解是否存在贫血及其程度，并在医生指导下应用促红细胞生成素及补充铁剂、叶酸等纠正贫血。

（6）测量血压。每日早、中、晚自测血压3次，并做好记录，有变化时及时与医生联系，对有高血压的患者除应按医嘱服用降压药物外，还应强调低盐饮食。

七、血液透析患者如何避免出血

血液透析过程中会使用抗凝剂，透析结束后，仍有少部分存留在体内，此时要保持皮肤完整，避免割伤、撞伤等。随时注意伤口有无出血不止、血便、血尿、头晕等现象，并及时告知医护人员。下面以消化道出血为例，介绍尿毒症患者合并消化道出血应针对不同病因采取相应治疗。

1. 进行充分合理的透析。尿毒症可使各种代谢废物从消化道排出增多，刺激胃肠黏膜，引起广泛胃肠黏膜炎症性水肿、糜烂、溃疡及出血，患者切不可擅自减少透析次数，必须由主管医生根据病情进行评估并获得其同意后，方可减少治疗次数。不能随便提前结束透析治疗，护理好血管通路，保证每次治疗能达到理想的有效血流量，确保透析的充分性，提高生存质量。

2. 注意饮食。辛辣食品和过多甜食可刺激胃酸分泌，易造成胃、十二指肠溃疡引起出血。

3. 保持乐观情绪。心情急躁可使胃酸分泌增多，刺激胃黏膜，产生或加重应激性溃疡，使胃黏膜出血不易停止。

4. 在日常生活中，患者应注重观察大便颜色及性状，如出现黑便必须及时联系主管医生进行相关检查，并排查是否有消化道出血。如出现黑便，应在透析治疗前告知医护人员，并进行无抗凝透析。透析患者应定期做大便常规检查，排除大便隐血阳性。

八、血液透析患者出现什么情况需要立即就医

血液透析患者居家生活时，如果发现身体状况与往日不同，如血压太高或太低、持续头痛、心跳太快或太慢、剧烈胸痛、呼吸困难、腹痛、解黑便、发热、四肢无力、出血、血管通路阻塞等，应立即到医院就诊。

（李彦 邹要芬）

第十五章　肾移植

第一节　肾移植的适应证与禁忌证

一、什么是肾移植

肾移植是将来自供体的肾脏通过手术植入受者体内，从而恢复受者肾脏功能。1954年，国际上成功实施第一例同卵双生子之间肾移植。至今肾移植已成为终末期肾病患者的首选治疗。截至2010年年底，中国（除港澳台地区）进行了93 000余例肾移植。目前，肾移植手术已较成熟，对相关内科问题的管理是影响患者长期存活率的关键。此外，积极解决供肾短缺问题是让更多终末期肾病患者受益的前提。

二、肾移植的适应证有哪些

1. 慢性肾病终末期或其他肾脏疾病导致的不可逆转的肾衰竭患者。

2. 年龄＜65岁及全身情况良好者，但年龄不是主要影响因素。

3. 心肺功能良好，能耐受手术者。

4. 活动性消化道溃疡术前已治愈者。

5. 恶性肿瘤新发或复发，经手术等治疗病情稳定2年后无复发者。

6. 肝炎活动期已控制，肝功能正常者。

7. 结核患者正规抗结核治疗后，无明显症状，且明确处于结核静止期患者。

8. 无精神障碍或药物成瘾者。

三、肾移植的禁忌证有哪些

肾移植的绝对禁忌证很少，许多禁忌证是相对的。

1. 绝对禁忌证。

（1）未治疗的恶性肿瘤患者。

（2）结核活动者。

（3）艾滋病或肝炎活动者。

（4）药物（包括镇痛药物、毒品）成瘾者。

（5）进行性代谢性疾病（如草酸盐沉积病）患者。

（6）近期心肌梗死患者。

（7）存在持久性凝血功能障碍者（如血友病患者）。

（8）预期寿命<2年者。

（9）其他脏器功能存在严重障碍，包括心肺功能、肝功能严重障碍者。

2. 相对禁忌证。

（1）患者年龄＞70岁。

（2）基础疾病为脂蛋白肾小球病、镰状细胞病、瓦尔登斯特伦巨球蛋白血症等肾移植术后复发概率高的患者。

（3）淋巴细胞毒抗体或群体反应抗体强阳性未经预处理者。

（4）合并复发或难控制的复杂性尿路感染者。

（5）过度肥胖或严重营养不良者。

（6）合并其他疾病，如周围血管病变、癌前期病变、严重淀粉样变性等患者。

（7）精神性疾病、精神发育迟缓或心理状态不稳定者。

第二节　肾移植相关问题

一、肾移植术前要做什么准备

肾移植术前要进行受者评估。肾移植受者的评估不仅包括完整的医疗评估和确定引起肾衰竭的原发病种类及可能的基础病，还包括仔细评估肾移植后可能出现的问题，并做好充分的了解和准备。

二、肾移植术前配型要做什么检查

1. 实验室检查。

（1）常规检查，包括血常规检查、凝血功能检查、血生化检查等。

（2）感染筛查，包括乙型肝炎病毒、丙型肝炎病毒、人类免疫缺陷病毒（HIV）、巨细胞病毒（CMV）抗原和抗体、梅毒血清学、EB病毒等；儿童需筛查水痘病毒；在球孢子菌病流行地区需筛查孢子菌感染。

（3）尿液分析和培养。

（4）年龄＞50岁的男性或有前列腺癌家族史的年轻男性需测定前列腺特异性抗体。

（5）组织相容性检查，包括血型、免疫学检查［如人类白细胞抗原（HLA）、群体反应性抗体（PRA）、抗内皮细胞抗体（AECA）、供者特异性抗体（DSA）测定等］。

（6）粪便常规检查和粪便隐血检查。

2. 辅助检查。

（1）肺部CT检查。

（2）心电图检查。

（3）腹部超声检查。

（4）年龄>18岁的女性应行宫颈刮片（巴氏涂片）检查。

（5）年龄>40岁的女性或有乳腺癌家族史的年轻女性应行乳腺X线检查。

（6）长期肾透析治疗持续时间＞6年，且年龄>50岁的受者应行结肠镜检查。

3. 心脏检查。各个移植中心差别较大，但对于有糖尿病、年龄＞55岁、有心脏病史的受者常规均应行心脏负荷试验和（或）超声心动图检查。

4. 口腔科检查。排除存在任何牙齿或牙龈感染，术前排除潜在的感染灶。

5. 心理评估。心理社会因素同样会影响肾移植手术成败，术前也必须进行评估。评估内容包括社会与家庭支持、处理复杂病情变化的能力、经济来源、医疗保险状况及依从性等。

三、肾移植术后早期应注意什么

肾移植术后早期，必须关注可能与感染或排斥有关的症状，发现异常时，应尽早与移植医生联系，在没取得医生同意的情况下不能自行减药或者停药。耽误时间或自我安慰认为没有问题有可能使移植脏器受到严重损害。具体异常情况包括：

1. 尿量减少，每日尿量<1 000mL，体重增加。

2. 体温突然升高（>38℃），特别是伴有寒战等不适。

3. 切口红肿或者疼痛、移植肾部位肿胀、疼痛、较硬，伸直下肢时有牵拉痛。

4. 血压升高，增高幅度≥30mmHg，或者视物模糊。

5. 无明显诱因的乏力、关节疼痛、感冒样症状。

6. 难以缓解的腹痛、恶心、呕吐或腹泻。

7. 呼吸或吞咽困难、胸背疼痛、尿色深或者茶色尿、尿频、尿急、排尿疼痛或有烧灼感。

四、肾移植术后生活上应注意什么

1. 日常生活方面。

（1）保持乐观的情绪。

（2）每日定时测量体重，最好在清晨大小便后、早餐前，穿同样衣服测量。

（3）每日做好康复期的各种记录，如体温、血压、体重、尿量、化验结果和服药情况等。

（4）术后3个月内应避免出入公共场所，必要时应戴口罩以防感染，禁止接近各种动物，如猫、狗、鸡、鸽等，以免受病菌感染。

（5）注意个人卫生，尤其是口腔卫生，养成饭后、睡前刷牙的习惯。

（6）合理安排饮食，以高蛋白、高热量、多种维生素、低脂肪、少盐、易消化的饮食为宜。严忌服用人参、蜂王浆、海参之类的补品，以免诱发排斥反应。

（7）居住房间应卫生整洁，地面最好为地板或地砖，避免使用地毯。保持室内空气新鲜，有条件者可在房间内安装紫外线灯进行消毒。衣物、床单、被褥要勤洗勤换，经常日晒或用衣物烘干机高温烘烤，有助于清除真菌及螨虫，降低感染风险。

（8）生活要有规律，出院后要自行管理，养成良好的生活规律。坚持锻炼身体，出院后3个月，无特殊情况，一般可参加轻体力劳动。

（9）注意保护好移植肾，避免移植肾部位剧烈活动及受到外界暴力撞击。

（10）性生活与生育。已婚的患者，只要身体适当恢复，可以进行性生活，但决不能放纵，要适当克制。据研究，男性肾移植患者术后生育能力会逐渐恢复正常，服用免疫抑制剂不会影响到下一代；女性肾移植患者，虽然生育能力也可恢复，但不提倡，因为怀孕和生育会加重肾脏的负担，从而导致肾功能不全。因此，肾移植患者可以结婚，但应该注意避孕，生育问题必须慎重考虑，计划怀孕者必须与医师认真讨论后再决定。

2. 按医嘱服药。肾移植术后，需要终身持续服用免疫抑制剂，以保护移植肾，防止排斥。肾移植能否成功完全取决于患者是否认真按照医师的指导执行服药方案。

3. 定期门诊复查。出院后必须定期到门诊复查，初期是每周1次，情况稳定后逐渐改为每2周1次，每月1次，每2个月1次。每次门诊复查都要做尿液或血液检查。若无法到门诊复查，一定要打电话与医生联系。即使是短时间的中断服药，都会对移植肾产生严重的影响。除了排斥反应、移植合并感染、心血管病等并发症外，不按时服药、不定期随访等也常常是移植肾失功的主要原因。

五、服抗排斥药应注意什么，需要一直吃吗

肾移植受者需长期服用免疫抑制剂以抑制供受体排斥反应。排斥反应机制复杂，单一免疫抑制剂无法完全阻止或抑制免疫应答的各个环节，因此常采用多种免疫抑制剂联合治疗，一方面作用机制可互补，有效抑制排斥反应，另一方面可避免单一药物大剂量使用而导致副作用增加。

肾移植免疫抑制治疗包括：

（1）预防性用药常采用以钙调神经蛋白抑制剂（环孢素或他克莫司）为主的二联或三联方案（联合小剂量糖皮质激素、霉酚酸酯或硫唑嘌呤、西罗莫司等）长期维持。

（2）治疗或逆转排斥反应常采用甲泼尼龙、抗胸腺细胞球蛋白（ATG）或抗淋巴细胞球蛋白（ALG）、抗CD3单克隆抗体（OKT3）等冲击治疗。

（3）诱导治疗被用于移植肾延迟复功、高危排斥、二次移植等患者，常采用ATG、抗CD25单克隆抗体等，继以环孢素或他克莫司为主的免疫抑制方案。

六、肾移植术后的排斥反应有哪些

排斥反应是影响移植肾早期存活的主要原因。排斥反应根据发生时间，可分为超急性排斥反应、加速性排斥反应、急性排斥反应和慢性排斥反应；根据反应机制，可分为T淋巴细胞介导排斥反应和抗体介导排斥反应。不同类型的排斥反应，治疗方法及预后大不相同。

七、肾移植术后会发生哪些并发症，如何处理

（一）电解质紊乱

1. 高钾血症：很常见。免疫抑制剂副作用、肾功能不全、饮食钾排泄慢及使用血管紧张素转化酶抑制剂或者血管紧张素Ⅱ受体阻滞药均可能导致术后早期高钾血症。此外，代谢性酸中毒及钾的跨细胞转移也是一个因素。治疗包括控制饮食中的钾摄入，停用或减少使用引起血钾升高的药物，降钾治疗。部分患者需要透析治疗。

2. 低钾血症：常见原因有多尿导致尿钾丢失较多、进食少、存在呕吐、腹泻等。一般易纠正，可给予加强饮食补钾、口服钾盐、循环补液中增加钾的补充等处理。

3. 高磷血症：常见于肾移植术后早期，在肾移植术后远期较少见。与长期高磷血症未纠正有关，一般术后无须特殊处理，1周内能恢复正常。当肾移植术后远期有高磷血症时，应考虑存在甲状旁腺功能亢进症，需检查甲状旁腺激素（PTH）水平，行针对性治疗。

4. 低钙血症：移植后引起低钙血症的常见原因包括低镁血症（血镁浓度＜0.4mmol/L）可降低PTH分泌，导致PTH介导的骨钙释放受损；严重的高镁血症也能抑制PTH分泌，引起低钙血症。使用大剂量维生素D和补钙药可缓解持续的低钙血症。

5. 低镁血症：肾移植后常发生低镁血症。其中肾脏镁丢失是最主要的原因，他克莫司与环孢素也可导致尿镁丢失引起低镁血症。低镁血症易引发室性心律失常，有时需静脉注射或口服补镁药。

（二）肾移植术后少尿和无尿

肾移植术后24h尿量＜400mL为少尿，＜100mL为无尿。当出现尿量偏少时，应首先检查尿路是否通畅，如导尿管滑出需重新置入导尿管；如有血凝块堵塞导尿管，可予生理盐水抽吸冲洗膀胱以清除血凝块并更换大号导尿管。排除尿路梗阻因素后，若仍有液体潴留，应予静脉注射呋塞米等利尿药；若有效容量不足，可快速补液250~500mL，观察补液反应；若有效容量正常，可快速补液后加用利尿药观察利尿反应。若血压偏低，可予多巴胺提升血压，增加肾脏血流灌注，并可适当扩张肾动脉。若经上述处理后尿量仍不增加，需进一步检查，如移植肾多普勒超声检查、血管造影检查，必要时做肾穿刺活检等以明确病因，进行针对性治疗。

（三）移植肾功能延迟

移植肾功能延迟（DGF）一般指肾移植术后1周内血肌酐未恢复正常，

以至少需进行一次血液净化治疗为标准。尸体肾移植术后DGF发生率为10%~50%；亲属活体肾移植DGF发生率约为6%。发生DGF原因大多为急性肾小管坏死（ATN），其他原因还包括加速性排斥反应或急性排斥反应、药物肾毒性、移植肾动静脉血栓原发病复发、输尿管梗阻等。发生DGF时，需要鉴别上述原因并及时处理。治疗主要包括：

（1）透析治疗。注意避免低血容量，维持血压稳定。

（2）免疫抑制剂调整。在透析过渡期间，可使用较大剂量的激素、霉酚酸酯等；钙调神经蛋白抑制剂可选择他克莫司，剂量减半，维持血药浓度在4ng/mL左右。急性排斥反应风险较大者可考虑抗体诱导治疗。

（3）其他药物治疗。可使用前列腺素E等改善移植肾的微循环，促进恢复。

（4）预防感染及支持治疗。此时患者仍处于尿毒症状态，并同时使用免疫抑制剂，导致感染、水电解质酸碱平衡紊乱发生率高，需加强监测与对症支持治疗。

（四）肾移植排斥反应

1. 超急性排斥反应（hyperacute rejection，HAR）：发生HAR的主要原因是术前受者体内存在针对供者的抗体。HAR一般发生在移植肾血管开放后即刻或48h内，病理表现为肾小球毛细血管和微小动脉血栓形成，可致广泛肾皮质坏死。HAR目前尚无有效治疗，可通过术前检测受者群体反应性抗体水平、供受者淋巴毒试验等进行预防。

2. 加速性排斥反应（accelerated rejection，ACR）：ACR的发病机制尚未完全清楚，可能与受者体内存在针对供者的抗体有关，通常发生在移植术后1~7日，表现为发热、高血压、血尿、移植肾肿胀伴压痛明显、肾功能快速恶化并丧失。病理上以肾小球和间质小动脉的血管病变为主，免疫组化检测可提示肾小管周毛细血管（peritubular capillary，PTC）补体C4d沉积。治疗上需加强免疫抑制治疗（如使用ATG、ALG、OKT3等），结合使用丙种球蛋白、血浆置换等去除抗体，使用抗CD20单克隆抗体、硼替佐米等抑制B细胞，但总体治疗效果较差。

3. 急性排斥反应（acute rejection，AR）：AR是最常见的排斥反应，术后任何时期均有可能发生，一般发生于肾移植术后1~3个月，表现为尿量减少、移植肾肿胀、血肌酐上升、移植肾彩超提示血管阻力指数升高等。病理上可区分为T细胞介导的AR与抗体介导的AR。前者主要表现为肾间质和肾小管内单个核细胞浸润（小管炎），重者可见动脉内膜炎；后者以PTC补体C4d沉积为特征，伴急性肾小管坏死样改变、炎症细胞在毛细血管边缘聚集、血栓、动脉内膜炎等。治疗关键在于尽早诊断，此时肾穿刺活检尤为必要，一旦确诊应及时加强免疫抑制治疗（如甲泼尼松龙冲击治疗）。T细胞介导的AR若激素冲击治疗效果差需使用ATG、ALG或OKT3治疗；抗体介导的AR需联合丙种球蛋白、血浆置换去除抗体，以及使用抗CD20单克隆抗体、硼替佐米等抑制B细胞。

4. 慢性排斥反应（chronic rejection，CR）：CR多发生在肾移植术后数月或数年，表现为肾功能进行性减退，常伴有蛋白尿、高血压等。其发病机制主要为体液免疫反应，受者体内存在抗供者特异性抗体。病理表现包括肾小球基底膜呈双轨征样改变、肾小管周毛细血管基底膜多层改变、间质纤维化、肾小管萎缩、动脉内膜纤维性增厚等，伴有肾小管周毛细血管C4d沉积。目前对于CR无特别有效的治疗方法，可适当增加免疫抑制剂强度，对症处理高血压等。如有供者特异性抗体，可考虑丙种球蛋白、血浆置换去除抗体，但总体预后较差。

（五）外科并发症

1. 肾动脉血栓：肾动脉血栓形成往往发生于肾移植术后早期，其发生率<1%，常导致移植肾失功。肾动脉血栓通常与手术操作有关，如血管内膜剥离、血管弯曲和扭曲。危险因素包括低血压、多支肾血管和不明的血管瓣。其他因素包括超急性排斥反应、急性排斥反应和高凝状态。肾动脉血栓形成

后尿量迅速减少，结合超声检查容易诊断。治疗上应即刻取栓，但由于移植肾没有侧支血管，且热缺血耐受性差，发生肾动脉血栓可导致大多数移植肾失功。若只有1支肾动脉形成血栓，或多支肾动脉吻合后其中某支形成血栓，则可导致部分肾梗死，从而引发移植肾功能不全、血压升高，也可能导致输尿管缺血而致输尿管并发症。

2. 肾动脉狭窄：肾动脉狭窄发生率远高于肾动脉血栓，为1%~10%，大多数发生于肾移植术后前几年。狭窄部位往往位于吻合口，危险因素包括受体动脉粥样硬化、吻合技术问题和供体血管损伤，可表现为难以控制的高血压、移植肾功能不全等。彩色超声检查对肾动脉狭窄有较高的敏感性（87.5%）和特异性（100%），血管造影可确诊。治疗肾动脉狭窄首选介入治疗（下行血管成形术），视具体情况决定是否放置支架，并发症有血管破裂和支架内血栓，可导致移植肾失功。由于移植肾周围广泛粘连，手术难度较大，介入治疗不成功者可考虑行手术治疗，包括血管重建、再植、外科旁路等。

3. 肾静脉血栓：肾静脉血栓形成原因包括静脉成角或扭曲、血肿或淋巴囊肿压迫、吻合口狭窄、潜在的深静脉血栓延长和高凝状态等。大多数肾静脉血栓发生在肾移植术后早期，一般发生于术后10日之内，表现为移植肾肿胀、血尿、少尿等。彩色超声检查可明确诊断。一旦确诊应即刻取栓，但是移植肾救治成功希望较小。

4. 动脉瘤：动脉瘤是由吻合口处动脉部分破裂造成的，患者可无症状，在行常规超声检查时发现。动脉瘤可发生破裂，表现为低血压、腹痛，甚至休克，危及生命。手术方式取决于是否存在感染和出血程度。若存在感染或发生大出血，挽救移植肾的希望不大，最佳选择就是切除移植肾。若未发生感染和大出血，修补动脉瘤后有可能挽救移植肾。

5. 动静脉瘘：动静脉瘘可发生于肾穿刺活检后，容易被超声检查发现。无症状的动静脉瘘，可观察病情进展，大多数会自愈。造成显著出血的动静脉瘘，可行选择性动脉插管栓塞。

6. 尿漏：尿漏多数发生于肾移植术后早期，尿漏处往往位于输尿管膀胱吻合口，原因包括手术吻合问题、输尿管缺血、输尿管太短造成张力较大、输尿管直接损伤等，表现为移植肾区肿胀、疼痛、血肌酐升高、尿量减少、尿外渗等。大多数尿漏可通过留置导尿管并引流渗漏的尿液后自行恢复。如肾移植术后早期发生尿漏且尿漏量大，或经非手术治疗无效后，需再次手术行输尿管再植。

7. 输尿管梗阻：输尿管梗阻的发生可早可晚，早期梗阻可能由水肿、血凝块、血肿压迫和输尿管扭曲造成；晚期梗阻主要由输尿管缺血导致纤维化所造成。输尿管梗阻临床可表现为血肌酐升高、移植肾积水征象等。超声检查和磁共振水成像都是很好的检查方法。经皮穿刺扩张后置入内支架或外支架被证明是治疗输尿管梗阻的有效方法。如果上述治疗失败，应进行手术干预。输尿管远端梗阻可行移植肾输尿管膀胱再植术；若梗阻位置较高，可行移植肾输尿管自体输尿管吻合术。

8. 淋巴囊肿：淋巴囊肿的发生率为0.6%~18%，在分离髂窝血管时仔细结扎所看到的淋巴管有助于减少淋巴囊肿的发生。淋巴囊肿常发生在肾移植术后2周之后，症状与囊肿大小和压迫周围组织（输尿管、髂血管）相关。发生淋巴囊肿时，超声检查可发现移植肾周积液，但要与其他并发症（如尿漏、血肿、脓肿等）鉴别，应行穿刺抽液化验。从外观可立即区分出血肿和脓肿，测定积液中肌酐浓度可以与尿漏相鉴别。治疗上可先经皮穿刺后置入引流管引流积液，然后通过引流管注入硬化剂，如果淋巴囊肿持续存在或复发，再考虑行腹腔镜或开放手术腹膜开窗引流。

（六）肾移植术后远期并发症

1. 肺部感染。肺部感染最为常见，病原体除一般常见的细菌外，应特别注意巨细胞病毒、卡氏肺孢菌、真菌、结核分枝杆菌等特殊病原体。治疗上应尽快明确病原微生物，实施针对性治疗。对于重症患者应同时减少甚至停用免疫抑制剂，加强支持治疗。肾移植术后早期预防性使用更昔洛韦、磺胺类药物，能大大减少巨细胞病毒或卡氏肺孢菌肺炎的发生。

2. 移植后高血压。移植后高血压是常见的心血管并发症，原因包括容量负荷较多（特别是术后早期）、排斥反应、药物（如环孢素）、移植肾动脉狭窄等。治疗上应使用降压药物将血压控制在130/80mmHg以下，同时针对病因治疗，若并发移植肾动脉狭窄可行经皮腔内血管成形术或外科手术。可使用ACEI或ARB作为一线降压药物，但使用前应注意排除移植肾动脉狭窄，并从小剂量开始。

3. 移植后糖尿病（post-transplantation diabetes mellitus，PTDM）和糖耐量减低（IGT）。可使用胰岛素和口服降糖药物控制血糖，同时调整免疫抑制剂剂量，适当减少糖皮质激素用量甚至停用。应用他克莫司治疗的PTDM患者，可考虑将他克莫司切换成环孢素或西罗莫司，但注意激素减量或免疫抑制剂切换都可能增加排斥反应的风险。

4. 移植后肿瘤。肾移植术患者移植后肿瘤发生率明显高于普通人群，可能与年龄、术前疾病、术后使用免疫抑制剂、某些病原体（如EB病毒、乙型肝炎病毒、丙型肝炎病毒等）感染等密切相关。移植后肿瘤可分为：

（1）移植后淋巴增殖性疾病（post-transplant lymphoproliferative disorder，PTLD），表现复杂多样，可发生在淋巴结或淋巴结外（如肠道、移植肾等）。

（2）其他肿瘤，如泌尿系肿瘤、皮肤肿瘤、胃肠道肿瘤、肉瘤等。

在诊断明确后应尽早切除肿瘤，并辅以放化疗，同时撤减免疫抑制剂或切换免疫抑制方案（如西罗莫司）。

5. 其他并发症，如复发或新发肾病、骨质疏松、肾移植术后红细胞增多症等，需区别病因实施针对性治疗。

（陈雨荷　叶佩仪）

参考文献

［1］　陈香美.肾脏病学高级教程［M］.北京:人民军医出版社,2014.

［2］　胡丽萍,龚妮容,林建雄.实用肾脏疾病健康管理［M］.广州:广东科技出版社,2018.

［3］　余学清.腹膜透析治疗学［M］.北京:科学技术文献出版社,2007.

［4］　昌瑶,林建雄,易春燕,等.腹膜透析导管植入术后早期疼痛的特点及影响因素分析［J］.中国血液净化,2019,18（10）:681-684.

［5］　林建雄,梁碧宁,鲁树超,等.老年腹膜透析患者导管出口处感染的特点及危险因素分析［J］.中华肾脏病杂志,2020,36（6）:417-423.

［6］　朱金荣,孙庆华,苏春燕.腹膜透析患者导管外口护理的研究进展［J］.中国护理管理,2020,20（3）:455-458.

［7］　朱金荣,张丽,廖玉梅,等.腹膜透析患者导管外出口护理的现状调查［J］.中华护理杂志,2020,55（8）:1201-1205.

［8］　严彩霞,孙小平,郑园华,等.腹膜透析患者早期腹膜炎发生情况的调查研究［J］.中华护理杂志,2020,55（7）:1045-1048.

［9］　陈洋洋,杨立明,朱学研,等.早发性腹膜透析相关性腹膜炎的临床特点与治疗转归:一项多中心回顾性研究［J］.中华肾脏病杂志,2020,36（12）:911-917.

［10］　王约翰,李贵森.腹膜透析相关性腹膜炎的诊断及进展［J］.实用医院临床杂志,2020,17（3）:240-243.

［11］　申美容.腹膜透析患者诱发腹膜炎的原因及干预措施［J］.中国实用医药,2021,16（7）:90-91.

［12］　杨君,李嵘,李会平,等.4种体位方式对腹膜透析术后早期导管移位的影响［J］.中国护理管理,2015,15（11）:1341-1344.

［13］　夏珊珊.腹膜透析患者导管移位的原因回顾性护理价值分析［J］.实用临床护理学电子杂志,2020,5（24）:107.

［14］ 王吉,朱楠,于青,等.采用垂直律动技术改善导管移位所致腹膜透析液引流障碍临床疗效探讨［J］.中国血液净化,2020,19（6）:381-384.

［15］ 杜渊,蒋宏伟,李春庆,等.不同腹膜透析置管相关技术对患者预后影响的Meta分析［J］.中国组织工程研究,2021,25（28）:4567-4572.

［16］ 昌瑶,朱雅玲.118例腹膜透析导管植入术围手术期的护理［J］.中西医结合护理（中英文）,2019,5（8）:134-136.

［17］ 刘丹,赵参,朱学研,等.应用全自动腹膜透析机方法对慢性肾衰竭患者透析效果的临床研究［J］.系统医学,2020,5（14）:71-73,76.

［18］ 李爱华,刘淑文,刘畅,等.可远程监控自动化腹膜透析机的临床应用体会［J］.当代医学,2020,26（2）:106-108.

［19］ 廖锋群.终末期肾病腹膜透析患者外科手术围术期应用自动化腹膜透析与连续性肾脏替代疗法的临床效果比较［J］.中国医学工程,2021,29（1）:92-94.

［20］ 刘冠兰.分析研究腹膜透析和血液透析对尿毒症患者钙磷代谢的影响［J］.家庭医药·就医选药,2020（2）:398.

［21］ 付莹莹,李琳娜.回授法饮食护理干预联合漫画式健康宣教在腹膜透析患者中的应用效果［J］.护理实践与研究,2021,18（5）:701-703.

［22］ 王燕.腹膜透析患者的饮食护理与有氧运动结合运用的效果观察［J］.中国保健营养,2020,30（23）:198-199.

［23］ 罗飞飞,王智杰.个体化饮食管理对腹膜透析患者钙磷代谢的影响研究［J］.养生保健指南,2020（39）:256-257.

［24］ 王敏,张春霞,李绍梅,等.个体化食物成分表在腹膜透析患者饮食管理中的应用［J］.护士进修杂志,2019,34（20）:1891-1894.

［25］ 汪海燕,席惠君.腹膜透析患者饮食管理进展［J］.解放军医院管

理杂志,2018,25（4）:395-397.

［26］　汪海燕,席惠君,王铁云,等.腹膜透析患者发生低钾血症的饮食相关影响因素分析［J］.上海护理,2018,18（11）:32-35.

［27］　金凤.玉屏风颗粒治疗腹膜透析患者功能性便秘9例［J］.浙江中医杂志,2017,52（6）:457.

［28］　蔡青利,蔡明玉,陈佳.居家腹膜透析患者操作环境管理的效果评价［J］.护理学杂志,2019,34（5）:15-17.

［29］　梁坤凤,陆世颖,李海兰,等.腹膜透析操作环境综述［J］.中国保健营养,2019,29（20）:32.

［30］　叶元君,张晓辉,刘延苏,等.腹膜透析患者居家环境和腹膜炎关系研究［J］.浙江医学,2017,39（14）:1198-1202.

［31］　牛铁明,韩毅,栾迅飞,等.有氧运动联合抗阻运动对腹膜透析患者微炎症及T细胞亚群的影响［J］.中国实用内科杂志,2020,40（6）:493-496,501.

［32］　陈香美.实用腹膜透析操作教程［M］.北京:人民军医出版社,2013.

［33］　陈香美.血液净化标准操作规程［M］.北京:人民军医出版社,2020.

［34］　符霞.血液透析护理实践指导手册［M］.北京:人民军医出版社,2013.

［35］　沈霞.血液净化专科护士工作手册［M］.北京:科学出版社,2020.

［36］　李秀云,郭俊勇,杨晓玲,等.血液透析患者相关性低血压发病危险因素分析及对策［J］.齐鲁护理杂志,2017,23（19）:47-49.

［37］　谢庆磊.维持性血液透析病人透析过程中并发低血压的危险因素及预防［D］.南京:东南大学,2018.

［38］　郭宝茹,何欢,高莹.维持性血液透析患者急性并发症的护理对

策［J］.西部中医药,2016,29（8）:141-142.

［39］ 雷香霞.血液透析患者急性并发症的防治与护理［J］.中外医学研究,2011,9（6）:53-54.

［40］ 王彩萍,韦先进,周福明,等.低温联合钠曲线透析模式预防血液透析低血压［J］.中国血液净化,2014,13（8）:563-565.

［41］ 李青,华建武,陶静,等.维持性血液透析患者透析过程中低血压的相关因素分析［J］.中西医结合心血管病电子杂志,2017,5（34）:81-82.

［42］ 王玉华,王淑云,王暖凤.钠曲线及超滤曲线对预防血液透析低血压的临床观察［J］.中外医疗,2011,30（14）:75.

［43］ 胡卫红,朱高峰.低温高低钠序贯透析预防低血压的临床应用［J］.医学理论与实践,2014,27（16）:2211-2212.

［44］ 徐焕,倪华芳.维持性血液透析高血压患者的护理［J］.护理实践与研究,2011,08（2）:87-88.

［45］ 李梦婷.维持性血液透析患者高血压的管理现状［J］.中国血液净化,2017,16（9）:616-618.

［46］ 蒋华.循证护理在维持性血液透析并发高血压患者中的应用［J］.中国社区医师,2012,14（18）:337-338.

［47］ 张锦.血液透析合并高血压患者血压变化的临床护理［J］.中西医结合心血管病电子杂志,2019,7（18）:120.

［48］ 陈彩凤,蔡小琴,张春红,等.品管圈活动在降低血液透析患者高血压发生率中的效果分析［J］.当代护士,2019,26（18）:173-175.

［49］ 刘淑军.糖尿病肾病老年病人血液透析治疗中低血糖的预防及护理［J］.全科护理,2012,10（3）:214-215.

［50］ 王芳.糖尿病肾病患者血液透析中并发低血糖的护理［J］.中国医药科学,2015（18）:77-79,82.

［51］ 罗远辉,薛少清.血液透析对糖尿病肾病患者血糖及血压的影响［J］.临床研究,2012,19（6）:20-23.

［52］ 王海燕.肾脏病学［M］.3版.北京:人民卫生出版社,2008.

［53］ 卢雁仪,林慧莲,谭健群.肾移植术后并发症的观察及护理［J］.现代临床护理,2002（2）:24-26.

［54］ 马茂林,石炳毅,孙启全.2020年第3季度肾移植领域最新文献解读［J］.器官移植,2021,12（1）:37-42.

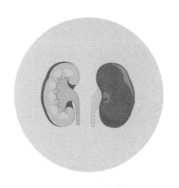

第四篇

肾科常见检查

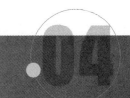

第十六章 常见肾功能检查

第一节 尿常规检查

一、尿常规检查主要检查什么

尿常规检查主要是判断尿中有没有白细胞、尿蛋白、尿糖、红细胞和酮体。若出现明显的白细胞，说明有细菌性的感染；若出现尿蛋白阳性，可能是有肾部疾病；若尿糖阳性，可能合并糖尿病；若尿中出现红细胞（也就是常说的隐血），可能是肾炎，也可能是尿路感染；若尿中出现酮体，大多由急性胃肠炎或腹泻引起。

二、尿常规检查什么时候留取尿液样本比较好

尿常规检查时，应留取清晨首次尿液的中段尿比较好，即早晨起床后，首次排尿时取样，刚开始排出的前段尿液丢弃，取中间段的尿液，其检测的结果相对较准确。

三、尿常规检查留取尿液样本时有什么注意事项

1. 尿液样本留取后不宜在室外常温下放置过久，应尽快送检，避免污染，影响检验结果。

2. 留取尿液样本的量应≥10mL。

3. 留取尿液样本时，应尽量取中段尿，以便让开始段的小便将尿道冲洗干净。

4. 成年女性留取尿液样本时，应尽量避开月经期，以防阴道分泌物混入。

5. 服用抗生素者，应在停药5日后留取尿液样本。

6. 尿常规检查留取尿液样本时，无须空腹。

四、尿糖阳性就是糖尿病吗

尿糖阳性不一定就是糖尿病，以下因素均可引起尿糖阳性。

1. 血糖增高性尿糖。

（1）糖尿病：胰岛素分泌量相对不足或绝对不足，导致机体各组织对葡萄糖的利用率降低，血糖升高。

（2）甲状腺功能亢进：肠道血流加快，食物中的糖分在消化道内吸收过快，进食后短暂性的血糖升高也可使尿糖升高。

（3）垂体前叶功能亢进：如肢端肥大症，因生长激素分泌过盛导致血糖升高而出现尿糖。

（4）嗜铬细胞瘤：由于肾上腺素及去甲肾上腺素大量分泌，导致磷酸化酶活性加强，促使肝糖原分解为葡萄糖引起血糖升高而出现尿糖。

（5）皮质醇增多症（库欣综合征）：可因糖皮质激素分泌过多，糖原异生旺盛，抑制糖磷酸激酶及其对抗胰岛素作用，出现尿糖，称为类固醇性糖尿病。

2. 肾性尿糖。当某些疾病导致肾小管重吸收功能低下时，就算血糖正常也可能出现尿糖。

3. 家族性尿糖。先天性近曲小管对糖的重吸收功能缺损。

4. 妊娠性尿糖。妊娠期肾小管对葡萄糖重吸收能力下降，也容易出现肾性尿糖。

5. 药物因素。吗啡、水杨酸类、氨基比林、对氨基苯甲酸、水合氯醛及大量枸橼酸等药物，可干扰尿糖的化验，出现尿糖假阳性的情况。

（谢晓宁）

第二节 尿红细胞位相检查

一、来月经的时候能做尿红细胞位相检查吗

月经的成分主要是血液、子宫内膜组织碎片和各种活性酶及生物因子。尿红细胞位相检查需要使用晨尿做样本，来月经时，尿液会被子宫流出来的血液污染，影响检查结果，故女性患者在经期一般不宜取尿液做检查。

二、尿红细胞位相检查什么时候留取尿液样本比较好

检查前一晚22时后勿剧烈运动，检查当天擦干净外阴后，留取晨尿的中段尿送检。

三、尿红细胞位相检查是检查什么的

1. 尿红细胞位相检查是一项用于检查尿液是否正常的辅助检查方法，是利用位相显微镜检查尿液中红细胞形态的一种方法，其临床意义在于根据尿红细胞形态鉴别血尿的来源，推测血尿是肾小球性或非肾小球性。

2. 根据尿液中红细胞大小是否一致、形态是否相似和细胞内血红蛋白分布是否均匀，血尿可分为均一性和多形性。均一性血尿是由肾或尿路血管破裂，血液直接进入尿液造成，多为非肾小球性血尿；多形性血尿提示红细胞由肾单位进入尿液，多为肾小球性血尿。如果两类红细胞混合存在，称为混合性血尿。一般尿红细胞数≥8 000/mL，且畸形红细胞占比＞75%，棘形红细胞≥2%，可诊断为肾小球性血尿。

（蒋敏兰）

第三节 微量蛋白尿检查

一、微量蛋白尿检查和尿常规检查中的蛋白尿有区别吗

尿常规检查中的尿蛋白指尿液中总蛋白质，尿蛋白定性检查阳性和

（或）24h尿蛋白含量 > 150 mg，则称为蛋白尿。

正常尿液中仅有极微量的白蛋白排出（24h微量白蛋白排出量<30mg）。若随机尿微量白蛋白-肌酐比值为30~299mg/g，8h尿微量白蛋白排泄率为20~199μg/min，或24h尿微量白蛋白排泄量为30~299mg，称之为微量蛋白尿（MAU）。

二、微量蛋白尿检查的意义是什么

微量蛋白尿是诊断早期或轻微肾脏损害的敏感指标，对早期发现肾脏功能改变，以及预防高血压肾病、糖尿病肾脏并发症的发生及随后的治疗监控有着重要意义。

三、微量蛋白尿检查如何留取尿液样本

微量蛋白尿常用留取尿液样本的方法有2种：

1. 采集任意时刻尿样，以清晨首次尿最佳，即清晨起床后，采集未进早餐和运动之前第1次排出的尿液，注意取中段尿液。

2. 留取24h尿液样本。例如，早上7时排尿弃去不要，之后每次排尿先将尿液排入一清洁的容器内（如便器）再倒入标本容器中（减少标本被污染机会），至次日早上7时采集最后一次尿液，这就是一个完整的留取24h尿液标本的过程。

采集尿液标本时应注意尿标本容器要清洁、干燥；采集尿液前应清洁外阴部；女性应避免月经期留尿。

（龚乐为）

第四节　尿培养检查

一、尿培养检查如何留取尿液样本

尿培养检查留取尿液做细菌培养前，应先用0.1%碘伏消毒液或0.02%~0.05%苯扎氯铵消毒外阴及会阴部。女性应用手分开大阴唇，从前向

后仔细消毒生殖器部位；男性应翻开包皮清洗龟头。消毒外阴时，应遵循无菌原则，消毒液应适量并待干后开始排尿，弃去开始流出的尿液，用无菌容器接中段尿液10~20mL，倒入无菌试管立即送检。

二、尿培养检查留取尿液样本时应注意什么

1. 应在使用抗生素之前或停用抗生素5日后留取尿液标本。

2. 留取尿液标本时要严格无菌操作，应清洗外阴，消毒尿道口，再留取中段尿液。

3. 尿标本必须在1h内做细菌培养，否则需冷藏保存。

4. 尿培养检查最好留取第1次晨尿，因为此时尿液已在膀胱中存留较长时间，细菌数多，可提高培养阳性率。

5. 留取的尿液样本最好在膀胱内停留4~6h，期间不能饮水太多，否则会稀释尿中细菌，影响结果准确性。

三、什么情况下要做尿培养检查

1. 患者出现尿路感染、尿路刺激征。

2. 为复杂性尿路感染临床选用敏感抗生素药物提供临床依据。

四、做尿培养检查前能服用抗生素吗

尿培养检查前不能服用抗生素，否则容易出现假阴性，影响治疗效果。

（马会）

第五节　24h尿蛋白含量检查

一、24h尿蛋白含量检查的目的是什么，正常值是多少

24h尿蛋白含量检查能更准确地反映受检者的肾脏功能，能更精确地反映肾脏排出尿蛋白的程度，不受尿液浓缩或稀释的影响。

健康人尿中蛋白质（多指分子量较小的蛋白质）的含量很少，24h尿蛋白含量<150mg，蛋白质定性检查时，呈阴性反应。当尿中蛋白含量增加，普通尿常

规检查即可测出，称蛋白尿。若24h尿蛋白含量＞3.5g，则称为大量蛋白尿。

二、24h尿蛋白含量检查留取尿液标本的方法和注意事项

1. 留取尿液标本的方法。通常于早晨7时排空膀胱，弃去尿液，之后24h内留取每次排出的尿液，均倒入容器中，次日早晨7时留取最后一次尿液后及时送检。留取尿液时应先把尿排进量杯，再倒入容器中。

2. 留取尿液标本的注意事项。

（1）因为24h尿蛋白含量检查测定的是尿蛋白的绝对值，与平常饮食关系不大，所以留取尿液标本期间可保持正常饮食，不宜刻意多饮水或控水。

（2）应注意在起止时间内，每次排出的尿液均需留取，否则尿液收集不齐全可导致蛋白质含量计算不准确。

（3）女性月经期不宜采集尿液标本。频繁腹泻患者不做24h尿蛋白含量检查。

（4）最好选用洁净、干燥、大口、带盖（容量大于4L）的容器，容器上应贴上标签，标上姓名和诊疗号。

（5）留取尿液标本期间，如需排大便，一定要先采集尿液，然后解大便，注意尿液标本中不能混入纸巾、阴道分泌物、包皮垢、大便、痰液等异物，以免引起假性蛋白尿。

（6）尿液标本应避免阳光直接照射。

（邓长虹）

第十七章　超声引导下肾穿刺活检

一、为什么要做肾穿刺活检

肾穿刺活检是在超声引导下，使用肾活检穿刺针经背部皮肤刺入肾下极取材，夹取少量肾组织后，进行光学显微镜检查、免疫荧光检查、电镜检查，以明确肾小球疾病的病因、病变程度、病理分型，对协助肾实质性疾病的诊断、指导治疗及判断预后有重要意义。

二、肾穿刺活检有什么禁忌证

1. 绝对禁忌证。

（1）明显的出血倾向。

（2）重度高血压。

（3）有精神疾病或不配合操作。

（4）孤立肾。

（5）肾发育障碍。

2. 相对禁忌证。

（1）活动性肾盂肾炎、肾结核、肾积水或积脓、肾脓肿或肾周围脓肿。

（2）肾肿瘤或肾动脉瘤。

（3）多囊肾或肾脏大囊肿。

（4）肾脏位置过高（深吸气肾下极也不达第十二肋下）或者游走肾。

（5）慢性肾衰竭。

（6）过度肥胖。

（7）重度腹水。

（8）心功能衰竭、严重贫血、低血容量、妊娠或年迈者。

三、做肾穿刺活检在饮食上应注意什么

做肾穿刺活检在饮食上需要注意多进食清淡、富含纤维、易消化的食物，如蔬菜、水果等。无明显水肿、无心功能异常患者，可多饮水。其他的饮食注意事项与肾病患者一致，如低盐、低脂饮食，合并糖尿病时需要糖尿病饮食。

四、做肾穿刺活检前有什么准备工作

1. 术前评估。术前评估包括生命体征、心肺功能、凝血功能、血小板计数、肝肾功能、有无水肿、有无咳嗽及咳嗽程度、有无使用抗凝药等，并做肾脏超声检查了解肾脏大小、位置及活动度等情况。女性患者还应评估是否在月经期。

2. 肾穿刺活检前患者应了解检查的目的和意义，消除恐惧心理。

3. 肾穿刺活检前患者应了解肾穿刺体位，并进行屏气呼吸训练，即患者俯卧在床上，腹部垫一小枕，深吸气后屏气（憋气）约15s，反复数次。此外，还需进行床上大小便练习。

4. 术前当天做好个人卫生，如沐浴、更换衣服、了解饮食注意事项、备若干吸管。

5. 做血型检查，必要时备血。

6. 必要的器材准备。

7. 术前排尽大小便。

8. 特殊患者肾穿刺的术前准备。

（1）肾功能异常（如急性肾损伤）时，由于体内毒素蓄积可造成血小板数量及凝血因子活性下降，导致肾穿刺后出血危险性大大增加。对于此类患者术前需要做一些特殊的准备：首先要严格控制好血压；其次对于严重贫血的患者，最好用输血的方法将血色素提高到80g/L以上；如果伴有血小板减少或毒素水平较高，可以在肾穿刺前24h内输血小板或新鲜血，或术前行几次血液透析以降低毒素水平，减轻其对凝血系统的不利影响。

（2）无论何种原因造成的血小板数量减少或血小板功能异常，均应在术前纠正，必要时在穿刺当日术前遵医嘱输注新鲜血小板或新鲜全血。

（3）对于已经行血液透析的患者，至少在行肾穿刺前24h停止透析，透析结束时应使用鱼精蛋白中和透析过程中所用肝素，并在肾穿刺前再次检查凝血时间，以确保患者的凝血状态正常。如有条件，最好行无肝素透析。

（4）对于合并高凝状态（如肾病综合征）的患者，往往肾穿刺前已进行抗凝治疗，应注意在肾穿刺前2~3日停用各种抗凝药物和血小板抑制药物，并在肾穿刺前当日再次检查凝血时间，以确保患者的凝血状态正常。

五、肾穿刺活检后多久能正常工作

肾穿刺活检后3个月内禁止做剧烈运动或重体力劳动，尤其是腰部运动，注意劳逸结合。术后多久可以正常工作要根据个人情况而定，肾穿刺术后需要休息1~2周。若从事比较轻松的工作，可以休息1周后回归工作；若从事较重的体力劳动，则需要休息较长的时间（2周以上）；若恢复情况较差，应休息1个月以上。在进行体力劳动的时候，应循序渐进，避免用力过猛导致病症复发；若出现血尿、腰背部剧烈疼痛或者明显胀痛，应及时去医院就诊。

六、肾穿刺活检后有什么并发症

1. 血尿：肾穿刺活检后，镜下血尿发生率几乎为100%，常于术后1~5日消失，无须处理。当肾活检穿刺针穿入肾盏或肾盂后，可以出现肉眼血尿，大多于1~3日后消失。

2. 肾周血肿：肾穿刺活检后，肾周血肿的发生率为60%~90%，血肿一般较小，无临床症状，多在1~2周后被吸收。较大血肿少见，多由肾撕裂或穿刺至大中血管（尤其是动脉）造成，多在穿刺当天发生，表现为腹痛、腰痛、穿刺部位压痛或较对侧稍膨隆，穿刺侧腹部压痛、反跳痛，严重时血压下降、红细胞压积下降。

3. 动静脉瘘：肾穿刺活检后，动静脉瘘的发生率为15%~19%，多数患者没有症状。典型表现为严重血尿、肾周血肿、顽固性高血压、进行性心力衰竭及腰腹部血管杂音。

4. 损伤其他脏器：肾穿刺活检可能因穿刺点不当或进针过深损伤脏器，严重者需要手术治疗。

5. 感染：感染发生率低，多由无菌操作不严格、肾周已存在感染、伴有肾盂肾炎等因素所致。表现为发热、剧烈腰痛、白细胞增多，需用抗生素治疗。

6. 死亡：肾穿刺活检导致死亡的发生率为0~0.1%，其原因包括严重大出血、感染、脏器损害或其他系统并发症。

七、做完肾穿刺活检当天应注意什么

1. 肾穿刺活检拔针后应压迫穿刺部位2~3min，敷盖无菌纱布，由医护人员帮助更换体位为平卧位，推床回病房。

2. 术后卧床休息24h，前6h必须采取平卧位，不可翻身，病情平稳6h后方可更换体位，期间不能坐起和下床，可在床上吃饭、大小便。术后满24h可以起床时，需逐渐增加活动量，防止发生体位性低血压。

3. 密切观察有无腹痛、腰痛，监测生命体征及尿色；根据病情监测血压；自觉不适（如头晕、视物模糊、出冷汗、胸闷、烦躁、肾穿刺部位肿胀、疼痛等）时，应及时报告医生和护士。

4. 多饮水，以免血凝块堵塞尿路。

5. 肾穿刺活检后应留取尿液样本，并分别装入编有"1""2""3"序号的试管以便观察尿色，必要时送检。

6. 若术后无法自解小便，应先诱导排尿，可采用按摩、听流水声等方法，尽量自解小便，无效时才考虑导尿。

7. 术后正常进餐，多进食富含纤维且易消化的食物（如青菜、水果等）。无明显水肿、无心功能异常者，应多饮水，并保持大便通畅。

8. 出现剧烈咳嗽时，应告知医护人员给予止咳处理。

9. 保持敷料干洁，若敷料被弄湿，应及时告知医护人员给予更换，2日

后如无特殊，可除去穿刺部位敷料。

10. 肾穿刺活检后3个月内，应避免剧烈运动或做重体力劳动，尤其是腰部运动，注意劳逸结合。

八、肾病综合征患者肾穿刺活检后能多饮水吗

肾病综合征患者，若严重水肿或者尿少时，应在医生指导下严格控制日常液体的摄入量。但在肾穿刺活检后第1日可以稍微增加饮水量，以促进排尿，促进血凝块的排出。患者应掌握正确饮水方法，术后24h内少量多次饮水，饮水量应>2 000mL，避免一次性饮水过量引起胃部不适、恶心、呕吐等。

（陈雨荷　叶佩仪）

参考文献

［1］　王海燕,赵明辉.肾脏病学［M］.4版.北京:人民卫生出版社,2021.

［2］　余学清.肾内科临床工作手册［M］.北京:人民军医出版社,2013.

［3］　黄人健,李秀华.内科护理学高级教程［M］.北京:中华医学电子音像出版社,2016.

［4］　马方方.图解实用内科临床护理［M］.北京:化学工业出版社,2018.

［5］　王学东,吴永贵.安徽省成人肾病综合征分级诊疗指南（2016年）［J］.安徽医学,2017,38（5）:523-536.

［6］　陈崴,余学清.中国成人肾病综合征免疫抑制治疗专家共识［J］.中华肾脏病杂志,2014,30（6）:467-474.

［7］　芮淑敏,高春林,夏正坤,等.儿童激素抵抗型肾病综合征基因甲基化研究及生物信息学分析［J］.中华肾脏病杂志,2016,32（10）:753-758.

［8］　王海燕.肾脏病学［M］.3版.北京:人民卫生出版社,2008.

［9］　尚红,王毓三,申子瑜.全国临床检验操作规程［M］.4版.北京:人民卫生出版社,2014.

［10］ 中国医师协会高血压专业委员会,中国医师协会内分泌代谢科医师分会,《中华高血压杂志》编辑委员会.高血压与糖尿病患者微量白蛋白尿的筛查干预中国专家共识［J］.中华高血压杂志,2012,20（5）:423-428.

［11］ 彭刚艺,刘雪琴.临床护理技术规范（基础篇）［M］.2版.广州:广东科技出版社,2013.

［12］ 蔡金辉.肾内科临床护理思维与实践［M］.北京:人民卫生出版社,2013.

［13］ 尤黎明,吴瑛.内科护理学［M］.4版.北京:人民卫生出版社,2006.

［14］ 丁炎明,王兰,曹立云.北京大学第一医院肾脏内科护理工作指南［M］.北京:人民卫生出版社,2015.

［15］ 唐相春.正确留取24小时尿蛋白定量标本的护理改进［J］.中国保健营养,2020,30（19）:184.

［16］ 陈雪琴,韩静静.品管圈活动在提高24小时尿蛋白定量留取正确率中的应用效果［J］.世界最新医学信息文摘,2021,21（19）:279-280.

［17］ 张静,左瑞菊.24小时尿蛋白定量影响因素及防范措施的探讨［J］.中国保健营养,2019,29（29）:70-71.

［18］ 胡金川,张立敏,董洪方,等.不加防腐剂尿液保存方法对24h尿蛋白定量测定的影响［J］.中国卫生检验杂志,2015,25（5）:689-690.

［19］ 邓敬仪,董慧敏,李小嫩,等.甲苯在24h尿液中的防腐效果［J］.中国卫生检验杂志,2016,26（4）:526-528.

［20］ 陈香美.肾脏病学高级教程［M］.北京:人民军医出版社,2016.

［21］ 胡丽萍,龚妮容,林建雄.实用肾脏疾病健康管理［M］.广州:广东科技出版社,2018.

［22］ 梅长林.肾病综合征［M］.北京:人民卫生出版社,2012.

［23］ 解汝娟.肾穿刺活检术［J］.中华医学超声杂志（电子版）,2019,16（3）:240.

［24］ 胡婷,张红梅,殷佳珍,等.超声引导下经皮肾穿刺活检术后中度肾血肿形成的危险因素分析及护理［J］.中国实用护理杂志,2019,35（29）:2263-2268.

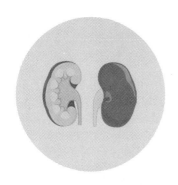

第五篇

肾科常见药物使用指导

05

第十八章　降压药

一、常用降压药有哪些

1. 肾素-血管紧张素-醛固酮系统（RAAS）阻滞剂，包括血管紧张素转化酶抑制剂（ACEI）、血管紧张素Ⅱ受体阻滞剂（ARB）、醛固酮拮抗剂（AA）和直接肾素抑制剂（DRI）。ACEI和ARB类药物能降尿蛋白，但能引起血钾升高，慢性肾脏病G4~5期的非透析患者慎用，如卡托普利、依那普利、氯沙坦、缬沙坦、厄贝沙坦等。

2. 二氢吡啶类药物（CCB），主要作用于动脉，降压疗效强，主要由肝脏排泄，不为血液透析所清除，治疗肾性高血压没有绝对禁忌证。适用于有明显肾功能异常、单纯收缩期高血压、低肾素活性或低交感活性的高血压及合并动脉粥样硬化的高血压患者，如硝苯地平、非洛地平、氨氯地平等。

3. 利尿剂，适合用于仍有残余肾功能且容量负荷过重的慢性肾脏病患者，一般指氢氯噻嗪、吲达帕胺、呋塞米等。当 eGFR<30mL/（min·1.73m^2）时，可使用髓袢利尿剂（如呋塞米等）替代氢氯噻嗪；当eGFR<30mL/（min·1.73m^2）时，应慎用保钾利尿剂（如螺内酯等），且常与噻嗪类利尿剂及髓袢利尿剂合用。碳酸酐酶抑制剂利尿作用弱，很少作为利尿剂使用。

4. β-受体阻滞剂，临床上适用于伴快速性心律失常、交感神经活性增高、冠心病、心功能不全的患者，如美托洛尔、比索洛尔等。

5. α-受体阻滞剂，多用于难治性高血压患者的联合降压治疗，如多沙唑嗪、特拉唑嗪等。

6. α,β-受体阻滞剂，如卡维地洛。

肾性高血压的发生涉及多个发病机制，往往需要联合使用两种或两种以上降压药物。常用的两药联合降压治疗方案包括 ACEI或ARB+CCB、ACEI或ARB+噻嗪类利尿剂、CCB+噻嗪类利尿剂。难以控制血压的患者可采用ACEI或ARB+CCB+噻嗪类利尿剂组成的三药联合方案。若血压仍不达标，可加用α-受体阻滞剂、β-受体阻滞剂、α,β-受体阻滞剂、中枢降压药等。

近年来，很多单片复方制剂降压药被用于临床，如氯沙坦钾/氢氯噻嗪、缬沙坦/氢氯噻嗪、培哚普利/吲达帕胺、缬沙坦/氨氯地平、贝那普利/氨氯地平、尼群地平/阿替洛尔等，可减少服用片数，增加患者依从性。

二、哪些是长效降压药，哪些是短效降压药

1. ACEI。除卡托普利半衰期较短（2h）需每日服用3次外，其他ACEI类药物（贝那普利、培哚普利、福辛普利、依那普利、赖诺普利、雷米普利等）半衰期较长（10~12h），通常每日服用1次即可。ARB类药物（氯沙坦、缬沙坦、厄贝沙坦、坎地沙坦、替米沙坦等）半衰期较长，每日服用1次即可。

2. CCB。硝苯地平被认为是CCB中作用最强的药物，其半衰期较短，普通片剂为短效剂型，缓释片和控释片为长效剂型；非洛地平为中效降压药，也有缓释片长效剂型；氨氯地平、拉西地平均为长效降压药。

3. 利尿剂。利尿剂一般半衰期较短，用于降压时只需要小剂量单次给药。对于容量负荷过重又有残余肾功能的患者，每日可多次给药。托拉塞米作用强而持久，一般可每日给药1次。

4. β-受体阻滞剂。β-受体阻滞剂一般半衰期较短（1~6h），需要每日给药2~3次，缓释片或控释片等长效剂型可每日给药1次，如琥珀酸美托洛尔缓释片等。比索洛尔、卡维地洛半衰期较长，可以每日给药1次。

5. α-受体阻滞剂一般每日给药1次即可，用量较大时可分次给药。

优先选择持续24h降压的长效药物，方便服药，增加患者依从性，平稳降压，可以有效控制夜间血压和晨峰血压，减少心脑血管并发症发生。如使用中、短效制剂，应每日给药2~3次，以实现平稳控制血压。

三、为什么服用降压药后血压仍不稳定

肾性高血压的病理生理机制、临床表现和治疗与普通人群高血压有所区别。老年、肥胖、高盐摄入都是肾性高血压的危险因素。容量负荷过重是肾性高血压的常见原因。

肾素-血管紧张素-醛固酮系统的激活以及交感神经活性的过度增高会启动炎症因子、氧化应激过程，并促使动脉硬化和动脉粥样硬化的发生和进展，加重血管结构和功能的异常，从而使增高的血压难以控制。

慢性肾脏病患者的甲状旁腺功能亢进症、睡眠障碍也会导致血压升高。肾病患者常用的一些药物也会引起血压升高，包括重组人红细胞生成素、糖皮质激素、免疫抑制剂（如环孢素、他克莫司）、抗抑郁药和口服避孕药等。肾移植受者的高血压与免疫抑制剂和糖皮质激素有关。此外，移植肾动脉狭窄、移植物延迟复功、急性排斥反应、慢性移植物失功、原有肾脏疾病复发及移植物新生肾病均可以导致肾移植受者术后高血压。因此，肾性高血压难以控制，需要先评估原因，对症处理，再确定治疗方案。

另外，降压药物服用后，需要吸收、分布、代谢、排泄过程。每一种药物的药代动力学、药效学都不一样。如氨氯地平需连续给药7~8日后，血药浓度才能达至稳态。

四、服用降压药要固定时间吗

血压一天中不是恒定的，而是存在着自发性波动，与体内激素水平和神经调节有关。一般正常人的血压从早上6时左右觉醒后开始上升，8时至9时达日间高峰，之后逐渐下降至平稳状态，12时至14时降至日间最低点，17时至18时出现日间第2个高峰，夜间0时至2时为最低点，出现夜间低谷，以后血压逐渐平稳，24h血压曲线呈勺形。肾性高血压患者的血压昼夜节律逐步消失，血压整天处于比较高的状态，24h血压曲线呈非勺形，个体差异也比较大。因此，肾性高血压患者需进行24h血压监测，根据血压特点，选择合适的降压方案，固定时间服药，才能有效平稳降压。

五、降压药缓释片颗粒太大能碾碎服用吗

缓释片是利用适合的辅料，将药物与辅料制成释放速度比较缓慢、起效比较持久的片剂，与普通片比较，缓释片具有作用持久，服用次数少等优点。琥珀酸美托洛尔缓释片（倍他乐克）可掰开服用，但不能咀嚼或压碎。非洛地平缓释片（波依定）不能掰开、压碎或嚼碎服用。甲磺酸多沙唑嗪缓释片（可多华）不得掰开、压碎或嚼碎服用。每个厂家的制剂生产工艺都不一样，应根据具体药物说明书指引服用。控释片是利用合适的骨架材料，将药物与骨架材料制成释放速率恒定，药效平稳的片剂。控释片一般不能掰开或碾碎服用，如硝苯地平控释片（拜新同）等。

六、降压药的不良反应有哪些

1. ACEI的主要不良反应有高血钾、肾功能损害、咳嗽、血管神经性水肿等，卡托普利可出现青霉胺样反应，如皮疹、瘙痒、口腔溃疡等，也有降低红细胞压积的报道。

2. ARB不影响缓激肽及P物质的代谢，少见干咳及血管神经性水肿，其干预醛固酮的作用比ACEI类弱，发生高血钾的概率也明显降低。

3. CCB可引起踝部水肿、皮肤潮红、头痛、心悸、转氨酶升高，发生率较低的不良反应有嗜睡、心动过缓、齿龈增生、肌肉疼痛和抽搐，偶有过敏反应、血象异常。

4. β-受体阻滞剂常见不良反应有恶心、呕吐、轻度腹泻等消化道症状，偶见过敏性皮疹和血小板减少、自身免疫反应等。用药不当，还会引起较严重的不良反应，如诱发或加重支气管哮喘、抑制心脏功能、外周血管收缩和痉挛、停药反跳现象等，也可引起疲乏、失眠、精神抑郁。若糖尿病患者应用胰岛素同时应用β-受体阻滞剂可加强降血糖作用，并可掩盖低血糖时出汗和心悸的症状。

5. 髓袢利尿剂可引起水和电解质失衡，常见低钾血症、耳鸣、眩晕、听力减退、短暂性或永久性耳聋等不良反应，还可致恶心、呕吐、上腹部不

适、高尿酸血症等症状，少数患者可发生过敏反应、血白细胞减少、血红细胞减少、血小板减少等。噻嗪类利尿剂还能引发高血糖、高血脂、血尿素氮升高、肾小球滤过率降低等。因髓袢利尿剂可致血钾升高，慢性肾脏病患者禁用保钾利尿剂螺内酯。

6. α–受体阻滞剂常见的不良反应有体虚无力、心悸、恶心、外周水肿、眩晕、嗜睡、鼻充血、鼻炎、视觉模糊、弱视、体位性低血压等。

七、降压药与哪些食物不能同服

CCB均经P450 CYP3A4酶代谢，摄入大量西柚汁可增加这类药物的生物利用度，用药期间避免食用西柚。

第十九章　利尿剂

一、利尿剂有哪些

按作用环节可分为5大类：

1. 碳酸酐酶抑制剂，主要作用于近曲小管，抑制碳酸酐酶，减少钠离子与氢离子的交换及碳酸氢根离子的重吸收，利尿作用弱，如乙酰唑胺。

2. 渗透性利尿药，主要作用于髓袢及肾小管其他部位，如甘露醇。

3. 髓袢利尿剂，也称高效利尿剂，主要作用于髓袢升支粗段，干扰钠离子—钾离子—氯离子的转运，使钠离子重吸收减少，也可以影响尿液的稀释、浓缩过程，利尿作用强大，如呋塞米、托拉塞米。

4. 噻嗪类利尿剂，又称中效利尿剂，主要作用于远曲小管，使钠离子重吸收减少，影响尿液稀释，如氢氯噻嗪。

5. 保钾利尿剂，主要作用于末端远曲小管和集合管，使钠离子重吸收减少。根据不同机制又分为醛固酮拮抗剂（如螺内酯）和上皮细胞钠离子通道抑制剂（如氨苯蝶呤）。利尿作用弱，有减少钾离子排出的作用。

二、利尿剂的作用有哪些

1. 利尿剂是直接作用于肾脏，通过增加电解质和水的排出，使尿量增多的药物。临床主要用于治疗各种原因引起的水肿，也用于高血压、尿崩症、高钙血症、肾结石等非水肿性疾病的治疗。

2. 呋塞米有利尿和扩张血管作用，还可以治疗急性肺水肿、预防急性肾衰竭、加速某些毒物排泄。螺内酯及氨苯蝶呤常与其他利尿剂合用，治疗顽固性水肿。

三、使用利尿剂需要注意什么

使用利尿剂前应注意以下几点：

1. 若患者持续无尿或少尿，需排除尿路梗阻因素后方可使用。

2. 有效循环血容量不足（如严重的腹泻、呕吐等）宜先补液再利尿。

3. 高凝血症患者，宜先补液纠正高凝状态再利尿。

4. 密切关注电解质的变化，低钾血症患者慎用。

5. 磺胺过敏者禁用。

6. 用药期间应监测体重、血压、肾功能、电解质、血糖、血脂、凝血功能。

7. 避免与有耳毒性、肾毒性的药物合用，如氨基糖苷类、一代头孢菌素、两性霉素B、万古霉素等。

8. 谨慎合用容易引起电解质紊乱的药物，如糖皮质激素、ACEI、ARB等。

四、为什么注射白蛋白后使用利尿剂效果好

严重低白蛋白血症的患者，由于血浆胶体渗透压的下降，常影响利尿效果，补充白蛋白后再使用利尿剂可提高疗效。但肾病综合征患者，由于肾小球滤过屏障受损，大量补充蛋白质会加重蛋白尿对肾实质细胞和肾间质的损伤，不适宜额外补充白蛋白，以下情况除外：①肾病综合征患者有严重的全身水肿，静脉注射足量利尿剂不能达到利尿消肿之疗效；②使用利尿剂后，患者出现血容量不足的临床表现。

五、使用利尿剂后尿量增加，可以多吃蔬菜、水果吗

使用利尿剂后尿量增加，如24h尿量＞2 000mL，可能导致电解质紊乱、有效循环容量不足，以及血压、血糖、血脂异常等情况，适量补充蔬菜水果可补充水、电解质及某些营养物质。但慢性肾功能不全的患者排钾能力下降，大部分的蔬菜水果钾含量高，过量食用可导致高钾血症，危及生命。另外，某些降压药、细胞毒性药物与某些蔬菜水果同服会产生相互作用，故不适宜大量补充蔬菜、水果。

第二十章　肾上腺皮质激素

一、肾上腺皮质激素有哪些

肾上腺皮质激素是由肾上腺皮质以类固醇为原料合成和分泌的一组甾体类化合物的总称，包括盐皮质激素、糖皮质激素和性激素。通常所说的肾上腺皮质激素是指糖皮质激素和盐皮质激素，而临床上所说的肾上腺皮质激素有时专指糖皮质激素。常见的糖皮质激素有氢化可的松、泼尼松、甲泼尼龙、地塞米松。

二、肾上腺皮质激素适用于哪些疾病，有什么作用

糖皮质激素有抗炎、抗毒素、抗休克和抗免疫等作用，在临床上使用广泛，适用于内分泌系统疾病、风湿性疾病、自身免疫性疾病、呼吸系统疾病、血液系统疾病、肾脏疾病、严重感染或炎性反应、重症休克、异体器官移植、过敏性疾病、神经系统损伤或病变、慢性运动系统损伤、预防及治疗某些炎性反应后遗症等。

其中，肾脏疾病包括原发性肾小球疾病（如新月体性肾小球肾炎、微小病变型肾小球肾炎、IgA肾病、系膜增殖性肾小球肾炎、膜性肾病、膜增生性肾小球肾炎、局灶节段性肾小球硬化等）、继发于自身免疫性疾病及结缔组织病的肾损害（如狼疮性肾炎、系统性血管炎肾损害、过敏性紫癜肾炎、类风湿关节炎肾损害、原发性干燥综合征肾损害等）、肾移植等。

三、使用肾上腺皮质激素有什么注意事项

使用糖皮质激素要非常谨慎，正确、合理应用糖皮质激素是提高疗效、减少不良反应的关键。糖皮质激素的正确、合理应用主要取决于以下两方面：一是治疗适应证掌握是否准确；二是药物选择是否正确，给药方案是否

合理。另外，肾上腺皮质激素的使用还需要注意以下几方面：

1. 重视疾病的综合治疗。使用肾上腺皮质激素时应结合患者实际情况，联合应用其他治疗手段，如严重感染患者，在积极进行有效抗感染治疗和各种支持治疗的前提下，为缓解症状，可使用糖皮质激素。

2. 监测糖皮质激素的不良反应，如感染、代谢紊乱（水电解质、血糖、血脂）、体重增加、出血倾向、血压异常、骨质疏松、股骨头坏死等，儿童应监测其生长和发育情况。用药期间可适量补充钙剂及维生素D，高危人群可予护胃药预防消化道出血。

3. 注意停药反应和反跳现象，需在医生指导下停药或减药。

（1）停药反应是指长期使用中或大剂量糖皮质激素时，减量过快或突然停用可出现肾上腺皮质功能减退样症状，轻者表现为精神萎靡、乏力、食欲减退、关节和肌肉疼痛等；重者可出现发热、恶心、呕吐、低血压等；危重者甚至发生肾上腺皮质危象，需及时抢救。

（2）反跳现象是指在长期使用糖皮质激素时，减量过快或突然停用可使原发病复发或加重，应恢复糖皮质激素治疗，通常还需要加大剂量，稳定后再慢慢减量。

4. 对糖皮质激素过敏者、有严重精神病史患者、癫痫患者、活动性消化性溃疡患者、新近行胃肠吻合术的患者、骨折患者、创伤修复期患者、单纯疱疹性角膜炎患者、结膜炎及溃疡性角膜炎患者、角膜溃疡患者、严重高血压患者、严重糖尿病患者、有未能控制感染（如乙肝、水痘、真菌感染等）的患者、活动性肺结核患者、较严重的骨质疏松患者、妊娠初期及产褥期妇女、肾上腺皮质功能亢进症患者等，应尽量避免使用糖皮质激素。

若合并上述情况，但又必须用糖皮质激素才能控制疾病、挽救患者生命时，可在积极治疗原发疾病、严密监测上述病情变化的同时，慎重使用糖皮质激素。

四、使用肾上腺皮质激素有哪些不良反应

长期应用糖皮质激素可引起一系列不良反应，其严重程度与用药剂量及用药时间成正比，主要有：

1. 医源性皮质醇增多症（库欣综合征），表现为向心性肥胖、满月脸、皮肤紫纹瘀斑、类固醇性糖尿病（或已有糖尿病加重）、骨质疏松、自发性骨折甚或骨坏死（如股骨头无菌性坏死）、女性多毛、月经紊乱或闭经不孕、男性阳痿、出血倾向等。

2. 诱发或加重细菌、病毒和真菌等各种感染。

3. 诱发或加重胃十二指肠溃疡，甚至造成消化道大出血或穿孔。

4. 高血压、充血性心力衰竭、动脉粥样硬化、血栓形成。

5. 高脂血症，尤其是高三酰甘油血症。

6. 肌无力、肌肉萎缩、伤口愈合迟缓。

7. 激素性青光眼、激素性白内障。

8. 精神症状，如焦虑、兴奋、欣快、抑郁、失眠、性格改变，严重时可诱发精神失常、癫痫发作。

9. 儿童长期应用糖皮质激素会影响生长发育。

10. 长期外用糖皮质激素可出现局部皮肤萎缩变薄、毛细血管扩张、色素沉着、继发感染等不良反应；在面部长期外用时，可出现口周皮炎、酒渣鼻样皮损等。

11. 吸入型糖皮质激素的不良反应包括声音嘶哑、咽部不适和念珠菌定植、感染。长期使用较大剂量吸入型糖皮质激素者也可能出现全身不良反应。

五、糖皮质激素何时服用效果比较好

糖皮质激素的生物合成主要受促肾上腺皮质激素（ACTH）的调节，而ACTH的分泌受昼夜节律的影响。一般清晨开始合成增多，每日上午8时至10时为分泌高峰，随后逐渐下降，午夜12时为低潮。在早晨一次性顿服糖皮质

激素，能顺应生理分泌节律，减少对肾上腺皮质功能的抑制作用，减少不良反应发生。

六、糖皮质激素餐前服用还是餐后服用更好

糖皮质激素能使胃酸和胃蛋白分泌增多，增加食欲，促进消化。同时，糖皮质激素还对蛋白质代谢有影响，可使胃黏液分泌减少，上皮细胞更换率降低，导致胃黏膜自我保护与修复能力减弱。大剂量、长期服用糖皮质激素可诱发或加重胃溃疡。因此，宜餐后服用，减少对胃黏膜的损伤。

第二十一章　免疫抑制剂

一、免疫抑制剂有哪些

免疫抑制剂是对机体的免疫反应具有抑制作用的药物。免疫抑制剂可通过非特异性抑制作用使机体对各种抗原不产生免疫反应，根据作用机制和主要功能可分为：

1. 糖皮质激素。糖皮质激素通过多环节的抗炎反应，抑制细胞免疫和体液免疫，如泼尼松、甲泼尼龙、地塞米松等。

2. 抗代谢类药物。抗代谢类药物通过干扰细胞DNA的合成抑制活化的淋巴细胞增殖，如嘌呤拮抗剂（如硫唑嘌呤、霉酚酸酯）、嘧啶拮抗剂（如来氟米特）等。

3. 钙调磷酸酶抑制剂。钙调磷酸酶抑制剂通过抑制神经钙蛋白干预各种相关细胞因子转录核因子，主要抑制白细胞介素-2的合成，如环孢素、他克莫司、西罗莫司等。

4. 生物免疫抑制剂。生物免疫抑制剂是强有力的免疫抑制剂，应用于耐激素的难治性急性排斥，也可用于免疫诱导治疗，如利妥昔单抗等。

5. 其他免疫抑制剂，如环磷酰胺、雷公藤多苷等。

二、免疫抑制剂能治疗哪些疾病

糖皮质激素的适应证可参见二十章。免疫抑制剂联合糖皮质激素可用于难治性原发性肾小球疾病、狼疮性肾炎、肾移植、有糖皮质激素禁忌证的患者等。

三、免疫抑制剂应在何时服用

免疫抑制剂的具体服药时间可参考表21-1。

表21-1　免疫抑制剂的服药时间

药物名称	服药时间
硫唑嘌呤	饭后
霉酚酸酯	空腹
来氟米特	任何时间
环孢素	早、晚餐前
他克莫司	早、晚餐前1h（空腹）
西罗莫司	同一时间恒定地与食物或不与食物同服
环磷酰胺	空腹
雷公藤多苷	饭后

四、服用免疫抑制剂的注意事项有哪些

1. 用药期间应定期监测肝肾功能及血药浓度。

2. 因免疫抑制剂与多种药物或食物存在相互作用，联合应用时需咨询医生或药师。

3. 最好固定使用一个厂家的药物，以保证血药浓度稳定。不同厂家制剂工艺的差异可能导致免疫抑制剂在体内吸收、代谢过程有所不同，当更换生产厂家时，最好在用药后1~2周内监测血药浓度。

4. 服药期间，避免过度暴露在紫外线下。

5. 免疫抑制剂可能影响疫苗的作用，用药期间应避免接种疫苗。

6. 应避免将免疫抑制剂用于感染未控制的患者。

五、服用免疫抑制剂的不良反应有哪些

1. 糖皮质激素参见第二十章。

2. 抗代谢类药物。

（1）硫唑嘌呤不良反应包括恶心、呕吐、食欲不振、皮疹、骨髓抑制、感染、肝功能损害、致癌、致畸等。

（2）霉酚酸酯与硫唑嘌呤和环孢素相比，最大优点是肝肾毒性小，常见的不良反应为胃肠道症状、血液系统损伤、感染和诱发肿瘤等。

（3）来氟米特常见的不良反应包括腹泻、瘙痒、转氨酶升高、脱发、皮疹等。

3. 钙调磷酸酶抑制剂。

（1）环孢素常见的不良反应包括肾功能损害、高血压、震颤、多毛、胃肠功能紊乱、齿龈增生、肝功能损害、感染、疲劳、头痛、感觉异常等，通常与剂量相关，降低剂量即可减轻症状。

（2）他克莫司常见的不良反应包括震颤、头痛、腹泻、高血压、恶心、感染、糖耐量减低和肾功能减退，常与剂量相关。大多数不良反应出现在用药后1个月，发生的频度与环孢素相近。也可能出现高钾血症、低镁血症和高尿酸血症。不少患者还会出现高糖血症，需要胰岛素治疗。

4. 生物免疫抑制剂。常见不良反应有寒战、发热、过敏性休克、感染、血小板减少等。

5. 其他免疫抑制剂。

（1）环磷酰胺的不良反应与剂量相关，常见骨髓抑制、食欲减退、恶心、呕吐、出血性膀胱炎、脱发、口腔炎、月经紊乱、生育功能减退、无精子或少精子、肝毒性、感染、肺间质纤维化等。

（2）雷公藤多苷对生殖系统有明显影响，育龄妇女可出现性欲减退、月经紊乱、闭经，男性患者可致精子数减少。其他不良反应还包括骨髓抑制、纳差、恶心、呕吐、腹痛等。

六、免疫抑制剂与哪些食物不能同服

环孢素经细胞色素P450 CYP3A代谢，西柚能增加其血药浓度，绿豆制品能降低其血药浓度，故服药期间不能进食上述食物。

第二十二章 治疗肾性贫血的药物

一、治疗肾性贫血的药物有哪些

治疗肾性贫血的药物包括重组人促红素（包括重组人促红素α、重组人促红素β、达依泊汀、甲氧聚二醇重组人促红素注射液）、铁剂（包括口服铁剂和静脉铁剂）、罗沙司他。

二、使用促红素时有哪些注意事项

1. 皮下注射促红素时，应采用最小口径的注射用针，每次注射部位应轮换变动。

2. 使用促红素期间应复查血红蛋白（Hb）及红细胞压积（HCT）。

3. 促红素应在2~8℃冷藏避光保存。

4. 药剂开启后应一次使用完，不得多次使用。

5. 对生物制剂过敏者应慎用。

6. 在贫血诱导治疗阶段，无论皮下给药还是静脉给药，均不推荐每周1次大剂量使用，应分次给药。

三、为什么要规律使用促红素

第1代重组人促红素半衰期短，每周需给药1~3次。第2代重组人促红素（达依泊汀）半衰期是第1代的3倍以上，延长了给药时间间隔，每周或每2周给药1次。第3代重组人促红素为持续性红细胞生成素受体激活剂（甲氧聚二醇重组人促红素注射液），半衰期长，静脉注射或皮下注射半衰期约130h，可每月给药1次，能减少Hb波动。促红素无须每日给药，但应持续用药才能发挥疗效，很多患者会忘记用药，造成促红素用量不足，导致血红蛋白不达标。故患者宜根据使用频次在每周的固定几天或每月的固定一天规律注射。

四、使用促红素时为什么要监测血压

促红素治疗后出现高血压或高血压恶化与血管壁反应性增高、红细胞增多引起的血流动力学改变相关。所有使用者均需监测血压，特别是初用者。应给予降压药物或调整降压方案来控制促红素相关性高血压，Hb及HCT迅速上升者应及时减少促红素用量。非难治性高血压者无须停用促红素。

五、什么时候服用罗沙司他胶囊效果较好

罗沙司他胶囊（爱瑞卓）是一种全新的口服低氧诱导因子脯氨酰羟化酶抑制剂，可以诱导红细胞生成，用于治疗肾性贫血。研究显示进食不会显著影响其吸收，所以可空腹服用或与食物同服。

六、服用多糖铁复合物胶囊时为什么大便会呈黑色

铁是合成Hb的基本原料，慢性肾脏病贫血患者经常存在一定程度的铁缺乏。慢性肾脏病贫血患者应常规进行铁状态评估。若有绝对或相对铁缺乏，应仔细查找铁缺乏原因，并根据患者的铁状态及时按需补铁。有效的铁剂补充，可以改善贫血，减少促红素用量。

多糖铁复合物胶囊（红源达）是其中一种铁剂，服用后因铁未完全吸收，在体内氧化，可能产生黑便。因为铁剂会刺激胃部，且会与某些药物相互作用，所以宜在饭后1h服用。

第二十三章　降血脂药

一、降血脂药有哪些

1. 影响脂质合成、代谢的药物。按化学结构及作用机制可分为以下几类：

（1）他汀类，即羟甲基戊二酰辅酶A还原酶抑制剂，如辛伐他汀、阿托伐他汀。

（2）氯贝丁酯类，如非诺贝特。

（3）烟酸类，如烟酸、阿昔莫司。

（4）苯氧乙酸类，如吉非罗齐。

2. 胆酸螯合剂，可影响胆固醇及胆酸吸收，如考来烯胺。

3. 多烯脂肪类药物，如亚油酸。

4. 胆固醇吸收抑制剂，如普罗布考、依折麦布。

二、降血脂药什么时间服用效果较好

晚上人体胆固醇合成增加，肝脏摄取药物较多，所以降血脂药一般晚上服用较好，服药时间详见表23-1。

表23-1　降血脂药血浆半衰期和服药时间

药物名称	血浆半衰期/h	服药时间
普伐他汀	1.5~2	空腹睡前
洛伐他汀	3	晚餐
辛伐他汀	2~4	晚餐
氟伐他汀	2.3	晚餐或睡前
阿托伐他汀	14	任何时间
瑞舒伐他汀	19	任何时间

（续表）

药物名称	血浆半衰期/h	服药时间
非诺贝特	20	餐时
阿昔莫司	2	餐时
考来烯胺	—	饭前
依折麦布	22	任何时间
普罗布考	52~60	餐时

三、服用降血脂药有哪些不良反应

1. 大多数患者对他汀类降血脂药的耐受性良好，不良反应通常较轻且短暂，包括头痛、失眠、抑郁，以及消化不良、腹泻、腹痛、恶心等消化道症状。部分患者服用他汀类降血脂药后会出现肌病、肌炎和横纹肌溶解，表现为与剂量相关的转氨酶升高。

2. 氯贝丁酯类降血脂药常见不良反应有消化不良、胆石症等，也可引起转氨酶升高和肌病。

3. 烟酸类降血脂药常见不良反应有颜面潮红、高血糖、高尿酸、上消化道不适等。

4. 胆酸螯合剂考来烯胺常见不良反应有胃肠道不适、便秘、影响某些药物的吸收。

5. 胆固醇吸收抑制剂依折麦布常见不良反应为头痛、恶心、转氨酶升高等。

6. 胆固醇吸收抑制剂普罗布考常见不良反应有恶心、腹泻、消化不良，也可引起嗜酸细胞增多、血浆尿酸浓度增高，最严重者可导致QT间期延长、心律失常。

第二十四章　护肾药物

一、复方α-酮酸片怎样服用效果较好

复方α-酮酸片（开同）是常用护肾药物，宜在用餐时服用，使其充分吸收并转化为相应的氨基酸。因复方α-酮酸片含钙，可与磷形成不溶性钙-磷酸盐，随餐服用可减少磷的摄入。因药片较大，难以吞咽的患者，可把药片磨碎后拌饭服用。

二、复方α-酮酸片有哪些作用

复方α-酮酸片可提供必需氨基酸并减少氨基氮的摄入。酮或羟氨基酸不含氨基，能利用非必要氨基酸的氮转化为氨基酸，从而减少尿素合成，减少尿毒症毒性产物蓄积。酮或羟氨基酸不引起残存肾单位的高滤过，并可改善肾性高磷血症和继发性甲状旁腺功能亢进症，改善肾性骨营养不良。配合低蛋白饮食，可减少氮摄入，同时避免因蛋白质摄入不足及营养不良引起的不良后果。

三、服用尿毒清颗粒有哪些不良反应

尿毒清颗粒是一种护肾中成药，含有大黄、苦参、黄芪、车前草、何首乌、白芍等成分，不良反应以消化道症状为主，包括恶心、呕吐、胃肠绞痛，常见黄色糊状大便或大便次数增加。

第二十五章　治疗肾性骨病的药物

一、治疗肾性骨病的药物有哪些

临床用于治疗肾性骨病的药物主要有钙剂和活性维生素D。

1. 钙剂分为三代：第一代为无机钙，如碳酸钙；第二代为有机酸钙，如乳酸钙、葡萄糖酸钙；第三代为有机钙，如复方氨基酸螯合钙。

2. 活性维生素D主要有两种形式：一种是1α-羟基维生素D_3 $[1\alpha-(OH)D_3]$，如度骨化醇、阿法骨化醇；另一种是1,25-二羟基维生素D_3 $[1,25-(OH)_2D_3]$，如骨化三醇、帕立骨化醇。

二、服用治疗肾性骨病的药物主要有哪些不良反应

1. 钙剂最常见的不良反应是胃肠道刺激症状，如恶心、胃痛、便秘等。长期服用钙剂可能发生高钙血症、尿钙增多、肾结石、异位钙化、动脉粥样硬化等。

2. 活性维生素D的不良反应包括食欲减退、头痛、呕吐、便秘、皮肤瘙痒、高钙血症等。

三、钙剂什么时候服用较好

用药目的不同，服用钙剂的时间也不同。用于补钙，宜在两餐之间服用，吸收效果较好；用于降磷，应在餐时嚼碎与饭同服，使钙与食物中磷结合为不溶性的钙-磷酸盐，减少食物中磷的吸收，达到降磷目的。

四、活性维生素D什么时候服用较好

活性维生素D宜在夜间睡眠前肠道钙负荷最低时服用。

（蒋敏兰）

参考文献

［1］ ALFRED K.CHEUNG, TARA I.CHANG, WILLIAM C.CUSHMAN, et al. Executive summary of the KDIGO 2021 Clinical Practice Guideline for the Management of Blood Pressure in Chronic Kidney Disease［J］. Kidney International,2021,99（3）:559-569.

［2］ 中国医师协会肾脏内科医师分会,中国中西医结合学会肾脏疾病专业委员会.中国肾性高血压管理指南2016（简版）［J］.中华医学杂志,2017,97（20）:1547-1555.

［3］ 中国医师协会肾脏内科医师分会,中国中西医结合学会肾脏疾病专业委员会营养治疗指南专家协作组.中国慢性肾脏病营养治疗临床实践指南（2021版）［J］.中华医学杂志,2021,101（8）:539-559.

［4］ 施仲伟,冯颖青,王增武,等.β受体阻滞剂在高血压应用中的专家共识［J］.中国医学前沿杂志,2019,11（4）:29-39.

［5］ 陈鲁原,卢新政.单片复方制剂降压治疗中国专家共识［J］.中华高血压杂志,2019,27（4）:310-317.

［6］ 孙宁玲,霍勇,王继光,等.难治性高血压诊断治疗中国专家共识［J］.中华高血压杂志,2013,21（4）:321-326.

［7］ 中华医学会心血管病学分会高血压学组.利尿剂治疗高血压的中国专家共识［J］.中华高血压杂志,2011,19（3）:214-222.

［8］ 《糖皮质激素类药物临床应用指导原则》编审专家组.糖皮质激素类药物临床应用指导原则［J］.中华内分泌代谢杂志,2012,28（2）:I0002-I0033.

［9］ 中华医学会肾脏病学分会肾性贫血诊断和治疗共识专家组.肾性贫血诊断与治疗中国专家共识（2018修订版）［J］.中华肾脏病杂志,2018,34（11）:860-866.

［10］ 肾性贫血诊断和治疗共识中国专家组.肾性贫血诊断与治疗中国专家共识［J］.中华肾脏病杂志,2013,29（5）:389-392.

［11］ 王海燕.肾脏病学［M］.3版.北京:人民卫生出版社,2008.

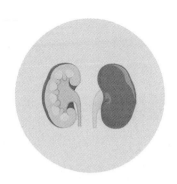

第六篇

慢性肾脏病营养管理

06

第二十六章　慢性肾脏病与营养不良

近年来，慢性肾脏病的发病率明显升高，目前我国慢性肾脏病的发病率约为10.8%，而患者对疾病的知晓率仅12.5%。慢性肾脏病患病率高、知晓率低、预后差、医疗费用昂贵，已成为严重影响国人健康的重要公共卫生问题，因此有效预防和延缓慢性肾脏病的进展非常重要。

一、慢性肾脏病与营养不良有何关联

营养不良是慢性肾脏病常见并发症，是慢性肾脏病发生、进展及心血管事件与死亡的危险因素。据统计，我国慢性肾脏病患者营养不良的患病率为22.5%~58.5%，透析患者营养不良的患病率更高。因此，关注慢性肾脏病患者的营养问题，对于慢性肾脏病的诊治、延缓疾病进展、改善预后及减少医疗费用支出有非常重要的意义。

二、慢性肾脏病为什么会出现营养不良

慢性肾脏病处于慢性炎症状态，消耗增加，需要更多的营养物质，但是由于体内尿素氮、肌酐等毒素的蓄积，慢性肾脏病患者常有不同程度的恶心、呕吐等消化道症状，导致食欲不振；肾病饮食要求低盐、低蛋白质，影响了食物的口感，患者的食欲进一步降低、食量减少，如果没有及时干预，就会导致营养不良的发生。

慢性肾脏病进展中发生的蛋白质代谢异常，尤其是肌肉蛋白质合成和分解异常是导致患者营养不良的重要因素。国际肾脏营养与代谢学会提出蛋白质热量消耗（protein-energy wasting，PEW）的概念，即机体蛋白质摄入不足、丢失增多或需求量增加，从而导致体内蛋白质和热量储备下降，不能满足机体的代谢需求，进而引起的一种营养缺乏状态，临床上表现为体

重下降、进行性骨骼肌消耗和皮下脂肪减少等。蛋白质热量消耗诊断标准
（表26-1）包括生化指标、肌肉量减少（尤其是骨骼肌消耗情况）、非预期
的体重下降、饮食不足［蛋白质和（或）热量摄入不足］，满足3项（每项至
少满足1条）即可诊断为蛋白质热量消耗。

表26-1 蛋白质热量消耗诊断标准

项目	诊断标准
生化指标	白蛋白＜38g/L
	前白蛋白＜300mg/L
	总胆固醇＜2.59mmol/L
肌肉量减少	肌肉量丢失：3个月内＞5%或半年内＞10%
	上臂肌围下降：＞参照人群上臂围中位数10%
非预期体重下降	BMI＜22kg/m^2（65岁以下），BMI＜23kg/m^2（65岁以上）
	非预期的体重下降：3个月内＞5%或半年内＞10%
	体脂百分比＜10%
饮食不足	蛋白质摄入不足（DPI＜0.8g·kg）至少2个月
	能量摄入不足（DEI＜25kJ·kg）至少2个月

注：BMI为体重指数；DPI为每日蛋白质摄入量；DEI为每日热量摄入量。

三、从哪些方面全面评估营养状况

目前国内外指南推荐的规范化营养支持疗法步骤包括营养筛查、营
养评估、营养干预及营养监测。其中营养筛查是第一步，目前临床上常用
的营养筛查工具包括营养风险筛查2002（nutritional risk screening 2002，
NRS 2002）、营养不良通用筛查工具（malnutrition universal screening tool，
MUST）、微型营养评定简表（mini-nutritional assessment short-form，MNA-
SF）和营养风险指数（nutritional risk index，NRI）等。筛查出高风险者后再
进行详细的评估和有针对性的干预。

营养评估是慢性肾脏病营养治疗的基础，对慢性肾脏病患者制订个体化
营养方案也离不开准确的营养评估，应根据患者实验室检查指标（如生化指

标、蛋白尿等)、肾功能情况,结合饮食调查、人体测量及主观综合营养评估的结果,全面评估患者的营养状况,并且应定时进行营养监测,制订和调整营养治疗方案,提高患者治疗依从性,防止营养不良的发生。

四、营养评估指标

1. 饮食调查:通过饮食记录或日记掌握慢性肾脏病患者的膳食情况,了解患者的热量、蛋白质和各类营养素的摄入情况,找出各种可能导致营养不良的因素。患者记录每日每餐摄入食物的种类及摄入量,可较为准确地了解其饮食习惯并估算各种营养素的摄入情况。推荐使用三日饮食记录法进行饮食调查,门诊时也可选择一日饮食记录法结合对患者日常饮食习惯的调查评估患者的饮食情况。

2. 人体测量:可根据患者的身高、体重、体重指数、上臂肌围、肱三头肌皮褶厚度、握力等评估患者的营养状况。在评估体重时,应注意关注患者的体重变化及各种原因导致的水肿。3~6个月内非预期的体重下降是评价营养状况的有用指标,体重下降 < 5%为轻度,体重下降 > 10%为重度。

3. 实验室指标:血清白蛋白、前白蛋白、胆固醇、三酰甘油、血清电解质及尿蛋白等实验室指标是慢性肾脏病营养评价的重要部分,需密切关注。其中前白蛋白是反映近期膳食摄入状况最为灵敏的指标。

4. 营养评估量表:主观全面评定(SGA)作为临床营养评估工具已得到广泛认可,美国国家肾脏基金会肾脏病预后质量倡议组织(Kidney Disease Outcomes Quality Initiative,KDOQI)推荐使用SGA量表对慢性肾脏病G5期患者进行营养评估;营养不良炎症评分法(malnutrition inflammation score,MIS)是在SGA的基础上增加了BMI、总铁结合力和血清白蛋白等指标,对营养状况和炎症反应进行综合评估。KDOQI推荐使用MIS对维持性血液透析患者或肾移植受者进行营养评估。

5. 人体成分分析:可通过生物电阻抗分析法(bioelectrical impedance analysis,BIA)获取人体成分信息,包括肌肉组织指数、脂肪组织指数、肌肉组织含量、脂肪组织含量、目标体重、水肿指数、相位角及容量负荷等，用于慢性肾脏病患者的营养评估。

6. 炎症指标：慢性肾脏病患者处于慢性炎症状态，会导致蛋白质分解代谢增加、厌食或食欲下降，对机体营养状况造成影响。可定期测定血清C反应蛋白（CRP）、高敏C反应蛋白（hs-CRP）、白细胞介素-6（IL-6）水平等，动态评估患者的营养状况。

五、什么情况下需进行营养评估

建议慢性肾脏病患者定期进行营养筛查和评估，慢性肾脏病的营养管理团队最好由肾科医生、护士、药师及注册营养师组成，全方位管理患者，延缓病情进展。

1. 慢性肾脏病患者应重点监测蛋白质摄入量、热量摄入量以评估营养治疗依从性，建议每2~4周监测1次，稳定期每3个月监测1次。慢性肾脏病G3期以后更易发生营养不良，故应从此期开始对患者营养状况进行监测，实施低蛋白饮食后更应有规律地进行密切监测。

2. 慢性肾脏病G3~5期或肾移植后的成年患者，至少每半年进行1次营养筛查，以确定是否存在PEW风险。

3. 在开始透析的3个月内、每年或营养筛查及转诊时，应由注册营养师或同等资质的人员进行全面的营养评估，评估内容包括但不限于食欲、饮食摄入量史、体重指数、生化指标、人体测量和与营养相关的体检结果。

第二十七章　慢性肾脏病与营养物质

第一节　人体所需营养物质

一、营养物质分类

营养物质是供给机体用于修补旧组织、增生新组织、产生热量和维持生理活动所需要的必需物质。食物中可以被人体吸收利用的物质叫营养素。碳水化合物、脂肪、蛋白质、维生素、水和矿物质是人体所需的六大营养素，膳食纤维被称为"第七大营养素"，前三者在体内代谢后产生热量，故又称产能营养素。

营养素主要分为宏量营养素和微量营养素。其中宏量营养素人体需求量较大，包括碳水化合物、脂肪、膳食纤维素、蛋白质及水；微量营养素人体需求量较小，包括矿物质、维生素。

二、各种营养物质有哪些常见的食物种类

1. 碳水化合物：也称糖类物质，大致有葡萄糖、果糖、蔗糖、麦芽糖、乳糖、淀粉和纤维素等。含碳水化合物的食物有大米、杂粮、面粉、水果、蔬菜和奶制品。粮谷类食物中碳水化合物含量为60%~80%，薯类食物中碳水化合物含量为15%~29%。各种碳水化合物经肠胃消化分解后，随血液循环至细胞组织，并协助合成蛋白质。

2. 脂肪：主要来源于动物脂肪、肉类及植物种子。动物脂肪主要由饱和脂肪酸组成。植物种子提炼的植物油中主要含不饱和脂肪酸，其中多不饱和脂肪酸以亚油酸为主，如豆油、玉米油等；单不饱和脂肪酸主要以油酸为主，如茶油、橄榄油、花生油等。

3. 蛋白质：食物来源可分为植物性蛋白质和动物性蛋白质两大类。植物性蛋白质可来源于谷类、豆类、种子类等。谷类食物含蛋白质约10%；豆类食物蛋白质含量丰富，其中大豆蛋白质含量可达35%~40%；含蛋白质的种子类食物包括芝麻、花生、核桃、杏仁、瓜子等。动物性蛋白质中肉、蛋、奶、鱼的蛋白质含量高，是优质蛋白质的重要来源。

4. 膳食纤维：膳食纤维属于植物性物质，是碳水化合物中不能被人体消化酶所分解的多糖类物质，包括纤维素、半纤维素、果胶、木质素、树胶或植物黏胶、藻类多糖等，不仅能软化肠内物质，刺激胃肠道蠕动，起到辅助排便作用，还能降低血液中胆固醇和葡萄糖的吸收。膳食纤维主要来自植物性食物，膳食纤维含量高的食物有麦麸、荞麦、玉米、水果皮、绿叶蔬菜、糙米、全麦面粉、粗制小麦等。水果类食物（如苹果、梨子、草莓等）、蔬菜类食物（如蒜苗、青蒜、韭菜、空心菜、苋菜、油菜薹、黄豆芽、绿豆芽、竹笋等）、豆类食物（如小豆、绿豆、豇豆等）也含有较为丰富的膳食纤维。

5. 水：水是人体内含量最多的成分，是一切生命的源泉，约占人体重量的三分之二。健康人群每日需要水分约2.5L，其中直接饮水占50%，食物含水占40%，体内代谢产生的水占10%。以此推算，每日建议直接饮水量约为1.25L，运动或者夏天大量出汗时，可以酌情增加。

6. 维生素：维生素的特点是体内不能合成或合成很少，必须从食物中摄取；既不参与机体组成，也不提供热量；虽然机体需要量少，但是在机体的物质代谢和热量代谢中起着十分重要的作用。维生素可分为水溶性和脂溶性两类。脂溶性维生素是指能溶于油脂而不能溶于水的维生素，主要包括维生素A、维生素D、维生素E、维生素K，它们能在体内大量储存，主要储存在肝脏，补充脂溶性维生素不能过量，否则易引起中毒。水溶性维生素是能溶于水的维生素，包括维生素B_1、维生素B_2、维生素B_6、维生素B_{12}、叶酸、泛酸、烟酸、胆碱等，其特点是以前体形式存在于天然食物中，排泄率高，绝大多数随尿液排出体外，不易在体内蓄积，毒性小，需要及时补充。维生素广泛存在于动物性食物和植物性食物中，只要保证食物多样化、不偏食，即可保证各种维生素的均衡摄入。

7. 矿物质：矿物质的特点是在体内不能合成，必须从食物和饮用水中摄取；矿物质在体内组织器官中分布不均匀；各种元素相互之间存在协同或拮抗效应；部分矿物质元素需求量很少，生理需求量与中毒剂量接近，过量摄入易引起中毒，但如体内某一种矿物质元素缺乏，又会导致机体出现相应"故障"。矿物质所含元素可分为常量元素和微量元素，常量元素包括钙、镁、钾、钠、磷、氯、硫7种，其余为微量元素，人体必需的微量元素有铁、锌、碘、硒、铜、钴、铬和钼8种。

（1）富含钙的食物包括奶类食物、虾蟹、海带，以及植物性食物中的绿叶蔬菜、豆类、芝麻酱。

（2）富含镁的食物包括小米、荞麦、燕麦、绿叶蔬菜等，肉、蛋、鱼和动物内脏也有一定含量的镁。

（3）富含钾的食物包括蔬菜、水果，豆类、瘦肉、鱼类等也含有大量的钾。

（4）钠广泛存在于各种食物中，主要来源于食盐、味精、小苏打等。

（5）磷广泛存在于各种食物中，瘦肉、蛋类、奶类及动物的内脏都是磷的良好来源，植物性食物中坚果类、麦片类等也富含磷。

（6）富含氯的食物包括食盐、酱油、盐渍食物、酱咸菜、咸味食物。

（7）富含铁的食物包括动物内脏、动物全血、畜禽肉类和鱼类食物等动物性食物，以及桂圆、大枣、当归等植物性食物。动物性食物中铁的吸收率一般高于植物性食品。

（8）富含锌的食物包括贝壳类海产品、红肉类、动物内脏类等动物性食物，干果类、谷类胚芽等植物性食物也富含锌。

（9）富含碘的食物以海产品为主，海带、紫菜、鱼类等含碘丰富，是碘的良好来源。

（10）富含硒的食物主要包括海产品和动物内脏，黄芪、人乳也含丰富的硒。

第二节　慢性肾脏病营养物质选择的特点

一、慢性肾脏病患者需要限制热量摄入吗

慢性肾脏病患者需要保证摄入充足的热量，不建议限制热量摄入。慢性肾脏病患者常因食欲不振、恶心、呕吐等，导致热量摄入不足，久之容易造成营养不良，增加感染等并发症的风险，加重肾脏负担。我国行业标准建议，慢性肾脏病G1~3期患者，热量摄入以达到和维持目标体质量为准；慢性肾脏病G4~5期的患者，在限制蛋白质摄入量的同时，每日热量摄入需维持在35kcal/kg（≤60岁）或30~35kcal/kg（>60岁），再根据患者的身高、体重、性别、年龄、活动量、饮食史、合并疾病及应激状况进行调整。KDOQI的慢性肾脏病营养临床实践指南也建议慢性肾脏病患者保持充足的热量摄入，这对于预防PEW非常必要。

二、慢性肾脏病患者需要限制蛋白质摄入吗

在肾脏功能下降时，应该限制蛋白质的摄入。因高蛋白饮食会产生大量的代谢废物，这些代谢废物大多数会被肾脏清除，并从尿液中排出，当肾功能下降时，这些代谢废物会积聚到血液中，逐渐损害器官功能。此外，蛋白质摄入过多会导致肾脏滤过率升高等有害作用，进一步加重肾功能的损害，而且容易出现水钠潴留、酸碱失衡、高磷血症、高钾血症等并发症。因此，当肾脏功能减退时，减少蛋白质摄入量可降低肾脏滤过率，既可减少尿毒症毒素，又可改善肾脏血流动力学，保护肾脏功能，延缓肾功能减退的进程。

蛋白质推荐摄入量不仅取决于慢性肾脏病的分期，还需要根据代谢状态、是否合并糖尿病、血糖控制情况等灵活调整。我国行业标准推荐慢性肾

脏病G1~2期患者，无论是否患有糖尿病，每日蛋白质摄入量为0.8~1.0g/kg；慢性肾脏病G3~5期非透析治疗的患者，每日蛋白质摄入量为0.6~0.8g/kg，而血液透析及腹膜透析患者，每日蛋白质摄入量为1.0~1.2g/kg，低蛋白饮食的同时可每日补充复方α-酮酸制剂0.075~0.12g/kg，再根据患者的体重、年龄、饮食史、合并疾病及应激状况进行调整。

三、慢性肾脏病患者为什么要选择优质蛋白质

蛋白质构成身体的各个部分，维持着各种生命活动，所以人体每日都要摄取蛋白质。蛋白质由20种氨基酸组成，其中8种氨基酸是人体不能合成的，必须从食物中摄取，称为必需氨基酸，包括蛋氨酸、赖氨酸、色氨酸、苏氨酸、缬氨酸、苯丙氨酸、亮氨酸和异亮氨酸；其他能在机体内合成的氨基酸被称为非必需氨基酸。此外，幼儿生长还需要组氨酸。

食物中蛋白质营养价值的高低，主要取决于所含必需氨基酸的种类、含量占比及氨基酸模式是否与人体蛋白质相近。蛋白质中所含必需氨基酸的种类越多、数量越大，含量占比及氨基酸模式与人体蛋白质越接近，其营养价值越高，吸收效率越高，人们通常将这样的蛋白质称为优质蛋白质，应优先选择。肉类、蛋类、鱼类、乳类等动物性食品，以及大豆制品等植物性食物均属优质蛋白质。但是肉类的缺点是脂肪含量高，尤其是饱和脂肪酸含量高。一般的谷类食物中赖氨酸含量偏低且生物利用率低，不是优质蛋白质。

在蛋白质食物选择上，要发挥各种食物互补作用以提高蛋白质生理价值，如把不同种类的食物混合食用或交替食用，注意动物性蛋白质、一般植物性蛋白质和大豆蛋白质进行适当搭配与平衡，多食用鱼、禽、蛋、瘦肉、奶及豆制品等蛋白质食物，保证富含8种必需氨基酸的优质蛋白质占1/3~1/2，推荐肾病患者每日摄入蛋白质中优质蛋白质占比>50%。

四、慢性肾脏病患者需要限制水摄入量吗

慢性肾脏病患者应结合尿量、透析超滤量、有无水肿等病情综合分析确定水摄入量，以维持出入量平衡。正常情况下，水摄入量控制在前1日尿量+

500mL的范围内，以维持较理想的体重和血压水平为准。因受到个体和环境因素的影响，需不断评估慢性肾脏病患者的容量状态，来决定患者的水摄入量；当患者出现少尿或合并严重心血管疾病、水肿时需严格限制液体摄入量，同时应尽量避免进食汤类、粥类、西瓜等含水多的食物，并详细记载出入量作为调整水摄入量的参考。食物中水含量可参考表27-1。

表27-1　食物中水含量

类别	100g食物中水含量	食品
高水分	＞90g	豆浆、牛奶、稀粥、汤、面条、冬瓜、梨、苹果、葡萄、黄豆芽、白菜、生菜
中等水分	20~90g	猪肉、鱼、虾、贝类、豆腐
低水分	＜20g	小米、糯米、黄豆、扁豆、芸豆、藕粉、葵花籽、方便面、绿豆、大麦、大米

五、慢性肾脏病患者需要限制钠、钾、磷的摄入吗

1. 慢性肾脏病患者应限盐，避免高钠食物，以利于控制容量和控制血压。慢性肾脏病各期患者推荐每日钠摄入量＜2 000mg（相当于食盐5g），血压较高或水肿明显者每日食盐摄入量应＜3g，严重者每日食盐摄入量应＜1g。钠主要通过食盐摄入，限盐的实质就是限制钠的摄入。除了食盐中的钠，还有大量的"隐形钠"存在于日常调味品和加工食品中，如烹调时使用的酱油、味精、各式酱料等，平均每5mL酱油含盐量为1g，使用时应计入每日钠的总摄入量内。限盐时还应谨慎选择低钠盐，低钠盐依然含有钠，只是用钾替代了少部分的钠，肾功能正常的高血压患者可以限量使用低钠盐，但肾功能不全者由于肾脏排钾能力下降，并不适合使用低钠盐，容易引起高钾血症。

2. 慢性肾脏病患者应谨慎摄入钾，保持血钾维持在正常范围。钾主要通过尿液排泄，因此慢性肾脏病患者容易出现钾代谢的紊乱，特别是尿少的时候，非常容易发生高钾血症。慢性肾脏病G3~5期的患者更要警惕高血钾的发生，需个体化调整饮食中钾的摄入，必要时口服降钾药物。血液透析患者应

控制高钾食物摄入，保持血钾在正常范围。腹膜透析患者如发生低钾血症，应及时补充含钾丰富的食物，并密切监测血钾变化，及时调整饮食。食物中钾含量可参考表27-2。

表27-2　食物中钾含量

类别	100g食物中钾含量	食品
高钾	>50mg	木薯、木耳、动物内脏、紫菜、口蘑、马铃薯粉、榛子、豌豆、绿豆、青豆、麸皮、黄豆、蚕豆
中钾	2~50mg	鸡肉、猪肉、白菜、豆腐、梨、苹果
低钾	<2mg	冬瓜、凉粉、粉条、西兰花、花生油、玉米淀粉、粉皮、富强粉面条、糖

3. 磷的摄入主要应根据血液检测结果进行调整，不仅要关注补充磷制剂的量，还要特别关注饮食所摄入的钙磷量。慢性肾脏病患者肠道对钙的吸收减少，血钙浓度逐渐下降，身体会代偿性地将骨骼中的钙释放入血液中，久而久之导致骨质疏松。另外，肠道对磷的吸收不受影响，而肾脏功能减退，磷的排出减少，随着骨骼中钙的释放，磷也被释放出来，进一步加重了高磷血症，血磷增高刺激甲状旁腺功能亢进，引起肾性骨病，血磷过高又容易导致软组织钙化，更易导致血管硬化，引起心血管并发症的发生。因此，KDOQI推荐慢性肾脏病G3~5期非糖尿病患者应限制饮食中磷的摄入以维持血磷在正常范围。患者进行限磷饮食治疗时，应考虑摄入磷的来源，尽量避免摄入含有较多食品添加剂的食物，因为其中的磷均为无机磷且吸收率高。但是，如果肾移植后发生低磷血症，可以考虑通过提高磷的摄入（饮食或磷补充剂）补充血清中磷酸盐的量。另外，建议未服用活性维生素D的慢性肾脏病G3~4期患者每日钙元素摄入量保持在800~1 000mg以维持钙平衡。计算钙摄入量时，应包括食物来源的钙、钙片和含钙的磷结合剂等。食物中磷含量可参考表27-3。

表27-3　食物中磷含量

类别	100g食物中磷含量	食品
高磷	>0.3g	松子、芝麻酱、虾皮、鲮鱼罐头、西瓜子、南瓜子、口蘑、海鱼、虾、腰果、黄豆、黑豆、奶粉、奶片
中磷	0.01~0.3g	牛肉、鸡蛋、精米、精面、蔬菜（冬瓜、茄子、番茄）
低磷	<0.01g	粉皮、粉条、水发海参、芋头、西瓜、淀粉、冰糖、植物油、苹果、水萝卜、白兰瓜、藕粉

第二十八章　慢性肾脏病与营养治疗

第一节　慢性肾脏病早期（G1~2期）非糖尿病

一、每日热量摄入推荐

1. 每日所需要的总热量计算方法。我国专家建议，慢性肾脏病G1~2期非糖尿病患者应保证足够热量摄入，同时维持健康目标体重的稳定，体重变化应≤5%。目标体重可以参考国际推荐适用于东方人的标准体重计算方法：

男性标准体重（kg）=［身高（cm）－100］×0.9

女性标准体重（kg）=［身高（cm）－100］×0.9－2.5

根据我国体重指数标准，$BMI≤18.5kg/m^2$为体重过低；$18.5kg/m^2<BMI<24.0kg/m^2$为正常；$24.0kg/m^2≤BMI<28.0kg/m^2$为超重；$BMI≥28.0kg/m^2$为肥胖。超重或肥胖的患者，应在医护人员指导下按减重计划进行减重，使BMI尽可能接近$18.5~24.0kg/m^2$。当患者出现体重下降或其他营养不良表现时，应增加热量供给。热量供给量的确定需要考虑人的体型和体力活动强度（表28-1），根据个体状况进行调整。表28-2为我国成年糖尿病患者热量供给量，也可作为消瘦、超重、肥胖人群的参考。

KDOQI指南建议，慢性肾脏病G1~5期或肾移植后代谢稳定的成年患者，根据年龄、性别、体力活动水平、身体成分、体质量状况目标、慢性肾脏病分期、合并疾病或炎症情况，每日摄入热量25~35kcal/kg，以维持正常的营养状态。

表28-1　中国成人体力活动强度分级

活动强度	工作时间分配	工作内容举例
轻体力活动	75%时间坐或站立	办公室工作、修理电器、讲课
	25%时间站着活动	售货员、酒店服务员、实验操作等
中体力活动	25%时间坐或站立	学生日常活动、机动车驾驶
	75%时间特殊职业活动	电工安装、车床操作、金工切割
重体力活动	40%时间坐或站立	非机械化农业劳动、炼钢、舞蹈
	60%时间特殊职业活动	体育运动、装卸、采矿等

表28-2　中国成年糖尿病患者每日热量供给量

体型	卧床/ kcal·kg^{-1}	轻体力活动/ kcal·kg^{-1}	中体力活动/ kcal·kg^{-1}	重体力活动/ kcal·kg^{-1}
肥胖/超重	15~20	20~25	30	35
正常	20~25	25~30	30~35	40
消瘦	25~30	35	40	45~50

例如，某患者，男性，65岁，退休，身高170cm，体重80kg，临床诊断为慢性肾脏病G2期，无糖尿病，该患者每日的热量摄入计算如下。

标准体重：男性（170－100）×0.9=63（kg）

判断体重是否正常：（80－63）÷63×100%≈27%，超过标准体重27%，属于肥胖。

判断活动强度：患者为轻体力活动。

确定总热量：65×（25~35）=1 625~2 275（kcal）

个体化调整：考虑患者为老年人、肥胖、无糖尿病，选择每日热量供给量为25kcal/kg，即1 625kcal。建议2周后再评估患者的耐受情况、体重变化等，如患者无不适可适当减少热量摄入以减轻体重。

2. 每日所需要总热量的营养物质分配。人体热量来自三大宏量营养素，即碳水化合物、蛋白质、脂肪。一般人群中，碳水化合物的供给热量占比为55%~65%，脂肪的供给热量占比为20%~30%，蛋白质的供给热量占比为10%~15%。慢性肾脏病患者在采用低蛋白饮食的同时，碳水化合物和脂肪的占比相应增加，但每日摄入的脂肪中饱和脂肪酸不应超过10%，反式脂肪酸不应超过1%，可适当提高n-3多不饱和脂肪酸和单不饱和脂肪酸的摄入量。慢性肾脏病G1~2期患者在合理摄入总热量的基础上可适当提高碳水化合物和脂肪的摄入占比，以保证每日热量供给。

例如，某患者，男，65岁，退休，身高170cm，体重80kg，临床诊断为慢性肾脏病G2期，无糖尿病，该患者每日的热量摄入为1 600kcal，那么三大营养素应提供的热量=全日所需热量×供给热量占比。

蛋白质：15%×1 600=240（kcal）

脂肪：20%×1 600=320（kcal）

碳水化合物：65%×1 600=1 040（kcal）

3. 每日所需要的总热量的食物分配方法。推荐早餐、中餐、晚餐热量摄入分别占每日总热量的1/5、2/5、2/5。

例如，某患者，男，65岁，退休，身高170cm，体重80kg，临床诊断为慢性肾脏病G2期，无糖尿病，该患者每日的热量摄入为1 600kcal，那么可按以下方案进行食物分配。

（1）早餐：1 600×1/5=320（kcal）

（2）中餐：1 600×2/5=640（kcal）

（3）晚餐：1 600×2/5=640（kcal）

二、每日蛋白质摄入推荐

1. 每日所需要的总蛋白质计算方法。《中国慢性肾脏病营养治疗临床实践指南（2021版）》强调，慢性肾脏病G1~2期患者应避免高蛋白饮食（每日蛋白质摄入量＞1.3g/kg），建议根据患者标准体重，结合蛋白尿的情况来计算每日蛋白质的摄入量。非持续性大量蛋白尿的慢性肾脏病G1~2期患者推荐每日蛋白质摄入量为0.8g/kg，不推荐每日蛋白质摄入量≤0.6g/kg；大量蛋白尿的慢性肾脏病G1~2期患者，建议每日蛋白质摄入量为0.7g/kg，同时加酮酸治疗。

例如，某患者，女性，45岁，公司文员，身高165cm，体重55kg，蛋白尿+，临床诊断为慢性肾脏病G2期， 该患者每日的蛋白质摄入量计算如下。

（1）标准体重：女性（165－100）×0.9－2.5=56（kg）

（2）每日所需蛋白质摄入量：因为患者蛋白尿+，初步判断为非持续性大量蛋白尿的慢性肾脏病G1~2期患者，所以每日所需蛋白质摄入量为56×0.8=44.8≈45（g）

2. 每日所需蛋白质的营养物质分配。在低蛋白饮食的前提下，为了确保慢性肾脏病患者能够获得种类齐全、数量充足、占比适当的必需氨基酸，要求其每日摄入的总蛋白质中有60%以上为优质蛋白。相对于非优质蛋白，优质蛋白的生物学价值、人体净利用率都更高，优质蛋白饮食是避免慢性肾脏病患者发生营养不良的重要原则。食物中的优质蛋白主要来自动物性食物，大豆蛋白也是优质蛋白的来源之一。我国的行业标准中，建议慢性肾脏病患者按照以食物中蛋白质含量为基础的食物交换份法进行每日摄入蛋白质和热量的分配。常见食物的蛋白质含量按照每份食物中含蛋白质0~1g、4g、7g为标准分为3大类8小类，同类食物在一定质量内所含的蛋白质和热量相似，同类食物间可以互换。不同种类食物中所含蛋白质及热量详见表28-3。

表28-3　不同种类食物中所含蛋白质和热量

每份食物中蛋白质含量	食物种类（每份质量，每份热量）			
0~1g	油脂类（10g，90kcal）	瓜类蔬菜（250g，50kcal）	水果类（200g，90kcal）	淀粉类（50g，180kcal）

（续表）

每份食物中蛋白质含量	食物种类（每份质量，每份热量）			
4g	坚果类 （20g，90kcal）	谷类 （50g，180kcal）	薯类 （200g，80kcal）	绿叶蔬菜类 （250g，50kcal）
7g	肉类 （50g，90kcal）	蛋 （60g，90kcal）	奶类 （230g，90kcal）	豆类 （35g，90kcal）

例如，上述某患者，女性，45岁，公司文员，身高165cm，体重55kg，蛋白尿+，临床诊断为慢性肾脏病G2期，该患者每日所需要的总蛋白质的营养物质分配如下。

（1）优质蛋白质摄入量：该患者每日蛋白质摄入量为45g，推荐其中60%应为优质蛋白，即45×60%=27（g），由肉、蛋、鱼、奶类动物性蛋白质食物及植物性蛋白质食物大豆制品提供，大豆制品可以为豆浆、豆腐等。

（2）非优质蛋白质摄入量：非优质蛋白量摄入量=总蛋白质摄入量－优质蛋白摄入量，即45－27=18（g），这些非优质蛋白质主要从谷类、薯类、绿叶蔬菜类、水果类中摄取，可以为患者提供热量、维生素及微量元素等营养物质，可参考以下方案进行分配。

1份瓜类蔬菜（250g）：蛋白质含量为1g。

1份绿叶蔬菜（250g）：蛋白质含量为4g。

1份水果（200g）：蛋白质含量为1g。

主食（谷类或薯类）：其余蛋白质从主食中获取，即18－1－4－1=13（g）。

3. 每日所需蛋白质的食物分配方法。慢性肾脏病患者的蛋白质摄入应根据患者的饮食习惯、偏好等，合理安排食谱，无须将每日蛋白质的摄入量平均分配到各餐中，这样往往能使患者从饮食中获得满足感。例如，某患者每日蛋白质摄入量应为30g，安排食谱时，不一定要将30g蛋白质按每餐10g分配至早餐、中餐和晚餐中，可以在一餐中安排摄入30g蛋白质，也可分两餐摄入（如早餐0g，午餐20g，晚餐10g）。每日总蛋白质合理的分配摄入，既能增加患者进食的满足感，又可以使饮食接近日常生活。在坚持长期低蛋白饮食的过程中，偶尔（每月1~2次）也可以适当放松，按照普通健康人的饮食来进食，以缓解治疗压力，增添生活乐趣，提高患者进行低蛋白饮食治疗的依从性，但60%以上优质蛋白质原则应坚持。

例如，上述某患者，女性，45岁，公司文员，身高165cm，体重55kg，蛋白尿+，临床诊断为慢性肾脏病G2期，每日蛋白质摄入量应为45g，其中优质蛋白质应摄入27g，非优质蛋白质摄入为18g，可参考表28-3，以蛋白质含量为基础，按食物交换份法对每日摄入蛋白质进行食物分配。

（1）优质蛋白所需种类及份数：每份肉类（生重）含有7g蛋白质，则这位患者每日所需的优质蛋白质份数为27g÷7g=3.86≈4（份）；可选择以肉、蛋、鱼、奶为主的动物蛋白，也可以根据患者饮食喜好选择大豆制品类的植物性蛋白。

（2）非优质蛋白质所需种类及份数。

蔬菜类：共5g蛋白质=1份绿叶蔬菜（蛋白质含量为4g）+1份瓜类蔬菜（蛋白质含量为1g）。

水果类：共1g蛋白质=1份水果。

谷类或薯类主食：18－6=12（g），每份谷类或薯类主食含有4g蛋白质，则所需谷薯类主食为12÷4=3（份）。

（3）拟订食谱：根据患者的饮食习惯和需摄入的总热量，将含蛋白质的食物分配到早餐、中餐、晚餐中。例如，早餐，鸡蛋1个，素米粉1份；中餐，青瓜250g，猪肉50g，蒸鱼75g，米饭1碗；晚餐，炒青菜250g，素炒香干35g，米饭1碗；晚间加餐，苹果1个（约200g）。

（4）调整：注意拟订食谱时荤素搭配，利用植物油、糖、低蛋白主食补足热量。

三、每日液体、钠、钾、磷摄入推荐

1. 液体摄入的控制。正常人每日尿量一般为1 000~2 000mL，饮水量不受限制。因受到个体和环境因素的影响，应不断评估慢性肾脏病患者的容量状态。当患者出现少尿或合并严重心血管疾病、水肿时应严格限制液体摄入量，并结合患者尿量、透析超滤量、病情等综合情况确定摄入液体量，以维持出入量平衡。透析患者的尿量相对较少，不加限制地饮水很容易导致水肿、高血压和心力衰竭。液体摄入应包括水、汤及含水量丰富的蔬菜、水果。

2. 钠摄入的控制。慢性肾脏病G1~2期患者，推荐每日饮食钠的摄入量≤2.3g，即每日食盐摄入量≤6g。

3. 钾摄入的控制。推荐有持续性高钾血症的慢性肾脏病G1~2期患者进行限钾饮食，采用合理方法加工食材，减少钾的摄入，如加工食物前焯水弃汤、用流水冲洗蔬菜、去皮、吃菜不喝汤等。

4. 磷摄入的控制。推荐患者进行低磷饮食，如食物焯水弃汤后食用，少食用加工食品、低蛋白饮食，少吃高磷食物（海带、紫菜、芝麻酱、坚果等）等。

5. 建议慢性肾脏病G1~2期患者适量多吃水果和蔬菜。

第二节　慢性肾脏病中晚期（G3~5期）非糖尿病

一、每日热量摄入推荐

1. 每日所需总热量计算方法。慢性肾脏病G3~5期非糖尿病患者每日推荐热量摄入为30~35kcal/kg，可根据患者年龄、性别、去脂体重及其他因素个体化调整。年龄≤60岁的患者，每日热量摄入应维持在35kcal/kg；年龄＞60岁的患者，每日热量摄入则应维持在30~35kcal/kg。轻体力劳动者（如坐式工作或日常生活者）每日热量摄入应为30kcal/kg；卧床者每日热量摄入应为25kcal。

例如，某患者，男性，45岁，科员，身高175cm，体重65kg，临床诊断为

慢性肾脏病G3期，无糖尿病，该患者每日的热量摄入计算如下。

（1）标准体重：男性（175−100）×0.9=67.5（kg）

（2）判断体重是否正常：（67.5−65）÷67.5×100%≈3.7%，低于标准体重4%，属于正常。

（3）确定每日所需总热量：67.5×35=2 362.5≈2 363（kcal）

2. 每日所需总热量的营养物质分配。慢性肾脏病患者每日脂肪供给热量占比为25%~30%。在合理摄入总热量的基础上适当提高碳水化合物的摄入量，碳水化合物供给热量占比应为55%~65%。其余热量来自蛋白质（蛋白质摄入量应根据慢性肾脏病G3~5期患者蛋白质饮食原则进行计算）。

3. 每日所需总热量的一日食物分配方法。推荐早餐、中餐、晚餐热量摄入分别占每日总热量的1/5、2/5、2/5。

二、每日蛋白质摄入推荐

1. 每日所需总蛋白质计算方法。对于代谢稳定的慢性肾脏病G3~5期非糖尿病患者，每日蛋白质摄入推荐量为0.6~0.8g/kg（根据具体病情，由医生或营养师调整）；也有指南推荐，此类患者可选择极低蛋白饮食（每日蛋白质摄入量为0.3g/kg），并同时联合补充酮酸制剂。需要注意的是，极低蛋白饮食有导致慢性肾脏病患者营养不良的风险，因此，在实施极低蛋白饮食前，应该充分评估患者酮酸制剂服用依从性及饮食情况。另外，酮酸制剂的使用应考虑患者血钙水平，高钙血症患者应暂停使用复方酮酸制剂。举例如下。

（1）某男性患者，身高180cm，临床诊断为慢性肾脏病G5期（非透析），无糖尿病。

标准体重：（180−100）×0.9=72（kg）

每日所需蛋白质摄入量：0.6×72=43.2≈43（g）

（2）某女性患者，身高165cm，临床诊断为慢性肾脏病G5期（非透析），无糖尿病。

标准体重：（165－100）×0.9－2.5=56（kg）

每日所需蛋白质摄入量：0.6×56=33.6≈34（g）

2. 每日所需蛋白质的营养物质分配。推荐慢性肾脏病G3~5期非糖尿病患者每日摄入的蛋白质应有60%以上为优质蛋白。

例如，某女性患者，身高165cm，临床诊断为慢性肾脏病G5期（非透析），无糖尿病，计算出其每日所需蛋白质摄入量为34g，营养物质分配如下。

（1）优质蛋白质摄入量：每日所需蛋白质摄入量中应有60%为优质蛋白，即34×60%=20.4≈20（g），由肉类、蛋类、鱼类、奶类等动物性蛋白质食物及大豆制品等植物性蛋白质食物提供。大豆制品可以为豆浆、豆腐等。

（2）非优质蛋白质摄入量：非优质蛋白质摄入量=每日所需蛋白质摄入量－优质蛋白质摄入量，即34－20=14（g）。这些非优质蛋白质主要从谷类、薯类、蔬菜、水果中摄取，可以为患者提供热量、维生素及微量元素等营养成分。计算如下。

1份瓜类蔬菜（250g）：蛋白质含量为1g。

1份绿叶蔬菜（250g）：蛋白质含量为4g。

1份水果（200g）：蛋白质含量为1g。

主食（谷类或薯类）：其余蛋白质从主食中获取，即14－1－4－1=8（g）。

3. 每日所需蛋白质的一日食物分配方法。慢性肾脏病患者的蛋白质摄入不应搞平均主义，具体食物分配方法参照慢性肾脏病G1~2期非糖尿病患者。

三、每日液体、钠、钾、磷摄入推荐

1. 液体摄入的控制。慢性肾脏病G3~5期患者应根据尿量情况，适当限制及调整液体摄入量，维持机体液体平衡。

2. 钠摄入的控制。慢性肾脏病G3~5期非糖尿病患者应限制每日饮食钠的摄入量≤2.3g，即每日食盐摄入量≤6g。血压较高或水肿者应控制每日食盐摄入量＜3g，严重者应控制每日食盐摄入量＜1g。

3. 钾摄入的控制。慢性肾脏病G3~5期非糖尿病患者应个体化调整饮食中

钾的摄入量以保证血钾在正常范围。当血钾偏高时应采取低钾饮食（方法同慢性肾脏病G1~2期患者），当血钾偏低时应遵医嘱服用补钾药物或补充含钾食物。

4. 磷摄入的控制。推荐慢性肾脏病G3~5期非糖尿病患者限制饮食中磷的摄入以维持血磷在正常范围。慢性肾脏病G3~5期非糖尿病患者进行限磷饮食治疗时（低磷饮食方法同慢性肾脏病G1~2期患者），应考虑摄入磷的来源（如动物、蔬菜和食品添加剂），且食品添加剂中的磷会增加慢性肾脏病患者饮食中磷的摄入，应尽量避免摄入。

第三节　慢性肾脏病中晚期（G3~5期）合并糖尿病

一、每日热量摄入推荐

1. 每日所需总热量计算方法。目前，尚无指南明确慢性肾脏病G3~5期糖尿病患者理想的碳水化合物摄入量，但应保证充足的热量摄入以避免蛋白质热量消耗。多数研究表明，慢性肾脏病G3~5期糖尿病患者每日摄入热量30~35kcal/kg，能够降低PEW发生的风险。建议摄入全谷类、纤维素、新鲜水果、蔬菜等低糖食物以保证充足的热量，并根据患者年龄、性别、体力活动、身体成分、目标体重等确定个体化热量摄入量，以维持正常的营养状况。具体计算方法可参照上述慢性肾脏病G3~5期非糖尿病患者。

2. 每日所需总热量的营养物质分配。膳食中碳水化合物是热量供给的主要来源，过多或过少的碳水化合物摄入均影响患者的生存及预后。慢性肾脏病G3~5期糖尿病患者每日脂肪供给热量占比为25%~30%，碳水化合物供给热量占比应为55%~65%，其余热量来自蛋白质（蛋白质摄入量应根据慢性肾脏病G3~5期患者蛋白质饮食原则进行计算），以摄入全谷类、纤维素、新鲜水果、蔬菜等低糖食物为主以保证充足的热量，与此同时注意血钾和血磷的监控。

3. 每日所需总热量的食物分配方法。推荐早餐、中餐、晚餐热量摄入分别占每日总热量的1/5、2/5、2/5。

二、每日蛋白质摄入推荐

1. 每日所需总蛋白质计算方法。推荐慢性肾脏病G3~5期糖尿病代谢稳定的患者每日蛋白质摄入量为0.6g/kg，并可每日补充酮酸制剂0.12g/kg，建议平衡饮食蛋白结构，适量增加植物性蛋白质摄入占比。

2. 每日所需蛋白质的营养物质分配。推荐慢性肾脏病G3~5期糖尿病患者每日摄入的总蛋白质中，应有60%以上的优质蛋白。

3. 每日所需蛋白质的食物分配方法。慢性肾脏病患者的蛋白质摄入不应搞平均主义，具体食物分配方法参照慢性肾脏病G1~2期非糖尿病患者。

三、每日液体、钠、钾、磷摄入推荐

1. 液体摄入的控制。建议慢性肾脏病G3~5期糖尿病患者根据尿量情况，适当限制及调整液体摄入量，以维持机体液体平衡。

2. 钠摄入的控制。推荐慢性肾脏病G3~5期糖尿病患者每日钠摄入量≤2.3g，即每日食盐摄入量≤6g。不推荐使用低钠盐，因为低钠盐中增加了钾的含量，易引起高钾血症。合并高血压和水肿的患者更应严格限制钠摄入量，包括限制摄入含钠高的调味品或食物，例如味精、酱油、调味酱、腌制品、盐浸等加工食品等。患者的钠摄入量应根据其实际情况，综合考虑，拟订个体化方案。

3. 磷摄入的控制。推荐慢性肾脏病G3~5期糖尿病患者调整饮食中磷的摄入以维持血磷在正常范围。我国《慢性肾脏病患者膳食指导》（WS/T 557—2017）建议慢性肾脏病G3~5期糖尿病患者每日磷摄入量<800mg，当血磷超过目标值时，应限制饮食中磷的摄入，或同时联合其他降磷治疗措施。应选择磷-蛋白质比值低、磷吸收率低的食物，限制含有大量磷酸盐等添加剂的食物摄入，以避免无机磷的大量摄入。磷的摄入量应根据患者实际情况综合考虑，给予个体化建议，如营养不良、低磷血症患者应适当增加磷的摄入量。

第四节　维持性腹膜透析

一、每日热量摄入推荐

1. 每日所需总热量计算方法。推荐维持性腹膜透析患者每日热量摄入为35kcal/kg。60岁以上、活动量较小、营养状况良好（血清白蛋白 > 40g/L，SGA评分为A级）的患者，每日热量摄入可减少至30~35kcal/kg。计算热量摄入时，应减去腹膜透析时透析液中所含葡萄糖被人体吸收的热量。对于腹膜转运功能正常的患者，透析液中约60%的葡萄糖被吸收，即100~200g/24h。计算方法参照标准体重×热量系数，并根据患者年龄、性别、体力活动水平、身体成分、目标体重、合并疾病、炎症水平进行调整。

2. 每日所需总热量的营养物质分配。慢性肾脏病患者每日脂肪供给热量占比为25%~30%。在合理摄入总热量的基础上适当提高碳水化合物的摄入量，碳水化合物供给热量占比应为55%~65%。其余热量来自于蛋白质，蛋白质摄入量按照维持性腹膜透析患者的推荐量补充。

3. 每日所需总热量的食物分配方法。推荐早餐、中餐、晚餐热量摄入分别占每日总热量的1/5、2/5、2/5。

二、每日蛋白质摄入推荐

1. 每日所需总蛋白质计算方法。推荐有残余肾功能患者每日蛋白质摄入量为1.0~1.2g/kg；无残余肾功能患者为0.8~1.0g/kg；摄入的蛋白质60%以上为优质蛋白。建议全面评估患者营养状况后，每日个体化补充复方α-酮酸制剂0.12g/kg，并根据患者的体重、年龄、饮食史、合并疾病及应激状况进行调整。

2. 每日所需蛋白质的营养物质分配。推荐维持性腹膜透析患者每日摄入的总蛋白质中，应有60%以上的优质蛋白。

3. 每日所需蛋白质的食物分配方法。同非透析患者一样，腹膜透析患者的蛋白质摄入不应搞平均主义，应根据患者饮食喜好、病情等进行一日食物分配。

三、每日液体、钠、钾、磷摄入推荐

1. 液体摄入的控制。推荐容量情况稳定的腹膜透析患者每日液体摄入量为500mL+前1日尿量+前1日腹膜透析净脱水量。腹膜透析患者常处于容量超负荷状态，水钠潴留可导致高血压、肺水肿、心力衰竭等并发症，尤其是无残余肾功能者，应避免摄入过多的液体和钠盐。

例如，某腹膜透析患者前1日尿量为300mL，前1日腹膜透析出超量为400mL，则其当日饮水量为500mL+300mL+400mL=1 200mL，但必须评估患者有无明显水肿、血压是否稳定等情况方能补充足量水，否则需密切监测，防止容量负荷过重。

2. 钾摄入的控制。腹膜透析患者常发生低钾血症，需定期监测血钾变化，及时纠正低钾或高钾状态。

3. 磷摄入的控制。血磷监测同慢性肾脏病G3~5期患者，注意检查血磷变化，维持血磷在正常推荐范围。

第五节　维持性血液透析

一、每日热量摄入推荐

1. 每日所需总热量计算方法。维持性血液透析患者每日热量需求与健康人相似。建议维持性血液透析患者每日热量摄入为35kcal/kg，60岁以上、活动量较小、营养状况良好（血清白蛋白 > 40g/L，SGA评分为A级）的患者，每日热量摄入可减少至30~35kcal/kg。过高或过低的热量摄入可导致患者死亡风险增加。应根据患者年龄、性别、体力活动水平、身体成分、目标体重、合并疾病、炎症水平等，拟订个体化热量平衡计划。

2. 每日所需总热量的营养物质分配。慢性肾脏病患者每日脂肪供给热

量占比为25%~30%。在合理摄入总热量的基础上适当提高碳水化合物的摄入量，碳水化合物供给热量占比应为55%~65%。其余热量来自蛋白质。

3. 每日所需要总热量的食物分配方法。推荐早餐、中餐、晚餐热量摄入分别占每日总热量的1/5、2/5、2/5。

二、每日蛋白质摄入推荐

1. 每日所需总蛋白质计算方法。维持性血液透析的患者，每日推荐蛋白质摄入量为1.0~1.2g/kg，当合并高分解代谢急性疾病时，推荐每日蛋白质摄入量增加到1.2~1.3g/kg。建议摄入的蛋白质60%以上为优质蛋白。低蛋白饮食的血液透析患者应每日补充复方α-酮酸制剂0.12g/kg，可改善患者营养状态，并根据患者的体重、年龄、饮食史、合并疾病及应激状况进行调整。

2. 每日所需蛋白质的营养物质分配。推荐维持性血液透析患者每日摄入的蛋白质应有60%以上的优质蛋白。

3. 每日所需蛋白质的食物分配方法。维持性血液透析患者的蛋白质摄入不应搞平均主义，应根据患者饮食喜好、病情等进行一日食物分配。

三、每日液体、钠、钾、钙、磷摄入推荐

1. 液体摄入的控制。建议血液透析间期体重增加＜目标体重的5%。血液透析患者常处于液体超负荷状态，可导致高血压、肺水肿、心力衰竭等并发症。

2. 钠摄入的控制。血液透析患者建议限制钠的摄入，每日食盐摄入量＜5g。血液透析患者限制钠的摄入可减少降压药物的使用。

3. 钾摄入的控制。建议控制高钾饮食，保持血钾在正常范围内。

4. 钙摄入的控制。建议维持性血液透析患者根据血钙水平及同时使用活性维生素D、拟钙剂等调整钙的摄入。

5. 磷摄入的控制。建议维持性血液透析患者控制每日磷摄入量为800~1 000mg。限制磷的摄入，可选择磷-蛋白质比值低的食物，减少食用含磷添加剂的加工食品。控制蛋白质摄入（每日蛋白质摄入量为0.8g/kg）联合复方α-酮酸制剂可改善血液透析患者的高磷血症。

第二十九章　慢性肾脏病与饮食选择

一、如何选择烹饪方法

合适的烹饪方法能够帮助慢性肾病患者减少饮食中磷、钾、油脂的摄入。例如，肉类食物放入沸水中浸泡，大火加热至水再次煮沸，捞出，重新加水煲制，可去除磷；稻米浸泡、反复搓洗可去除部分磷；温水浸泡、焯水弃汤可减少蔬菜中的钾和磷；尽量避免食用凉拌的生蔬菜，以免摄入过多的钾；选择蒸、煮代替煎、炸可减少食物中油脂的摄入。

二、如何选择调味品

调味品品种多样，如普通食盐、加碘盐、低钠盐、味精、鸡精、酱油、辣椒、辣酱、香醋、葱、生姜、大蒜等，如何合理使用各种调味品，一直给肾病患者造成困扰，有的不敢用，有的则乱用。巧用这些调味品，不仅能做出美味的菜肴，促进食欲，还能保护肾脏。

调味品中对肾病伤害大的成分主要是钠、钾和磷。为了达到味美的目的，人们在烹饪时常添加大量调味品。而调味品中，往往添加了较多的盐及各种添加剂，钠、钾、磷的含量较高，很容易导致钠、钾、磷摄入过量，加重肾脏负担，甚至引起严重不良反应。

因此，建议肾病患者少用或尽量不用加工的调味品，养成清淡的饮食习惯，尤其应少用食盐、酱油、味精、鸡精、辣椒与辣酱等，学会巧用几种天然的调味品，如醋、葱、姜、蒜等食物来进行调味，不仅使食物味美，改善食欲，而且不会导致钠、钾、磷的摄入超标，损伤肾脏。肾病患者应该与"重口味"说"不"，改变重盐与重辣等不恰当使用调味品的习惯。

三、如何减少食物中钠、钾、磷含量

1. 减少钠的摄入。慢性肾脏病患者应注意控制每日钠的摄入量在2.0~2.3mg（即每日食盐摄入量5~6g），以利于控制容量和降低血压，必要时限制每日食盐摄入量＜3g，但也不应该完全不摄入食盐。掌握限盐饮食的烹饪小技巧，有利于控制钠的摄入。

（1）多采用蒸、炖的烹饪方式，尽量利用食物本身的味道。

（2）适当采用酸味、甜味等调味品替代咸味，使用葱、姜、蒜的特殊味道来减少食盐的使用，促进食欲。

（3）炒菜时不放盐，在进餐时放少量盐调味，使用控盐勺。

（4）采用勾芡的方法进行烹饪，炒菜时不放盐，勾芡时在芡汁里面放入所限制的盐量。

（5）少吃或不吃腌制食品，远离加工食品，限制使用调味品。

（6）减少外出就餐，多自己动手制作美食。

2. 减少钾的摄入。高钾血症是慢性肾脏病患者经常出现的问题，由于肾脏的排钾能力减退，导致体内钾的蓄积。这时患者需要低钾饮食，日常饮食中注意一些小技巧可以减少食物中钾的摄入。

（1）绿叶蔬菜清洗后浸泡在水中30min以上，再放入开水中余熟，可去除部分食物中的钾；含钾高的根茎类蔬菜（如马铃薯等），可以先去皮、切片、浸水后再烹煮；瓜类蔬菜的钾含量较绿叶蔬菜低，高钾血症者应避免进食绿叶蔬菜。

（2）避免喝菜汤或肉汤，因为钾易溶于蔬菜和肉类的汤中，汤中的钾含量较高。

（3）禁用低钠盐、无盐酱油。有的肾病患者为了控制钠的摄入，会错误地选择市面上的代盐或无盐酱油，实际上其中的钾含量很高，肾病患者不宜使用，否则容易导致高钾血症。

（4）了解生活中钾含量高的食物，并谨慎食用，举例如下。

水果类：香蕉、橙子、橘子、樱桃、水蜜桃、番茄、冬枣、杏等。

蔬菜类：冬笋、根芥菜、菠菜、青蒜、菜花、红、青辣椒、马铃薯、山药、芋头、红薯等。

干果类：开心果、瓜子、花生、腰果等。

豆类及豆制品：绿豆、红豆、黄豆、黑豆、芸豆、豆腐丝、腐竹等。

菌类：羊肚菌、银耳、口蘑、榛蘑（干）、蘑菇（干）、木耳等。

海产品：紫菜、鱿鱼（干）、海带（干）等。

主食类：油条、全麦面包、玉米面等。

零食类：话梅、巧克力等。

调料类：鸡精、番茄酱。

内脏类：猪肝等。

中草药（汤药）钾含量较高，如饮用需谨慎。

3. 限制磷的摄入。肾脏是调节人体血磷平衡的重要器官，当肾功能下降时，肾脏对磷的排泄功能降低，导致血磷水平逐渐升高，从而导致钙磷代谢紊乱、骨代谢异常、血管钙化等一系列问题的发生，增加患者死亡率。患者应在日常生活中掌握限磷饮食烹饪小技巧。

（1）吃肉时，先用水煮肉，弃肉汤，只吃肉。

（2）吃捞米饭或干饭泡水后将水弃掉。

（3）蔬菜类可用开水焯过后再烹调。

（4）鸡蛋黄含磷高，严重肾衰竭伴血磷升高的患者，应少吃鸡蛋黄。

（5）避免摄入含无机磷的食物及饮料，如高磷调味品（包括辣椒粉、咖喱粉、芝麻酱、方便食品调料等）、高磷添加剂加工食品（包括香肠、火腿、汉堡等快餐食品）及高磷饮料（包括咖啡、奶茶、碳酸饮料、啤酒等）。

四、如何保证蛋白质摄入同时限制磷的摄入

食物中的磷常伴随蛋白质存在。慢性肾脏病患者需要限制饮食中磷的摄

入，但若过分减少蛋白质的摄入来控制磷的摄入，往往会造成营养不良，得不偿失。因此，慢性肾脏病患者的饮食重点之一就是保证蛋白质摄入的同时限制磷的摄入。这就需要患者根据食物的磷-蛋白质比来选择食物。磷-蛋白质比是指100g某种食物中磷的含量（mg）与蛋白质的含量（g）的比值。而真正的低磷食物是指低磷-蛋白质比的食物。为促进慢性肾脏病患者做到低磷-蛋白质比饮食，建议做到以下几点。

1. 减少摄入加工食品。肉类加工制品（如腊肉、牛肉干、羊肉串、虾米等）磷-蛋白质比远高于新鲜猪肉、牛肉、海鱼、淡水鱼等。

2. 蛋类及奶类食品中，推荐食用磷-蛋白质比较低的蛋清，少进食磷-蛋白质比较高的奶酪、奶片、酸奶。肉类食品中，避免食用动物内脏。

3. 可适量食用豆类食物。豆类含优质蛋白，并且其所含的肌醇六磷酸不易被吸收。

4. 不可多食粗粮，如薏苡仁、黑米、荞麦等，它们的磷-蛋白质比较细粮（如面条、馒头、米饭、花卷等）高。

5. 减少摄入磷-蛋白质比较高的坚果，如瓜子、花生、核桃、松子等食物，选择磷-蛋白质比较低的烹饪油，如花生油、色拉油、菜籽油、橄榄油等。

6. 避免摄入含磷较高的菌类（如蘑菇、木耳、茶树菇、口蘑）、肉汤（骨头汤、高汤、火锅）。

五、合并糖尿病者如何挑选食物

慢性肾脏病合并糖尿病患者透析前和透析后的饮食有所差异。

（一）透析前饮食原则

1. 限制蛋白质摄入。应选择低蛋白主食作为主要热量来源。过多摄入大米、面粉类主食可能导致非必需氨基酸摄入过多，从而进一步损害肾功能。每日蛋白质摄入量为0.6~0.8g/kg，其中60%以上选用优质蛋白。

2. 补充氨基酸。尽可能多摄入必需氨基酸，可口服α-酮酸代替部分必需氨基酸。

3. 摄入充足热量。每日摄入热量依据标准体重、实际体重和活动量等，选择热量高、蛋白质含量低的主食，如低蛋白米面、马铃薯、藕粉、粉丝、芋头等，并选择升糖指数低的主食。若有肥胖、超重等情况，应适当减少热量摄入，并监测患者的耐受性和营养状况。

4. 低脂饮食。减少油脂摄入，尽量选择不饱和脂肪酸类烹饪油，如花生油、橄榄油等。

5. 控制钠摄入。每日食盐摄入量控制在3g左右，以应对高血压、水肿等问题；若出现呕吐、腹泻等胃肠道症状，则不应过分限制钠摄入，必要时还需适当补充钠。

6. 注意钾的摄入。若每日尿量＞1 000mL则无须限钾，可选择升糖指数低的蔬菜、水果；血钾偏高时应通过焯水弃汤、泡洗等烹饪方式减少食物中钾的含量。

7. 钙磷的摄入。正确实施低蛋白饮食有利于减少食物中磷的摄入。在保证低磷饮食的同时，应该提高膳食中钙的摄入。

（二）透析后饮食原则

1. 蛋白质摄入调整。透析后病情得到改善，食欲增加，为了弥补透析过程丢失的蛋白质，可以标准体重计算按照每日1.0~1.2g/kg进行低蛋白饮食，其中优质蛋白应占60%以上。

2. 坚持低磷饮食。尽量选用磷-蛋白质比低的食物，烹饪过程中使用涮、焯等方法减少食物磷的含量，避免食用加工食品。

3. 透析时大量水溶性维生素丢失，应适当补充含B族维生素、维生素C等水溶性维生素的蔬菜和水果，但应同时关注血钾的变化。

4. 液体摄入应量出为入，注意食物中的非显性水，每日液体入量为前1日尿量的基础上增加500mL，但是有明显水肿和高血压时应注意严格控制水分摄入。

5. 补充足量的热量，减少机体消耗。其余同透析前原则。

六、衡量食物量的简易方法（手掌法则）

手掌法则是日常生活中实用、方便地确定各类食物多少的一种方法，可用于控制饮食量。该方法利用患者自己的手就可以基本确定每日所需的食物量，虽然不精确，但简单、实用，便于操作，容易掌握。

1. 1个拳头大小的主食或水果。1个拳头可以代表1份淀粉类主食（如1个馒头、1个花卷、1碗米饭、1碗面条）或1份水果。

2. 1个掌心大小的肉类。1个掌心大小、约为小指厚的1块肉，相当于50g蛋白质。每日根据肾科医护人员或营养师推荐的蛋白质量来确定进食肉类食物的量。

3. 1指厚2指长宽的瘦肉。1块与食指厚度相同，与2指（食指和中指并拢）的长度、宽度相同的瘦肉相当于50g的肉类量，相当于肾病患者1份蛋白质的量。

4. 2手能够抓住的菜量（1把）相当于500g，每日进食500g蔬菜，其中可包括250g的绿叶蔬菜、250g的瓜类蔬菜，瓜类蔬菜所含蛋白质量低于绿叶蔬菜类。

其他手掌法则判断食物质量见图29-1。

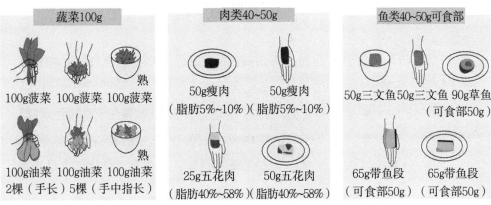

图29-1　手掌法则判断食物质量

（李慧群）

参考文献

［1］ ZHANG L,WANG F,WANG L,et al. Prevalence of chronic kidney disease in China:a cross-sectional survey［J］.Lancet,2012,379（9818）:815-822.

［2］ MIAO J,LIANG R,TIAN X,et al. Contributors to nutritional status in continuous ambulatory peritoneal dialysis as practiced in Henan Province: China［J］.Asia Pac J Clin Nutr,2018,27（2）:318-321.

［3］ 程改平,秦伟,刘婧,等.《KDOQI慢性肾脏病营养临床实践指南2020更新版》解读［J］.中国全科医学,2021. 24（11）:1325-1332.

［4］ KOVESDY C P,KOPPLE J D,KALANTAR-ZADEH K. Management of protein-energy wasting in non-dialysis-dependent chronic kidney disease:reconciling low protein intake with nutritional therapy［J］.Am J Clin Nutr,2013,97（6）:1163-1177.

［5］ IKIZLER T A,BURROWES J D,BYHAM-GRAY L D,et al. KDOQI clinical practice guideline for nutrition in CKD（2020 update）［J］. Am J Kidney Dis,2020,76（3 Suppl 1）:S1-107.

［6］ 林善锬,谌贻璞,钱家麒,等.慢性肾脏病蛋白营养治疗共识［J］.实用糖尿病杂志,2005,1（5）:3-6.

［7］ 陈伟.肾脏病营养与膳食指导［M］.长沙:湖南科学技术出版社,2020.

［8］ 中国医师协会肾脏内科医师分会,中国中西医结合学会肾脏疾病专业委员会营养治疗指南专家协作组.中国慢性肾脏病营养治疗临床实践指南（2021版）［J］.中华医学杂志,2021,101（8）:539-559.

［9］ 中华医学会肾脏病学分会专家组.中国慢性肾脏病患者血钾管理实践专家共识［J］.中华肾脏病杂志,2020,36（10）:781-792.

［10］　国家肾脏疾病临床医学研究中心.中国慢性肾脏病矿物质和骨异常诊治指南概要［J］.肾脏病与透析肾移植杂志,2019,28（1）:52-57.

［11］　王海燕.肾脏病学［M］.3版.北京:人民卫生出版社,2008.

［12］　中华人民共和国国家卫生和计划生育委员会.WS/T 557—2017 慢性肾脏病患者膳食指导［S］,2017.

［13］　中国营养学会.中国居民膳食指南（2016）［M］.北京:人民卫生出版社,2016.

［14］　方跃伟.膳食健康教育食物手测量概述［J］.健康教育与健康促进,2020,15（2）:133-136.

［15］　干城,支伊芬,潘松涛,等.糖尿病患者"食物手测量"健康教育效果评价［J］.健康教育与健康促进,2018,13（1）:34-37.

［16］　方跃伟,任飞林,段蒋文,等.食物交换份手测量法在糖尿病患者膳食治疗中的应用［J］.中华健康管理学杂志,2015,9（6）:418-422.